T0245815

Ayunar para sanar.
Una guía para mujeres

Ayunar para sanar

Una guía para
mujeres

DRA. MINDY PELZ

Descubre el poder transformador del
ayuno para quemar grasas, aumentar tu
energía y equilibrar tus hormonas

Traducido por Marta García Madera

Urano

Argentina – Chile – Colombia – España
Estados Unidos – México – Perú – Uruguay

Título original: *Fast Like a Girl*
Editor original: Hay House Inc.
Traducción: Marta García Madera

1.ª edición: enero 2024

ISBN: 978-84-18714-37-5
E-ISBN: 978-84-19936-09-7
Depósito legal: M-31.031-2023

Fotocomposición: Ediciones Urano, S.A.U.

Impreso por: Rotativas de Estella – Polígono Industrial San Miguel
Parcelas E7-E8 – 31132 Villatuerta (Navarra)

Impreso en España – *Printed in Spain*

A las mujeres de mi Resetter Community:
Gracias por contarme vuestras historias de curación.
Vuestras voces han sido oídas. Se os ve. Sois más poderosas
de lo que imagináis. Juntas podremos hacerlo.

Índice

Prólogo

No sé ni por dónde empezar a hablar sobre la historia de mis hormonas. Alcancé la pubertad a los diez años y estaba en la carretera de gira a los trece. Cada vez que tenía el período, experimentaba dolor intenso, sangrado abundante y mucha inflamación. Se me hinchaba todo el cuerpo (cuerdas vocales incluidas, lo que provocaba muchas visitas al hospital y tener que cancelar espectáculos). A los veintipocos años, empecé a tomar píldoras anticonceptivas por recomendación del ginecólogo. En vez de tomar las píldoras de azúcar del paquete en cuestión, empezaba otro paquete de pastillas directamente. Si no había período en absoluto significaba que no había inflamación ni espectáculos cancelados. En aquel momento parecía buena idea.

Un día, después de casi dos décadas de suprimir mis períodos naturales, mi cuerpo decidió que quería volver a su ritmo cíclico. En aquel momento, yo había crecido mucho espiritualmente. Por eso, escuché mi instinto y mis ovarios. Me decían que había llegado la hora de enfrentarme a aquello de lo que huía desde hacía años y de permitir a mi cuerpo expresar lo que necesitara expresar. Lo curioso es que mi cuerpo tomó esta decisión en diciembre de 2019, solo tres meses antes de que todos nos retiráramos a nuestras casas debido a la pandemia. Lo que me había preocupado durante todos aquellos años (perder mi modo de ganarme la vida) estaba a punto de hacerse realidad, pero no tal como yo había esperado. Me gustaría pensar que mi cuerpo y mi alma estaban sintonizados con lo que iba a venir y sabían que, si yo lo decidía, podía volver a casa para volver a ser yo misma… juego de palabras intencionado.

Desde que permití que mi cuerpo regresara a sus ciclos naturales, el viaje de vuelta a mis ritmos instintivos me ha parecido, en ocasiones, como que me sacaran una muela sin novocaína, pero ha sido necesario para descubrir la máxima expresión de mi poder femenino, la máxima expresión de mi voz.

Pensarás que como mujer que ha tenido la música corriendo por sus venas desde que nació, el ritmo y el *flow* me venían fácilmente. Pero, para responder al sistema patriarcal de producción y logro constantes, perdí el contacto con el ritmo más importante de todos... el ritmo natural e innato de mi cuerpo.

Me atrevería a decir que casi todas, y casi todos nuestros cuerpos, nuestras almas, nos susurran o quizás incluso nos gritan que volvamos a casa. Y para algunas, como yo, más que una vuelta a casa, esto parece un aterrizaje en medio de mi yo más verdadero por primera vez en mi vida.

Un día iba por la autopista 101 del sur de California escuchando un pódcast y salió la doctora Mindy Pelz en un panel con otros tres médicos que hablaban de salud y bienestar en los tiempos traicioneros que vivimos actualmente. Algo en su energía me sorprendió. Era apasionada, lista, divertida, cálida y parecía realmente humana. De repente, mi voz interior me susurró: «Tienes que conocerla», pero en aquel momento no sabía por qué.

En vez de eso, compré su libro *The Menopause Reset*. Como mujer de 40 años que se dirigía, o estaba ya, en perimenopausia, había empezado (de mala gana, debo añadir), a pensar cada vez más en la cercana transición de ser fértil a, bueno, esa parte de la vida que todo el mundo te dice que va a ser deprimente. La parte en la que echas la bronca a todos, tienes sofocos y empiezas a perder la cabeza. No quería que mis 40 años fueran así, pero, ¿cómo podía evitarlo cuando me habían enseñado que esa era la experiencia de casi cualquier mujer?

Como *celebrity*, admito que ha habido muchas ocasiones en las que la «experiencia típica» no se ha aplicado a mi vida (sobre todo a la hora de conseguir mesa en un restaurante popular), pero no hay forma de evitar la experiencia humana de envejecer y los cambios ineludibles que suceden en nuestro cuerpo femenino.

Siempre he cuidado mi cuerpo, pero en los últimos años había notado que tenía menos energía. Luchaba contra la niebla mental, me sorprendía buscando las palabras cuando intentaba comunicarme y me olvidaba de por qué había ido a una habitación. También me he enfrentado a depresión y ansiedad grave durante la última década, lo que me llevó a tomar medicación, hacer *mindfulness* y probar todos los tratamientos alternativos que tenía a mi disposición. Pero sentía que estaba dando vueltas alrededor de la raíz de mis problemas de salud sin ninguna solución clara, y la información que absorbí del libro de la doctora Mindy confirmó mis sospechas.

He tenido la suerte de trabajar en sesiones individuales con la doctora Mindy, y lo que me ha enseñado durante innumerables horas es exactamente lo que vas a aprender en las páginas que siguen. Son lecciones que creo que deberían enseñarse a las mujeres desde que alcanzan la pubertad, pero no se enseñan. Ha llegado el momento de volver a cuidarnos y empoderar nuestros corazones y nuestras mentes con el conocimiento que nos permite dejar de estar a merced de algo o alguien fuera de nosotras mismas en lo relativo a nuestra salud.

Si te preguntas en qué te estás metiendo al leer este libro, es esto: estás a punto de descubrir el poder curativo de tu magnífico cuerpo femenino. Estás a punto de aprender todas las herramientas necesarias para activar tu poder de curación, tu alegría y la creación a partir del lugar más primario e instintivo: tu propio cuerpo y tu propia alma.

Antes de conocer a la doctora Mindy, no sé si creía realmente en el poder de mi cuerpo para curarse a sí mismo. Pero ahora sí que creo en él. Sea cual fuere el reto al que te enfrentes, debes saber que la sanación es posible. No ocurre de la noche a la mañana. Implica educarte a ti misma (algo en lo que ahora te estás embarcando valientemente) y también conlleva amor, respeto y entrega a las necesidades únicas de tu cuerpo, pero creo en ti, y sé que, sin duda alguna, la doctora Mindy también.

No sé si a ti te pasaba, pero, de pequeña, solían decirme estas frases: «No corras como una niña», «No lances como una niña» y «Chutas como una niña». Era como si ser una chica o hacer algo «como una chica» fuera «malo» o estuviera «mal». ¡Me gustaría que aquella niña supiera que ser una chica es un superpoder increíble! De hecho, ¡la mujer en la que se ha convertido sin duda ahora lo sabe!

Esta mujer sabe que su condición femenina es sagrada, puede hacer magia y ayudarla a curarse. Incluso puede ayudar a curar al mundo que la rodea. Tengo la esperanza de que toda mujer que lea este libro llegue a saber que hacer cosas «como una niña» (sobre todo aprender las formas con las que alimentar nuestra naturaleza primordial) es el camino a la libertad y la forma en la que nosotras, como mujeres, contribuimos a empezar a crear del cielo en la tierra.

—LeAnn Rimes
Cantante y compositora ganadora de Grammys
Buscadora, altavoz de verdades, mística y genio en general
2022

Mujer,

hay un gran poder en tu naturaleza cíclica porque nosotras somos la naturaleza en sí. Nosotras, como la naturaleza, creamos vida y vivimos según los ritmos naturales. El animal suave que es tu naturaleza más verdadera lo sabe en el fondo de su ser.

Mujer,

nuestra labor es recordar, eliminar las capas de condicionamiento e interferencia de la sociedad, así como la imagen de la «buena niña», y recuperar nuestras texturas y ritmos más naturales. Cada placer orgásmico, cada grito primario, cada corazonada, cada tristeza profunda y llanto de dolor, cada momento en que nos rendimos y descansamos, cada vez que nos desprendemos de lo viejo, cada gramo de nuestro poder creativo debe permitirse, honrarse y volver a ser sagrado.

Mujer,

tú eres sagrada. No solo en tu luz más brillante, sino también en la que se oscurece. Tu mayor poder radica en fluir con tu ritmo y en dejar de luchar contra la naturaleza, tu naturaleza. Porque, al final, la Madre Naturaleza siempre gana. Lo que nosotras elegimos es si la ayudamos o no a desarrollarse.

—LeAnn Rimes

Introducción

Nunca hemos necesitado un paradigma nuevo de salud tanto como ahora. En las últimas décadas se han disparado las enfermedades crónicas: Alzheimer, cáncer, diabetes, infertilidad, enfermedad cardiovascular, autoinmunidad, trastornos del estado de ánimo e incluso dolor crónico. Lo más desalentador de este aumento podría ser que muchos de estos diagnósticos se dan en mujeres, pero que ellas todavía reciben una solución universal que rara vez tiene en cuenta sus necesidades hormonales. Por ese motivo, no se sienten escuchadas, no obtienen respuestas, y, lo más importante de todo, siguen enfermas.

Conozco este escenario demasiado bien porque yo he sido una de esas mujeres. A los diecinueve años, me invadió una fatiga implacable que me imposibilitaba incluso las tareas más sencillas de la vida diaria. En una edad en la que casi todo el mundo piensa en qué carrera escoger, a mí me costaba encontrar la energía incluso para salir de la cama. Buscando respuestas, acabé sentada en la consulta de uno de los mejores médicos del mundo, que me diagnosticó síndrome de fatiga crónica, una enfermedad para la que no había una cura conocida. Me dijo que tardaría años en superar aquella enfermedad tan debilitante y me indicó que dejara los estudios, me sometiera a ensayos clínicos y esperara a que mi cuerpo sanara. En aquel momento, yo era una deportista becada y los entrenadores me respiraban en la nuca para que volviera a la pista de tenis; no tenía tiempo para esperar.

Todas las personas, al echar la vista atrás, nos damos cuenta de que hubo instantes en los que nuestra vida cambió para siempre.

Aquel día, sentada en la consulta del médico, fue uno de esos momentos para mí. Igual que los millones de mujeres que reciben pronósticos sombríos de sus médicos, escuché con incredulidad. Sin embargo, una voz interior me seguía diciendo que había otro camino. ¿Cómo podía rompérseme el cuerpo a los 20 años? Si el mayor especialista en fatiga crónica no me podía ayudar, ¿cómo iba a encontrar una salida? Aquel momento oscuro me enseñó una lección importante que todavía conservo: cuando tu salud se viene abajo, solo necesitas esperanza y una persona que crea en ti. Por suerte para mí, aquel día esa persona fue mi madre. Frustrada con el consejo del doctor, mi madre me llevó de aquella consulta a la de un médico holístico. Corría el año 1989, y, en aquel momento, encontrar un médico con un enfoque más natural era casi imposible. ¿Cuál fue su primera recomendación? Cambiar mi dieta. Me explicó que no todos los alimentos son iguales porque algunos aumentan tu salud y otros la agotan. Yo había estado comiendo los que la agotaban. Me recetó inmediatamente una dieta que se parecía mucho a la popular dieta cetogénica.

Al cabo de tres semanas de adherirme a estas recomendaciones dietéticas, sentí que algo cambiaba drásticamente en mi cuerpo. No solo recuperé energía, sino que tenía más claridad mental, empecé a perder peso sin esfuerzo y la neblina depresiva en la que había estado durante meses desapareció de la noche a la mañana. Literalmente, sentí que alguien me había dado una cura milagrosa, aunque lo único que hice fue cambiar lo que comía.

¿Por qué mi cuerpo respondió tan bien a estos cambios en la dieta? ¿Qué poder curativo activé con el mero hecho de modificar mi elección de alimentos? Y, ¿por qué estos dos médicos tenían opiniones tan drásticamente distintas sobre mi camino para recuperar la salud? Estaba asombrada por lo rápido que había respondido mi cuerpo a los cambios en la dieta. Aquello despertó un deseo insaciable de averiguar qué más era capaz de hacer mi cuerpo a través del poder de la alimentación. Pero también hizo que me preguntara cuántas personas reciben pronósticos tan sombríos como el mío y nunca nadie les enseña el efecto que tiene la comida en la capacidad del cuerpo para curarse. Esta experiencia despertó mi deseo de ayudar a los demás a ver la influencia que puede tener algo tan sencillo como la comida en su salud.

Desde entonces, he estudiado y probado casi todas las dietas que se han puesto de moda. Dime una nueva tendencia de dieta, la he probado. Además, he pasado los últimos 25 años en las trincheras de la salud ayudando a miles de pacientes a descubrir lo importante que puede ser lo que comen y cuándo lo comen para su salud. Lo que me ha enseñado toda esta investigación es que, ahora más que nunca, los humanos sufren por su mala elección de alimentos. Recientemente, los Centros para el Control y la Prevención de Enfermedades han publicado que el 60 por ciento de los estadounidenses tienen una enfermedad crónica y el 40 por ciento tienen dos o más, y que el 90 por ciento de los billones de dólares que gastamos en atención sanitaria se destina a tratar esas enfermedades crónicas. ¿Por qué estamos tan enfermos? ¿Qué ha cambiado en los últimos 30 años que nos ha llevado a enfrentarnos a la enfermedad crónica? Al observar las causas profundas de muchas de estas enfermedades, ves un denominador común: una mala salud metabólica.

La mala salud metabólica, que suele denominarse «síndrome metabólico», está recibiendo mucha atención de la prensa en la actualidad, y es por una buena razón. El término «salud metabólica» se suele emplear para referirse a la capacidad de una persona para regular de forma adecuada su azúcar en la sangre, la tensión arterial y el colesterol sin usar medicamentos. La mala salud metabólica no solo conduce a la enfermedad crónica, sino que también pone en peligro tu sistema inmunitario. Quizás la parte más sorprendente de tener una mala salud metabólica es que, como cultura, hayamos normalizado esta enfermedad. Muchos de los sellos distintivos que nos indican que la salud metabólica de alguien está disminuyendo suelen recibir una etiqueta por parte los médicos, como «envejecimiento», «genético» o «inevitable». Las señales de que alguien tiene dificultades con su salud metabólica son evidentes: el nivel elevado de azúcar en la sangre, triglicéridos, colesterol de lipoproteína de baja densidad (LDL) y tensión arterial o el aumento del perímetro de la cintura te indican que tu metabolismo tiene problemas. Una señal clásica de que el metabolismo va mal y que rara vez se considera es la incapacidad de una persona de estar sin comer. Esto se denomina hipoglucemia, pero tu cuerpo, que es inteligentísimo, tiene un sistema para almacenar la energía que debería activarse en ausencia de comida para darte energía y claridad mental hasta la siguiente comida. Si te cuesta estar más de cuatro horas sin comer, ha llegado la hora de que hagas un ajuste metabólico.

En 2018, apareció un estudio de la Universidad de Carolina del Norte en Chapel Hill que concluía que solo el 12 por ciento de los estadounidenses tienen un metabolismo saludable. Y esto no ocurre solo en Estados Unidos: más de 800 millones de personas de todo el mundo viven actualmente con obesidad. Según el *British Medical Journal*, en muchos países la obesidad mata ahora a más personas que el tabaco.[1] Lo que puede resultar más perturbador es que el sector de la población con obesidad que crece más deprisa son los niños. Se prevé que la obesidad infantil aumente un 60 por ciento en la próxima década y alcance a los 250 millones de niños en 2030. Se espera que los costes médicos asociados a este aumento de la obesidad superen el billón de dólares en 2025. Revistas médicas respetadas como *The Lancet* incluso declaran que debido a la fuerte correlación de la enfermedad metabólica con peores resultados de COVID-19, la salud metabólica debe ser nuestra prioridad a escala global en la era pospandémica.[2] Sin embargo, las medidas actuales para prevenir y tratar los retos metabólicos como la obesidad son totalmente inadecuadas. Nuestro enfoque sobre este problema creciente debe cambiar. La mala salud metabólica no es solo un número en la báscula o un resultado elevado en un análisis; es una persona en crisis. Cada crisis sanitaria no afecta solamente a un individuo, sino que impacta a su familia, a nuestras comunidades y, como nos ha enseñado la pandemia, al mundo entero. Todos estamos juntos en este problema.

Por pésima que sea nuestra situación metabólica actual, hay una salida clara. Es una salida que no requiere tiempo ni cuesta dinero. Está respaldada por la ciencia y la puede adoptar cualquier persona, en cualquier lugar y en cualquier momento. Esa herramienta es el ayuno. Aunque el arte de ayunar no sea un concepto nuevo de salud, en los últimos años la gente ha descubierto que el ayuno es el camino más rápido para mejorar la salud. En mi misión de ayudar a los pacientes a estar más saludables a través de la nutrición, encontré múltiples estudios que demostraban la eficacia de ayunar. Me enamoré tanto de lo que decía la ciencia sobre cómo se curan nuestros cuerpos en un estado de ayuno que lo incorporé a todos los planes de tratamiento de mis pacientes. Los resultados fueron asombrosos. Nunca había visto que el cuerpo se curara tan rápido solo con retocar ligeramente algo tan simple como cuándo come una persona. Eso me hizo preguntarme: «Si el ayuno ha sido tan potente para mis pacientes, ¿podría ser una herramienta útil para cualquier persona?».

A lo largo de los 25 años en los que he ejercido la medicina, he visto que los dos mayores escollos a los que se enfrentan las personas cuando intentan sanar son el tiempo y el dinero. El ayuno se ocupa de ambos. Me obsesioné tanto con esta antigua herramienta de salud que había reaparecido y con los resultados que estaba presenciando que decidí enseñar la ciencia del ayuno en mi canal de YouTube. Enseguida descubrí que muchas personas, sobre todo mujeres, también tenían ganas de aprender cómo hacer ayuno de forma efectiva. Tres años y 900 vídeos más tarde, estar al frente del canal me ha permitido ser testigo de una tendencia de salud pujante que hace que tanto pacientes como médicos clamen que quieren saber más. Desde que enseño cómo hacer ayuno, cientos de miles de historias de curación han sido compartidas en mi canal. Ha quedado claro que la gente se enamora de los resultados que experimentan cuando hacen ayuno.

Como pronto descubrirás, los estudios sobre el ayuno también son impresionantes. Revistas científicas respetadas como *The New England Journal of Medicine*, *Cell Metabolism*, *Nature* y *The British*

Medical Journal publican constantemente nuevas pruebas del buen funcionamiento del ayuno. Estas publicaciones demuestran que el ayuno mejora todos los aspectos de la salud metabólica, desde la pérdida de peso y la hipertensión arterial hasta la resistencia a la insulina, la inflamación y la reducción del colesterol. Asimismo, disponemos de pruebas científicas de que el ayuno repara la microbiota intestinal, mejora las enfermedades neurodegenerativas como la demencia y el Alzheimer, reinicia un sistema inmunitario con problemas y puede activar neurotransmisores de felicidad como la dopamina, la serotonina y el GABA.

Aunque las pruebas científicas demuestren claramente que el ayuno sana, todavía existe un enorme punto ciego: aplicar el mismo enfoque para todo el mundo respecto al ayuno no funciona, sobre todo para las mujeres. Por muy interesante que sea que más personas estén incorporando el ayuno intermitente a su estilo de vida, han surgido tres cuestiones clave que no se abordan.

La primera es: ¿cuánto tiempo se debe hacer ayuno? Normalmente, se considera que el ayuno intermitente implica estar entre 13 y 15 horas sin comer. Pero muchas personas aplican la investigación que se ha realizado sobre el ayuno 16:8, es decir, 16 horas de ayuno y 8 horas en las que se puede comer. Al mismo tiempo, uno de los estudios sobre ayuno más famosos reveló que hacer un ayuno de tres días podía matar células precancerosas y reiniciar el sistema inmunitario en su conjunto. A medida que estos artículos científicos se conocen más, y que el ayuno gana en popularidad, muchas voces opinan sobre la duración que debería tener el ayuno. Esto hace que para muchas personas sea increíblemente confuso determinar el tiempo que deberían ayunar, si deberían hacerlo todos los días e incluso si lo están haciendo correctamente. Cuando aprendemos a mejorar nuestro estado de ayuno, es tentador hacer ayunos más prolongados. Pero, ¿es un ayuno prolongado mejor que uno más corto? A menudo, no hay respuestas claras.

La segunda cuestión es: ¿qué alimentos encajan mejor con el ayuno? Muchas personas se han enamorado tanto del ayuno que se olvidan de que la comida también cura. Sin embargo, es el ritmo de entrar y salir del festín y del ayuno lo que crea el mayor cambio metabólico. Los expertos en ayuno se han centrado principalmente en la curación que se produce dentro de la ventana de ayuno, con lo que la persona que practica el ayuno no es consciente de la importancia que la comida tiene para la curación. Esto supone un reto, porque muchas personas todavía llevan una dieta occidental estándar que está a rebosar de sustancias químicas, azúcar y grasas inflamatorias. Por más contradictorio que pueda parecer, la comida no debería dejarse fuera de la conversación sobre el ayuno. Cuando combinas las comidas adecuadas con el ayuno, se producen milagros, sobre todo en el caso de las mujeres.

Lo que me lleva a la tercera cuestión, que es también la más importante de las que necesitan respuesta: ¿las mujeres deben hacer un ayuno distinto al que hacen los hombres? Es una pregunta crucial, porque los vaivenes hormonales de hormonas mensuales y de la menopausia influyen mucho en las mujeres. Las complejidades de nuestras hormonas sexuales, estrógeno, progesterona y testosterona, requieren que prestemos más atención a los picos de cortisol e insulina que se pueden dar con un aumento de estrés, ejercicio, comida, y, sí, incluso ayuno. Cuando utilizamos el ayuno para dar la vuelta a nuestra flexibilidad metabólica, debemos hacerlo en sincronía con nuestras hormonas. Aunque los hombres también estén impulsados por las hormonas, las suyas no son tan sensibles a estos picos. Para que una mujer consiga todos los beneficios para la salud que tiene el ayuno, debe saber cuándo y cómo dar esa vuelta a su flexibilidad metabólica de acuerdo con sus ciclos hormonales.

Pero, como ocurre con muchos aspectos de la salud, es habitual que se deje a las mujeres fuera de la conversación. Muchos libros sobre ayuno enseñan un mismo enfoque para todo el mundo que deja a las mujeres con más preguntas que respuestas. Los pódcast, publicaciones en redes sociales y blogs hablan de la necesidad de que las mujeres hagan ayuno de una forma distinta, pero pocos nos enseñan a hacerlo. Esto presenta un reto enorme. Si una mujer decide incorporar el ayuno como estilo de vida y no sincroniza ese ayuno con su ciclo menstrual, pueden aparecer síntomas adversos, como pérdida de cabello, erupciones cutáneas, ansiedad, falta de menstruación, problemas de tiroides e insomnio. Es posible evitar todos estos síntomas si una mujer aprende a hacer ayuno para su cuerpo. Al hacerlo correctamente, el ayuno puede abordar muchas enfermedades a las que se enfrentan las mujeres. Lo mismo sucede con las mujeres que estén en menopausia, que puede que ya no tengan ciclo menstrual, pero aún tienen necesidades hormonales. Debemos abordar la cuestión de cómo debería ser su estilo de vida de ayuno. La lista de mujeres que buscan respuestas sobre el ayuno para sus enfermedades hormonales es larga. Las mujeres con síndrome de ovario poliquístico (SOP), así como las mujeres que usan dispositivos intrauterinos con muy poca evidencia de ciclo menstrual y los cientos de miles de mujeres con problemas de infertilidad, deben ajustar el ayuno a sus necesidades específicas. Y necesitan recursos que las guíen.

En un esfuerzo por ayudar, empecé a enseñar en mi canal de YouTube las complicaciones del ayuno y cómo programar un estilo de vida de ayuno teniendo en cuenta las necesidades hormonales. Indiqué seis estilos de ayuno distintos (que iban de 13 a 72 horas) y dos programas de comida diferentes (lo que denomino «alimentos cetobióticos» y «alimentos de festín hormonal») que se pueden programar de acuerdo al ciclo menstrual de la mujer. También creé una herramienta denominada *fasting cycle* (el ciclo del ayuno) que permite que la mujer elija la duración del ayuno y el estilo de alimentación de acuerdo a su ciclo menstrual. Y, para mujeres con y sin ciclo menstrual, como las que están en menopausia o las que toman píldoras anticonceptivas y casi no tienen flujo, creé un *reset* mediante ayuno de 30 días paso a paso que varía la duración del ayuno y la elección de alimentos para equilibrar sus hormonas y, a la vez, mejorar su aptitud metabólica. Si hay algo que me han enseñado estas mujeres es que cuando una mujer sabe cómo construir un estilo de vida de ayuno teniendo en cuenta su ciclo menstrual, se hace imparable.

Son ellas las que me han inspirado a escribir este libro. En las siguientes páginas, encontrarás las estrategias comprobadas, los protocolos para enfermedades concretas, los trucos que hacen que el ayuno sea más fácil y algunas herramientas que he usado para ayudar a cientos de miles de mujeres como tú a prosperar con un estilo de vida de ayuno.

He dividido el libro en tres partes. En la parte I, hablo de la ciencia que hay detrás del ayuno y la flexibilidad metabólica. Saber el porqué del ayuno es clave para tu éxito. En esta parte también te doy una lección breve sobre cómo funcionan tus hormonas. Es algo que deberían haberte enseñado a los 13 años, y me entusiasma dártela ahora. Casar la ciencia del ayuno con la magia de tus hormonas es crucial para el éxito de tu ayuno. En la parte II, me sumerjo en los principios de los alimentos que nunca volverán a llevar por mal camino a tu metabolismo. La nutrición puede ser complicada y quiero simplificarla para ti. En esta parte, también te presento los dos estilos de alimentación: cetobiótica y festín hormonal, que ajustarás a tus ayunos. También aprenderás cómo usar el ciclo del ayuno para sincronizar tus ayunos de distinta duración con tu ciclo menstrual.

Por último, en la parte III, aprenderás a adaptar el ayuno a tu vida. Incluye un *reset* de ayuno de 30 días, protocolos específicos que puedes usar si intentas superar una enfermedad y trucos que harán que el ayuno sea más fácil. Uno de los conceptos que más me gusta enseñar (cómo romper el ayuno) también se expone en este apartado. No importa dónde estés en tu camino de ayuno, sé que aquí encontrarás recursos que te ayudarán a notar el cambio en tu salud.

Igual que mi madre fue ese rayo de esperanza para mí hace años, quiero que este libro sea el faro que te guía mientras aprendes a usar el ayuno y recuperar el control de tu salud. Este libro te enseñará cómo hacerlo exactamente. Las mujeres han sido subatendidas por la comunidad médica durante demasiado tiempo y estoy muy contenta de hablarte de la promesa que el ayuno nos proporciona a cada una de nosotras.

PARTE I

LA CIENCIA

CAPÍTULO 1

No es culpa tuya

Tu cuerpo es una máquina casi perfecta. Está compuesto por más de 30 billones de células que actúan como un solo equipo y se esfuerzan para garantizar que prosperes. Cada célula es como una pequeña fábrica que produce energía quemando grasa, metabolizando glucosa y manufacturando antioxidantes. Estas células saben cuándo darte energía para que realices una tarea y cuándo hacer que vayas más despacio para que descanses. Cuando comes, ellas tragan los nutrientes que les has dado y los utilizan para hacer las tareas necesarias que permiten que sigas funcionando lo mejor posible. Si no hay comida disponible, pasan a una fuente de combustible alternativa para garantizar que tengas la fuerza y la claridad mental para seguir funcionando. Cuando los receptores de fuera de esas células notan que hay hormonas circulando en tu sangre, abren las compuertas y las dejan entrar. Se adaptan eficientemente a cualquier influencia física, química o emocional que les lanzas. Es bastante espectacular, ¿no?

Este es el reto: necesitan tu apoyo. Necesitan ciertos nutrientes para funcionar de forma adecuada, como grasas buenas, aminoácidos, vitaminas y minerales. Cuando no consiguen ese apoyo, dejan de ser capaces de hacer su trabajo. Por eso, las dietas de moda te han fallado. La mayor parte de las dietas rápidas funcionan contra tu diseño celular. Por eso, es imposible conseguir un resultado duradero a largo plazo, y además te preparan para numerosos problemas de salud que aceleran el envejecimiento y te llevan a un camino de enfermedad crónica. En este capítulo, quiero explicarte las cinco formas con las que las dietas te han llevado por un camino tortuoso y cómo puedes corregir el rumbo en cualquier momento. Es lo que denomino «los cinco fallos»: restricción calórica, comida de poca calidad, picos de cortisol constantes, aumento de cargas tóxicas y enfoques sin personalizar. En cuanto entiendas estos cinco fallos de las dietas, verás que tu salud ha estado en una increíble montaña rusa. La mayoría de las dietas te han desconectado ciegamente del diseño de tu cuerpo, con lo que te han llevado directamente a los brazos de la frustración, la inseguridad y la desconfianza respecto a tu cuerpo. Esta locura de las dietas debe parar. Los resultados que quieres pueden lograrse cuando te apartas de las limitaciones de esta cultura de dieta, comprendes cómo fue diseñado tu fantástico cuerpo y aceptas un nuevo paradigma de salud que funciona con este increíble cuerpo de mujer en el que vives.

Antes de entrar en materia, quiero que te honres a ti misma un momento. Sé que has visto a amigos conseguir sus objetivos con dietas populares y que has intentado copiar sus resultados y has visto que no lograbas el mismo éxito. Sé lo frustrante que es ir a ver al médico buscando respuestas a una crisis de salud y que te avergüencen diciéndote que tienes que bajar tu índice de masa corporal (IMC). Entiendo lo agotada que estás de las soluciones en forma de pastillas que no funcionan. Sé que has estado horas en el gimnasio intentando hacer ejercicio para mejorar tu salud y has obtenido pocos resultados, y eso te ha hecho preguntarte si te pasa algo malo. Puedes deshacerte de todo eso ahora. Esas creencias no te servirán en este nuevo viaje de salud en el que estás a punto de embarcarte.

Mientras te deshaces de la culpabilidad y la vergüenza, tienes que saber que no estás sola. Demasiadas mujeres se sienten como tú. Según los Centros para el Control y la Prevención de Enfermedades, el 41 por ciento de las mujeres de más de 21 años son obesas. El 45 por ciento tienen hipertensión arterial. Una de cada dos desarrollará cáncer durante su vida. Una de cada cinco tendrá Alzheimer. Una de cada nueve sufrirá diabetes de tipo 2. Una de cada ocho desarrollará un problema de tiroides. El ochenta por ciento de todas las enfermedades autoinmunitarias se dan en las mujeres.[1] Como colectivo, tenemos dificultades. Ellas son nuestras hermanas, madres, abuelas, tías, amigas, compañeras de trabajo, jefas y líderes. Somos las cuidadoras de nuestras familias y nuestras comunidades. En un tiempo en el que el mundo necesita que seamos nuestra mejor versión, nos enfrentamos a una salud deficiente, sentimos que los médicos no nos escuchan y buscamos respuestas para reivindicar nuestro poder. La sanación empieza cuando te puedes perdonar a ti misma por el pasado. A medida que leas sobre estos cinco fallos, tienes que saber que es bastante probable que no haya sido culpa tuya que las dietas del pasado no te hayan funcionado. Deshazte de cualquier sentimiento de fracaso, diagnósticos alarmantes con los que te han etiquetado o creencias limitantes que puedes haber acumulado por el camino. Deshacerte de esos pensamientos negativos te servirá para entrar en esta versión nueva y más saludable de ti misma.

LOS CINCO FALLOS

Fallo 1. Dietas con restricción calórica

Si pudiera extraerte un mito de la mente para siempre, sería que contar calorías te mantiene delgada. Te han enseñado que comer menos y hacer más ejercicio te dará una salud y una felicidad más duraderas. Denominamos a este enfoque dietético «teoría de caloría que entra, caloría que sale», y es una de las formas más duras de perder peso de forma permanente.

¿Por qué? Porque cada vez que comes menos y haces más ejercicio, cambias tu punto fijo metabólico. Este es el punto en el que tu cuerpo mantiene su peso dentro de un rango preferido de calorías. Según la vieja escuela, tu genética determinaba este punto fijo. Los más afortunados conseguían un punto fijo más alto, y los que no, se quedaban con uno más bajo. Las pruebas de las que disponemos hoy han demostrado que esta idea era equivocada. Resulta que tú entrenas a tu punto fijo, y, cuando comes menos y haces más ejercicio, el umbral de tu punto fijo disminuye. Ahí es donde te fallaban las dietas bajas en calorías. Cada vez que bajabas tu umbral, hacías que te fuera más difícil comer de otra forma. Cuando vuelves a comer más calorías o a hacer menos ejercicio, recuperas los kilos con más facilidad porque estás por encima del umbral de tu punto fijo. Es exasperante, ¡¿verdad?!

Por desgracia, esta ha sido la dieta de referencia de las mujeres durante años. A menudo, este enfoque sí que produce un resultado temporal, con lo que te seduce para que sigas volviendo a por más. Pero lo trágico es que, con el tiempo, el cuerpo luchará contra la reducción de calorías aumentando las señales de hambre que envía al cerebro y ralentizando el metabolismo. Debido al cambio que produce en tu punto fijo, es increíblemente difícil que las dietas bajas en calorías tengan éxito a largo plazo. Dejar de creer en la restricción calórica puede ser difícil. Si este es tu caso, veamos uno de los estudios más famosos sobre restricción calórica que se han hecho: el experimento de inanición de Minnesota. Aunque date de la década de 1960, este experimento todavía se considera el estudio más destacado llevado a cabo sobre los cambios físicos, emocionales y sociales que suceden cuando el cuerpo humano es sometido a un estado de restricción de calorías durante largos períodos. A lo largo de 13 meses, dieron a 36 hombres cantidades progresivamente menores de comida hasta que se quedaron en una dieta de 1.500 calorías. Al administrar esta dieta baja en calorías, los investigadores percibieron varios cambios notables en la salud física y mental de sus sujetos. Primero, se preocuparon tanto pensando en la comida que llegaron al punto de no poder concentrarse en sus tareas diarias. Además, pasaron a estar deprimidos, ansiosos, apáticos e hipocondríacos, y empezaron a aislarse socialmente. ¿Se parece a la experiencia que has tenido con tu última dieta? Por preocupante que parezca, quizás el resultado más sorprendente sea lo que sucedió cuando volvieron a introducir la comida en el estudio. Al acabar el experimento, los participantes siguieron teniendo problemas de salud mental. Además, recuperaron rápidamente el peso que habían

perdido, y luego aumentaron un 10 por ciento extra su peso corporal. La mala salud mental y el peso extra no son un sueño para la
persona que está a dieta. Sin embargo, muchas de nosotras hemos
reproducido este estudio sin saberlo. En varios niveles, este estudio
demuestra el daño que la restricción calórica le hace a nuestra salud.

Fallo 2. Elegir comida de mala calidad

Hace cuarenta años, el gobierno de EE. UU. declaró la guerra a las
grasas. Preocupados porque la grasa contribuía al aumento de la
enfermedad cardiovascular, aconsejaban evitar toda clase de grasas,
sobre todo las saturadas y el colesterol. Esta declaración inició el
movimiento bajo en grasas, que obligó a la industria alimentaria a
desarrollar alimentos «sin grasa». Pero, al eliminarla, tuvo que enfrentarse a un gran obstáculo: el sabor. La grasa hace que la comida
tenga un sabor fantástico. Así que reemplazaron la grasa por azúcar
y sustancias químicas para mejorar el sabor de sus productos, lo que
hizo que las tasas de obesidad se dispararan. En la década de 1960,
se consideraba que menos del 14 por ciento de los estadounidenses
tenían sobrepeso; hoy en día, esa cifra se acerca al 40 por ciento y
los pronósticos afirman que el 50 por ciento de los estadounidenses
será obeso en 2030.

Cuando veas una etiqueta de «bajo en grasas» en un producto,
devuélvelo enseguida al estante. Piensa que bajo en grasa equivale
a alto en azúcar e ingredientes muy tóxicos, dos cosas que harán
que subas de peso enseguida. ¿Por qué estos productos de comida
de la nueva moda baja en grasa nos hacen engordar? Lo irónico es
que estemos descubriendo ahora que los alimentos ultraprocesados,
como los que hay en muchas dietas populares, nos hacen resistentes
a la insulina.

La «resistencia a la insulina» está recibiendo mucha atención
últimamente porque muchas personas sufren de obesidad y diabetes.
Pero, ¿en qué consiste exactamente? La resistencia a la insulina es
una afección por la que tus células dejan de usar la insulina como

hormona para acompañar al azúcar de tu comida hasta tus células. Cuando tus células no son capaces de usar la glucosa como combustible, no solo experimentarás una disminución de energía, sino que, además, almacenarán la glucosa que no se utiliza como grasa. Esta es la causa principal del síndrome metabólico, que aparece cuando se dan tres de estos cinco componentes: obesidad, hipertensión arterial, nivel alto de triglicéridos en sangre, alto nivel de azúcar en sangre o bajo nivel de colesterol HDL. Cuando aparecen informes en los que se muestra que solo el 12 por ciento de los estadounidenses están en forma desde el punto de vista metabólico, sabemos que tenemos un problema de salud colectivo.

Veamos cómo tendría que funcionar la insulina. La insulina es la hormona que almacena el azúcar. El páncreas libera esta hormona después de que comas un alimento para acompañar al azúcar desde ese alimento hasta las células. Cuanto más densa en azúcar sea una comida, más insulina liberará. Un flujo constante de insulina inundará tus células, sobrecargando los receptores que permiten a la hormona llevar a cabo su tarea. Los receptores son las puertas del exterior de las células que se abren para dejar pasar a las hormonas. Cuanta más insulina inunde esas puertas, más congestionadas estarán, como si se produjera un gran embotellamiento celular. En ese momento, tus células se vuelven sordas a la insulina. Es como cuando insistes a tu cónyuge para que haga una tarea doméstica. Cuanto más se lo pides, menos parece oírte. Tus células hacen lo mismo con la insulina. Cuando dejan de responderle, tanto el exceso de insulina como el de azúcar se almacenarán como grasa. Las dietas que no te ayudan a gestionar esta respuesta a la insulina te predisponen al fracaso.

Fallo 3. Picos de cortisol

El cortisol es el enemigo de la insulina. No puedes estar estresada y mejorar tu salud al mismo tiempo. Cuando aumenta el cortisol, también lo hace la insulina. ¿Cómo funciona esto? Volvamos a las dietas con restricción calórica que puede que hayas probado en el pasado. La rigidez de esas dietas a menudo crea estrés y te provoca un pico de cortisol. Empiezas a reducir el número de calorías que comes y eso te hacer estar hambrienta e irritable. Este nuevo estado de agitación crea una reacción de lucha o huida en el cerebro y este responde liberando cortisol en tu torrente sanguíneo para indicarle al cuerpo que hay una crisis. El cuerpo responde a esta señal de crisis deteniendo la digestión, poniendo fin a la quema de grasas y elevando los niveles de glucosa para que estés preparada físicamente para enfrentarte a esa situación estresante. Como tus niveles de glucosa aumentan, la insulina se eleva para responder a la nueva demanda de azúcar. De nuevo, una subida de insulina sobrecargará las células. Lo más absurdo es que todo esto sucede sin que hayas comido ni un solo bocado.

Los picos repetidos de cortisol impiden que logres resultados con la dieta. Cualquier dieta rígida en la que tienes que esforzarte probablemente mantendrá el cortisol alto durante demasiado tiempo. Esos picos de cortisol no solo aparecen porque el jefe te dé demasiado trabajo o porque discutas con tu cónyuge. A menudo, se dan cuando empiezas una dieta restrictiva y difícil de encajar en tu estilo de vida. Además, el cortisol puede aumentar cuando haces demasiado ejercicio, intentando obligar a tu cuerpo a lograr un estado de salud. Incluso he visto a mujeres que se obsesionan tanto con los resultados del ayuno que hacen ayunos cada vez más largos, con lo que crean un flujo de cortisol constante. Y el cortisol es el elefante en la habitación que se suele pasar por alto en las dietas populares. No puedes estar en un estado de estrés constante y mejorar tu salud al mismo tiempo.

Y no tienes que estar haciendo dieta para que el cortisol te destroce. El estrés del día a día te puede provocar picos de cortisol. Es lo que denominamos *rushing woman's lifestyle*, «estilo de vida de una mujer que vive acelerada», una expresión acuñada por la doctora Libby Weaver en su libro *Rushing Woman's Syndrome*. La razón es que el cuerpo femenino es mucho más sensible a los cambios que provoca el estrés que el cuerpo masculino. Estamos diseñadas hormonalmente para procrear, y cuando aumenta el estrés, el cuerpo da la señal de que se debe producir una supresión hormonal masiva. Cuando se activa una respuesta de estrés, nuestro cerebro piensa que nos persigue un tigre. Reorganizará todas nuestras hormonas al momento para que estemos preparadas neuroquímicamente para huir de ese animal. Esta nueva configuración de hormonas a menudo implica que nuestras hormonas sexuales disminuyan y la insulina aumente. Cuando esto ocurre, no importa lo fantástica que sea tu dieta, cuántas horas pases en el gimnasio ni qué programa *detox* hagas, tu salud se resentirá.

Muchas de las dietas que has hecho no abordan la necesidad de controlar el cortisol. Puede que lo hayas notado al implantar una dieta nueva mientras sigues viviendo el estilo de vida de la mujer acelerada.

Fallo 4. Exposición a ingredientes tóxicos

Las toxinas engordan. En serio. Tanto que esta nueva categoría de sustancias químicas que inducen grasa ha recibido un nombre específico: obesógenos. Cuando el cuerpo recibe una entrada de estas sustancias químicas no sabe cómo descomponerlas, así que las almacena como grasa. Recuérdalo la próxima vez que te mires en el espejo y te juzgues por ese peso que se resiste a irse; vuelve a pensar cuál es el propósito de esa grasa. No está ahí para estresarte. Tu cuerpo literalmente no sabía cómo descomponer las sustancias químicas de la comida, así que las ha colocado en el almacén de grasa para que no haga daño a los órganos que te mantienen con vida. Es un sistema brillante que ha creado tu cuerpo para tu supervivencia a largo plazo.

¿Qué sustancias químicas se consideran obesógenos? La lista es larga, pero estas son las cinco peores: plásticos BPA, ftalatos, atrazina, organotinas y ácido perfluorooctanoico (PFOA). Aunque las sustancias químicas de esta lista abundan en nuestros alimentos, agua, productos de belleza, productos de limpieza, utensilios de cocina e incluso en la ropa, en este libro hablaré sobre todo de los obesógenos de la comida. Los obesógenos que se suelen encontrar en los alimentos incluyen glutamato monosódico y proteína aislada de soja. Los dos se encuentran habitualmente en batidos para la pérdida de peso. Así como una inundación de insulina bloquea los receptores del exterior de las células, lo mismo ocurre con los obesógenos. También bloquean el receptor hormonal, con lo cual hacen que sea imposible que las hormonas entren en las células para hacer su trabajo. Esto puede debilitarlo todo increíblemente, desde las hormonas tiroideas hasta la insulina que entra en las células, lo que conduce a mayor aumento de peso, fatiga y salud mental imprevisible.

Desintoxicar tu cuerpo de estas sustancias químicas puede ser la respuesta a una variedad de retos de salud que incluyen resistencia a la pérdida de peso, problemas de tiroides y enfermedades autoinmunitarias. Cuando te paras a leer los ingredientes de muchos alimentos preempaquetados, verás que están cargados de sustancias químicas. No te dejes engañar por el *marketing* de esas comidas. Expresiones como «todo natural», «bajo en calorías» o incluso «apto para dieta *keto*» son muy engañosas; las comidas que llevan etiquetas de ese tipo podrían estar llenas de obesógenos. En el capítulo 6, compartiré la lista de ingredientes que hay que evitar para que lo puedas hacer sin esfuerzo.

Fallo 5. El mismo enfoque para todo el mundo

No existe ninguna dieta que sea perfecta para todo el mundo y en este libro te demostraré que esto es especialmente cierto para las mujeres. Todas tenemos distintas necesidades hormonales en función de nuestro momento vital y nuestra dieta debe ajustarse a esos altibajos. Uno de los mayores daños que se ha hecho a la salud de las mujeres ha sido hacernos creer que todas deberíamos hacer la misma dieta. En el capítulo 6, aprenderás que cada una de tus hormonas sexuales tiene distintos requisitos alimenticios. Por ejemplo, los estrógenos adoran una dieta baja en carbohidratos, mientras que la progesterona quiere que tu carga de carbohidratos sea un poco mayor. Esto significa que debe haber variedad en los alimentos que comes para que se ajusten a los altibajos de tus hormonas. Pero, ¿cuántas dietas han hecho esto por ti? Si todavía tienes el ciclo menstrual, la mayoría de las dietas consisten en comer lo mismo durante todo el mes, posiblemente yendo contra las necesidades de tus hormonas. Si eres una mujer en la posmenopausia y con baja producción hormonal, las dietas no buscan que comas alimentos que maximicen la producción de hormonas adecuada para tu edad. Lo más probable es que hayas hecho dietas con el mismo enfoque para todo el mundo.

La parte emocionante de aceptar esto es que te darás cuenta de que, como mujer, hay una forma mejor de abordar nuestra relación con la comida, una que se basa en adaptar nuestra dieta a nuestros ciclos menstruales. Es una habilidad que deberían habernos enseñado al principio de la pubertad y que deberíamos actualizar cuando pasamos a tener la menopausia. La enorme cantidad de problemas hormonales a los que se enfrentan las mujeres hoy en día, como infertilidad, cáncer de pecho y síndrome de ovario poliquístico, a menudo se pueden aliviar aprendiendo a ajustar las necesidades de nuestro estilo de vida con nuestro ciclo menstrual.

A medida que te adentres en este nuevo paradigma, quiero señalar otro punto en el que aplicar el mismo enfoque para todo el mundo nos destruye. Se trata de la comparación, sobre todo de la que hacemos entre nosotras. En vez de intentar crear nuestro propio camino de salud único y precioso, observamos a otras mujeres y los resultados que consiguen con sus dietas y suponemos que nuestro cuerpo puede lograr el mismo resultado. Con demasiada frecuencia, determinamos nuestra valía personal comparándonos con el *reel* destacado de otra mujer. Esto es tan perjudicial para nuestros cuerpos como cualquiera de las cinco estrategias de dieta fracasadas que acabo de señalar. Cuando aprendas a hacer ayuno, recuerda que, aunque todas vivamos en un cuerpo femenino, no todas tenemos las mismas necesidades según nuestro estilo de vida. Cuando una amiga empieza una dieta y consigue resultados fantásticos y nosotras intentamos copiar esos resultados, tenemos la receta para el fracaso. Cada mujer tiene su viaje hormonal único. Encontrar una dieta ajustada a nuestras hormonas es clave si queremos tener una buena salud. Hasta ahora, las reglas del juego de las dietas no han ido a favor de tus células. A medida que avances en el libro, te animo a que sigas explorando la idea de que hay un camino de vuelta a la salud que es solo para ti. Si alguna vez dudas del poder que habita en tu cuerpo, vuelve a esta verdad fundamental: tu cuerpo siempre trabaja para ti, no contra ti. Soy consciente de que puede que no tengas esa sensación ahora mismo, pero, a medida que aprendas a sincronizar las elecciones de tu estilo de vida con tus hormonas, descubrirás lo sencillo que puede ser mejorar tu salud. Si aparecen síntomas o te cuesta superar un obstáculo de salud, pregúntate: «¿qué está intentando decirme mi cuerpo?». Es fácil seguir buscando fuera de nosotras mismas, culpar de nuestra mala salud a la genética, los médicos, las dietas o los medicamentos equivocados. Pero buscar culpables fuera no nos ha convertido en personas más saludables. Como mujeres, si queremos recuperar nuestra salud, tenemos que mirar hacia dentro.

La magia del ayuno empieza con un viaje interior. A medida que avances en el siguiente capítulo, que detalla la ciencia detrás del ayuno, quiero que tengas en cuenta que tu cuerpo fue diseñado para curarse a sí mismo. Estás a punto de aprender que tienes programadas respuestas de curación como la autofagia, que tu cuerpo aprovechará cuando hagas ayuno. Combina tu ayuno y la elección de alimentos para tus hormonas y descubrirás un nivel de salud que puede que nunca hayas creído posible.

Este es exactamente el camino que tomó una de mis suscriptoras de YouTube, Sarah. Los médicos le dijeron que estaba encaminándose rápidamente a la diabetes y que debía perder peso reduciendo calorías y eligiendo alimentos bajos en grasa y sin azúcar. Intentó esta estrategia durante años y solo consiguió aumentar de peso con cada nueva dieta. Frustrada con las respuestas vacías del médico sobre su mala salud metabólica, buscó remedio a sus problemas de salud en YouTube. (Este hecho ya de por sí te indica el nivel de frustración que experimentan muchas mujeres.). Tras una investigación profunda sobre soluciones metabólicas, Sarah topó con mis vídeos sobre ayuno. La mayor parte de la información sobre ayuno que había encontrado era de hombres expertos que decían que el ayuno no era bueno para las mujeres. Sarah estaba tan entusiasmada con los principios que yo enseñaba en YouTube que hacía maratones en las que veía mis vídeos una y otra vez. Estaba cansada de sentirse impotente y quería entender aquellos conceptos sobre el ayuno. Después de investigar lo suficiente, Sarah se lanzó. Empezó el proceso de ayunar, construyendo un estilo de vida de ayuno que era único para ella. Al cabo de un año, había perdido casi 37 kilos y había dejado de tomar cinco medicamentos. (Su médico estaba tan asombrado con sus resultados que quería saber lo que había hecho. Sarah le habló de mi canal, él se sumergió en la investigación y empezó a animar a sus pacientes femeninas a que hicieran ayuno, recomendando mis vídeos como recurso para aprender a hacer ayuno de forma correcta. Al poco tiempo, el resto de las mujeres de su consulta empezaron a obtener resultados similares a los de Sarah.)

Eres mucho más poderosa de lo que te imaginas. Empieza ahora, y podrás adentrarte en un nuevo camino. Este viaje exigirá que hagas tres cambios de perspectiva. Son cambios que puedes hacer inmediatamente. El primero es soltar el pasado. Cualquier intento infructuoso que hayas experimentado con la dieta queda atrás. Perdónate a ti misma. El segundo es prometerte que nunca volverás a ser víctima de los cinco fracasos en la dieta. Ya no te sirven. Y el tercero es poner el corazón en esta nueva visión de salud que estás a punto de crear para ti. Prepárate para todo un paradigma nuevo de salud que te será útil de muchas formas maravillosas. Estoy impaciente por guiarte a través de este proceso. Vamos allá.

CAPÍTULO 2

El poder curativo del ayuno

Durante cientos de miles de años, nuestros antepasados cazadores-recolectores se pasaban la vida teniendo que buscar comida. Mucho antes de que existieran las culturas agrícolas o ganaderas, los humanos estaban obligados a hacer ayuno involuntariamente. Cuando encontraban comida, se daban un festín, y después hacían más días de ayuno. Alternar entre momentos de hambruna y de festín era un modo de vida para nuestros antepasados prehistóricos. Por eso, muchos científicos creen que esas condiciones evolutivas tan duras crearon un nuevo genotipo dentro de los humanos, uno que da a nuestros cuerpos las herramientas celulares necesarias para adaptarse a la alternancia entre ayuno y festín. Se trata de la hipótesis del «genotipo ahorrador», que afirma que este código genético todavía existe en nosotros hoy en día.[1] Plantea que cuando no reflejamos los comportamientos alternos de nuestros antepasados de festín-hambruna, nuestra salud se resiente. Los defensores de la hipótesis del genotipo ahorrador creen que es una razón primordial por la que la obesidad y la diabetes se han disparado. Nuestro enfoque actual de comer durante todo el día, sin hacer períodos de ayuno, hace que vayamos contra nuestro propio código genético.

Echando la vista atrás en la historia, vemos varios ejemplos de cómo el cuerpo humano prospera en un estado de ayuno. Aunque se haga por razones espirituales, el ayuno durante el ramadán es uno de los mayores ejemplos de cómo el cuerpo humano se adapta positivamente a márgenes de tiempo largos sin comida. De hecho, algunos de los mejores estudios sobre ayuno han surgido al analizar a la comunidad musulmana durante el ramadán. También tenemos pruebas de que en el siglo V a. C. Hipócrates, el padre de la medicina moderna, usaba el ayuno como una de sus herramientas de curación principales. En una época en la que los humanos consideraban que las enfermedades eran castigos de los dioses, Hipócrates declaró valientemente que las enfermedades tenían causas naturales y que creía que los culpables eran la dieta, los factores ambientales y otros hábitos de vida. Hipócrates usó terapias que se construyeron alrededor de la propia resistencia innata del cuerpo frente a la enfermedad, y una de esas terapias se parecía mucho al ayuno intermitente y la dieta cetogénica: «Las personas deben hacer ejercicio con el estómago vacío, la carne debe ser grasa y en la menor cantidad que le llene, y solo deben comer una vez al día». Lo consideraba la respuesta a todo, desde la epilepsia hasta el refuerzo de la resistencia contra la plaga.[2]

¿Cómo funciona esto? ¿Está el ayuno incorporado en nuestro código genético? ¿Estaba en lo cierto Hipócrates hace miles de años? En este complejo mundo moderno, donde hay comida disponible todo el tiempo, ¿es el ayuno la herramienta de curación clave que hemos olvidado? La ciencia actual demuestra que la respuesta es sí. En este capítulo, quiero explicar cómo es el estado de ayuno en la actualidad, los mecanismos de curación que se activan en ese estado y cómo la ciencia revela que los ayunos más largos pueden activar más interruptores curativos dentro de nuestras células que podrían tener multitud de beneficios para nosotras.

El mejor sitio para empezar es comprender qué significa hacer ayuno y que tenemos dos sistemas de combustible que nuestras células utilizan para conseguir energía para poder funcionar: el azúcar y la grasa. El primer sistema, denominado «sistema de energía quemador de azúcar», se activa cuando comes. Cada comida te eleva el azúcar en la sangre. Tus células notan esta entrada de azúcar en la sangre y usan el azúcar, denominado glucosa, como combustible para los miles de funciones que realizan. Cuando dejas de comer, tu nivel de azúcar en sangre baja. Esta disminución lenta de glucosa en la sangre activa tus células para que pasen al segundo sistema para conseguir energía, el sistema de energía cetogénico o lo que llamamos cariñosamente «sistema de quema de grasas». De forma muy parecida a un coche híbrido que se alimenta de gasolina o de electricidad, este cambio es el punto de partida de los beneficios del ayuno. Aunque cada persona haga este cambio de una forma distinta, la investigación demuestra que después de la última comida se tardan unas ocho horas para que el cuerpo pase a su sistema de quema de grasas.

Si nunca has estado más de ocho horas sin comer, es probable que nunca hayas experimentado los beneficios curativos de tu sistema de energía quemador de grasa. Uno de los análisis más completos sobre la ciencia del ayuno fue publicado en el *New England Journal of Medicine* en diciembre de 2019.[3] Los autores examinaron más de 85 estudios y declararon que debía usarse el ayuno intermitente como primera opción de tratamiento para obesidad, diabetes, enfermedad cardiovascular, enfermedades cerebrales neurodegenerativas y cáncer. También afirmaban que el ayuno intermitente tiene efectos antienvejecimiento y puede ayudar con la curación pre y posoperatoria. Este metaanálisis destacaba varias respuestas de curación celular claves que se producen cuando activamos periódicamente nuestra flexibilidad metabólica y pasamos a nuestro sistema de quema de grasas. Entre esos beneficios de curación celular se incluyen los siguientes:

- Aumento de cuerpos cetónicos
- Aumento de resistencia al estrés mitocondrial
- Aumento de defensas antioxidantes
- Aumento de autofagia
- Aumento de reparación del ADN
- Disminución de glucógeno
- Disminución de insulina
- Disminución de mTOR
- Disminución de síntesis de proteínas

Numerosos estudios también están demostrando que, además de los cambios celulares mencionados, lo más importante para mejorar tu salud metabólica es cambiar cuándo comes, no lo que comes. El primer estudio al respecto en *The Journal of Nutrition, Health & Aging* de 2018 mostró que los individuos obesos veían una mejora metabólica enorme pese a comer lo que querían mientras hicieran esa ingesta dentro de una ventana de comidas de 8 horas y dejaran 16 horas de ayuno.[4] En 2020 *Cell Metabolism* publicó un hallazgo que reveló que la misma dieta ingerida en un período de 10 horas tenía un efecto metabólico mayor que si se hubiera extendido esa dieta a un período de 14 horas.[5] Ambos estudios muestran muy claramente que cuando condensas tu ventana de ingesta, dejando más tiempo para el ayuno, conseguirás:

- Reducir el porcentaje de grasa total
- Reducir la grasa visceral
- Reducir el perímetro de la cintura
- Disminuir la tensión arterial
- Disminuir el colesterol LDL
- Disminuir la hemoglobina A1c

En un mundo moderno en el que nos han condicionado para comer alimentos de poca calidad durante todo el día, una investigación como esta me hace tener esperanzas de que podamos empezar a deshacer un gran daño metabólico que está provocando que muchas personas tengan problemas de salud. Cambiar el período de tiempo en el que comemos es más importante que la calidad real de la comida que comemos. Son noticias fantásticas si vamos a mejorar nuestra salud metabólica. Todo el mundo puede aprender a dar el paso del ayuno. Hacer ayuno no implica disponer de tiempo ni recursos financieros. Y no tienes que cambiar tu dieta para mejorar tus resultados metabólicos. ¡Algo tan sencillo como comprimir el período durante el que comes te aportará resultados increíbles! Estos estudios demuestran los beneficios que permitieron a nuestros antepasados prehistóricos prosperar cuando no disponían de comida. ¿Entiendes por qué tantas personas están enamoradas del ayuno? No solo quemas energía a partir de la grasa, acelerando la pérdida de peso, bajando la tensión arterial, el colesterol y la insulina, sino que, cuanto más a menudo accedes a ese estado de quema de grasas, más reparación se puede dar en tu cuerpo. Se parece mucho a dormir. Cuando consigues dormir de forma constante, el cuerpo tiene la oportunidad de curarse a un nivel más profundo que cuando estás despierto. Una noche entera de sueño es una de las herramientas de curación más potentes a las que puedes acceder. Lo mismo sucede con el ayuno. Cada vez que pones al cuerpo en estado de ayuno, le estás dando la oportunidad de curarse. El ayuno no se parece a ninguna otra dieta. No es un momento de privación, sino un regalo que te das a ti misma que permitirá que el cuerpo y el cerebro se recuperen de los estresores del mundo moderno.

Para que entiendas mejor cómo funciona, quiero subrayar algunas de las principales respuestas de curación que desencadena el cuerpo mientras haces ayuno.

Aumenta los cuerpos cetónicos

Los cuerpos cetónicos son un compuesto orgánico que el hígado produce cuando el azúcar en sangre baja. Dichos cuerpos son una fuente de combustible alternativa para tus células cuando la glucosa no está disponible. Un sello distintivo de que el cuerpo está quemando grasa para producir energía es la presencia de cuerpos cetónicos. Existen muchos beneficios para tu salud al tener niveles bajos de cuerpos cetónicos. Los cuerpos cetónicos son reparadores, lo que significa que se dirigirán a ciertos tejidos del cuerpo y los regenerarán. Concretamente, reparan tejido nervioso. Esto resulta extremadamente útil con cualquier neurodegeneración que pueda haber ocurrido en el cerebro. Los cuerpos cetónicos tienen el poder de regenerar las neuronas dañadas que se encargan de llevar información a través del cerebro, mejorando así la memoria y la capacidad de retener información nueva, además de hacer que la concentración y la claridad mental aumenten.

Los cuerpos cetónicos también son una de las fuentes de combustible preferidas de las mitocondrias, las partes de las células que fabrican la energía. En el capítulo 3, profundizaré sobre el poder de las mitocondrias, pero, respecto a los cuerpos cetónicos, decir que si tus mitocondrias son lentas y no proporcionan la energía necesaria para funcionar de la mejor forma, los cuerpos cetónicos las volverán a llenar de energía. Es el *reset* mitocondrial definitivo. Esta energía es muy distinta a la que sientes cuando comes. Cuando operas a partir del sistema de quema de azúcar, a menudo sentirás que tienes altibajos en la energía. Los cuerpos cetónicos son muy distintos; son constantes, con lo que te dan tanto claridad mental como física a lo largo del día.

Las maravillas de los cuerpos cetónicos no se acaban con la energía y la reparación de cerebro, sino que también van al hipotálamo (una parte del cerebro) y apagan la hormona del hambre. Es una de las principales razones por las que, cuanto más ayuno haces, menos hambre tienes. Cuando empiece tu estado de ayuno, a medida que el cerebro note cuerpos cetónicos, usará esos cuerpos cetónicos para matar el hambre. Muchos ayunadores utilizan esta disminución del hambre para ampliar su ventana de ayuno un poco más, con lo que consiguen un poco más de beneficios para su salud. El aumento de cuerpos cetónicos también activa la liberación de un neurotransmisor calmante denominado GABA. Este neurotransmisor tiene un efecto antiansiedad en el cerebro, con lo que te deja más relajada pese a que no hayas comido nada.

Muchas personas buscan los cuerpos cetónicos en el estilo de vida del ayuno. Sienten que, al crear estos cuerpos, no tienen límites. Si te da miedo cómo te sentirás al hacer ayuno, recuerda que una vez que tus células han hecho el cambio a este estado de quema de grasas y han aparecido los cuerpos cetónicos, tu energía y claridad mental aumentarán. Es lo contrario a cualquier dieta que hayas hecho. Cuando entrenes el cuerpo para que produzca cuerpos cetónicos, el ayuno no solo será más fácil, sino que cada vez habrá más curación.

Aumenta la autofagia

Si hay un proceso celular que ha atraído a muchas personas al ayuno es la autofagia. Cuandó las células registran una bajada del azúcar en sangre durante el ayuno, aparece este increíble proceso de reparación. ¿Por qué hacen esto tus células? Para hacerse más resilientes. Ante la ausencia de la entrada de glucosaa, las células responden haciéndose más fuertes. La autofagia mejora la resiliencia celular de tres formas: *detox*, reparación y eliminación de células enfermas.

El concepto de autofagïa fue presentado al mundo por parte del doctor Yoshinori Ohsumi, un científico japonés que ganó el premio Nobel de Fisiología o Medicina en 2016 por su emblemático estudio, que reveló que, ante la ausencia de comida, nuestras células se hacen más fuertes, no más débiles. En lugar de buscar nutrientes fuera de la célula cuando la comida escasea, esa célula se vuelve hacia dentro y se come lo que hay en su interior. Si descompones la palabra «autofagia», verás que significa «comerse a uno mismo». El trabajo de Oshumi fue tan profundo que provocó que se llevaran a cabo miles de estudios más que nos ayudan a entender por qué la autofagia es un estado de curación tan necesario para el cuerpo humano.

Debido a su capacidad para limpiar las células, la autofagia se asoció primero con el mundo del ayuno como análoga al *detox*. Pese a que la autofagia sea una forma de *detox,* solo desintoxica materiales orgánicos dentro de las células. Con el tiempo, nuestras células acumulan una serie de elementos dañados, como orgánulos, proteínas, partículas oxidadas y patógenos perjudiciales. Esta acumulación provoca que nuestras células se vuelvan disfuncionales. Cuando están en estado de autofagia, nuestras magníficas células desintoxican esas partes que funcionan mal, con lo que se revitalizan. Este *reset* celular es una razón primordial por la que muchos ayunadores se sienten más jóvenes y más dinámicos cuantas más veces entran en estado de autofagia. Como es de esperar, la comida te saca de la autofagia, mientras que los ayunos más largos te vuelven a poner en este estado de curación.

Uno de mis estudios recientes preferidos sobre la autofagia se publicó en 2020. Analizaba los beneficios posibles de la autofagia como herramienta para preparar el sistema inmunitario para luchar contra el coronavirus que desató la pandemia de COVID-19. Los virus no tienen un sistema energético, así que cuando entran en el cuerpo tienen que trabajar con el sistema energético que tengas tú. Si tus células están en un estado de quema de azúcar, los virus entrarán en tus células, se alimentarán de azúcar y obtendrán la energía que les permitirá multiplicarse rápido. Si un virus entra en una célula que está en estado de autofagia, en la que no tiene azúcar para consumir, perderá la energía y la capacidad para replicarse. La parte escurridiza de un virus como el COVID-19 es que, una vez que entra en tus células, detiene la autofagia para poderse replicar más deprisa. El ayuno puede ayudar a recuperar la capacidad de la autofagia para detener la replicación viral.

La otra forma de *detox* que realiza la autofagia por ti es deshacerse de las partes viejas y gastadas de la célula. ¿Recuerdas que las células son como pequeñas fábricas con muchas partes en movimiento que trabajan para ti? Bueno, pues si estas piezas se saturan y se desgastan, no pueden hacer su trabajo con eficiencia. Los orgánulos y las proteínas inefectivas dentro de las células aceleran el proceso de envejecimiento, suprimen el sistema inmunitario y pueden disminuir rápidamente tu energía. Cuando haces ayuno y estimulas la autofagia, provocas que las células eliminen esas partes rezagadas.

Por precioso que sea este sistema, hay una cosa que la autofagia no desintoxica: sustancias químicas sintéticas y artificiales como plásticos, ftalatos o perfluoroalquilo y polifluoroalquilo (PFAS), además de otras «sustancias químicas eternas» (que se denominan así porque no se descomponen de forma natural, sino que se quedan en el medio ambiente para siempre). Además, el proceso de autofagia no puede reciclar metales pesados de origen natural como plomo o mercurio, que pueden dañar el cerebro y el sistema hormonal, por no hablar de que destruyen las mitocondrias.

Cuando las células están en un estado de autofagia pero notan que hay una célula que no funciona bien, inician una muerte celular, un proceso denominado «apoptosis». Las células llenas de toxinas a menudo se rebelan y se convierten en células cancerígenas. Destruir esta situación celular es clave para tu salud a largo plazo. Recurrir a estados de autofagia de forma regular es una herramienta útil no solo para construir células de alto rendimiento, sino también para eliminar células dañadas que conducen a la enfermedad.

La última característica clave de la autofagia es su capacidad para reparar las mitocondrias. Conocida como «mitofagia», se trata de una respuesta de curación desencadenada por el ayuno en la que las células eliminarán mitocondrias disfuncionales o dañadas, contrarrestando la degeneración y la inflamación que pueden conducir a una serie de problemas de salud comunes, como discapacidades cognitivas, debilidad muscular, fatiga crónica y dificultades de audición, visión y función hepática y gastrointestinal.[6]

En conclusión: cuando haces ayuno, pones las células en un estado de autofagia y cetosis a la vez, lo que crea un estado de curación amplificado que hará que tu cuerpo funcione mejor de lo que hayas soñado nunca. ¡Esa es la magia del ayuno!

Disminuye el glucógeno y el almacenamiento de insulina

Si hace años que llevas una dieta alta en azúcar, el cuerpo ha tenido que guardar todo el azúcar extra en algún sitio. La almacena como un tipo de azúcar que se denomina glucógeno. Hay tres lugares clave en los que el cuerpo coloca este exceso de azúcar: músculos, hígado y grasa. Es como cuando haces una compra enorme en el supermercado y, como no te cabe toda la comida que has comprado en la nevera, la guardas en un congelador en el garaje. Eso es lo que hace tu cuerpo con el exceso de glucosa. La almacena como glucógeno en la grasa. Cuando se te acaba la comida que está en la cocina, vas a buscar la comida extra que tienes en el garaje. Es lo mismo que hace el cuerpo cuando ayunas. Lo obligas a que vaya a encontrar el exceso de azúcar que ha almacenado durante años y lo use como combustible. Es fácil llegar a las reservas de glucógeno que tienes en los músculos a través del ejercicio, sobre todo el HIIT (ejercicio de intervalos de alta intensidad) y el entrenamiento de fuerza. Pero, ¿cómo puedes llegar a las reservas que hay en el hígado y la grasa? Ahí es donde el ayuno es realmente útil, porque es una de las formas más efectivas de liberar las reservas de glucógeno que tienes en el hígado y la grasa acumulada.

Y también es aconsejable eliminar ese exceso de glucógeno del hígado. El hígado es uno de los órganos del cuerpo que trabaja más duro; quema grasa, descompone hormonas y fabrica un montón de colesterol bueno para alimentar al cerebro. Cuando se inunda de azúcar, el hígado pasa a ser ineficiente en estos trabajos cruciales, lo que puede conducir a diabetes, hígado graso y colesterol alto. El ayuno es una forma fabulosa de conseguir que el hígado libere el exceso de glucógeno y funcione así de la mejor manera posible.

Además de deshacerte del glucógeno que tengas en el hígado, el ayuno te permitirá eliminar todo el azúcar que se almacenó en tus células grasas y se quedó ahí para ser usado en el futuro. El ayuno da a tus células una razón para utilizar ese azúcar. Por ese motivo, tantos ayunadores consiguen una pérdida de peso duradera, porque por fin pueden deshacer todo el daño provocado por las dietas anteriores.

Y hay más. El exceso de glucosa no es lo único que liberan tus células cuando haces ayuno. El ayuno también obliga al cuerpo a liberar el exceso de insulina. Como se ha mencionado en el capítulo anterior, la insulina se dispara cada vez que comes. Si consumes alimentos altos en azúcar y carbohidratos, experimentarás un pico de insulina pronunciado. Si haces esto varias veces al día durante años, acabarás inundándote las células de esta sustancia, con lo que harás que sean resistentes a la insulina. Igual que hace con el exceso de glucosa, el cuerpo tiene que almacenar este exceso de insulina en alguna parte, así que la guarda en el hígado y la grasa. De nuevo, cuanto más te pongas en estado de ayuno, más obligas al cuerpo a encontrar esas reservas de insulina y metabolizarlas para la excreción.

¿Qué significa todo esto para ti? Es sencillo: cambia el momento en que comes y desharás los años de daño que la mala vida ha provocado en tu salud. Hemos pasado mucho tiempo debatiendo qué dieta es mejor para los humanos y resulta que, según la ciencia, los mejores resultados para nuestra salud metabólica no se dan al cambiar lo que comemos, sino simplemente al comprimir nuestra ingesta en un período no mayor de entre 8 y 10 horas. Piénsalo un momento. Cada dieta que has hecho ha empezado cambiando lo que comías o limitando la cantidad de calorías que consumías, lo que a menudo te conducía a una montaña rusa de pérdida de peso y quizás incluso te provocó irritabilidad o depresión, como demostró el experimento de inanición de Minnesota. El ayuno cambia las reglas del juego de las dietas. El resultado que has buscado a través de la dieta ahora lo puedes lograr mediante el ayuno.

Aumenta la producción de la hormona del crecimiento

La hormona del crecimiento es nuestra fuente de juventud. Cuando somos jóvenes, tenemos esta hormona fluyendo abundantemente por dentro, pero, a medida que envejecemos, su producción se frena. La producción de la hormona del crecimiento tiene su punto álgido en la pubertad y después va disminuyendo lentamente hasta parar del todo a los 30 años. Pregunta a cualquier persona de más de 30 años y te dirá que ese fue el momento en el que empezó a envejecer.

La hormona del crecimiento lleva a cabo tres funciones clave. La primera es que te ayuda a quemar grasa, sobre todo del abdomen. La segunda y fabulosa función es el crecimiento del músculo. ¿Has notado que tu esfuerzo para ganar masa muscular en el gimnasio daba resultados más rápido cuando eras más joven? No sé decirte a cuántas mujeres de más de 40 años he oído quejarse de la pérdida muscular que se da con el envejecimiento. De nuevo, la desaparición de la hormona del crecimiento acelerará la pérdida muscular que se experimenta con la edad. Por último, la hormona del crecimiento apoya el crecimiento saludable del cerebro. Cuando eras más joven, el cerebro la necesitaba para aprender nuevas habilidades para la vida. A los 30 años, ya has aprendido la mayoría de las habilidades necesarias para llevar a cabo las tareas de la vida diaria, así que esta hormona ya no es necesaria.

Pero, ¿y si quieres quemar más grasa, aumentar el tamaño de tus músculos y tener capacidad mental para aprender una habilidad nueva? Una vez más, el ayuno acude al rescate. En función de la duración del ayuno, la disminución de los niveles de azúcar en sangre estimula al cuerpo a quintuplicar la creación de la hormona del crecimiento, con lo que vuelves a sentirte joven.

Reinicia las vías de dopamina

Cada vez que comes algo rico, tienes un subidón de dopamina. De hecho, a veces lo tienes por el mero hecho de pensar en esa comida. Cuando comemos durante todo el día, conseguimos esa dopamina a diestro y siniestro. Eso eleva lo que denominamos «base de referencia de dopamina». A medida que esta base aumenta, necesitas experiencias que produzcan más dopamina para sentirte bien. Igual que puedes hacerte resistente a la insulina porque hay un exceso de insulina que te inunda las células, puedes llegar a ser resistente a la dopamina por usar la comida todo el día para sentirte bien. De hecho, la investigación sobre la dopamina y la obesidad muestra que algunos individuos obesos están todo el día comiendo no porque tengan hambre, sino porque necesitan más comida para conseguir una respuesta de dopamina normal. Los individuos obesos no solo necesitan más dopamina para sentir la satisfacción que proporciona la comida, sino que, a medida que envejecen, tienen menos receptores de dopamina disponibles para recibirla.

La comida no es la única fuente de dopamina que existe. También la podemos obtener a partir de desencadenantes visuales o sonoros. El sonido del móvil que te indica que tienes un mensaje de texto te da dopamina. Los seguidores y los «me gusta» de tus redes sociales te dan subidas de dopamina. Incluso el mensajero que llama al timbre unos minutos después de que hayas pedido comida desde el sofá te da un subidón de dopamina. En el mundo actual, estamos saturados de dopamina.

La buena noticia es que varios estudios señalan que puedes reiniciar tus vías de dopamina con ayunos de distinta duración. El ayuno no solo detiene la disminución de receptores de dopamina relacionados con la edad que experimentan los individuos obesos, sino que varios tipos de ayuno pueden hacer que tus receptores de dopamina sean más sensibles. En algunos casos, se forman receptores de dopamina nuevos, con lo que aumenta tu sensación general de alegría.

Repara el sistema inmunitario

Uno de los investigadores más famosos sobre el ayuno, el doctor Valter Longo, hizo que el mundo se fijara en el ayuno de agua de tres días. Su notable estudio se hizo en pacientes que estaban recibiendo quimioterapia; quería ver si el ayuno les ayudaría a reparar los glóbulos blancos, que quedan diezmados tras un tratamiento de quimioterapia. En el tercer día de ayuno de agua, observó algo milagroso: los glóbulos blancos viejos y desgastados se morían y se formaba un grupo nuevo y revitalizado. Era el *reset* del sistema inmunitario que necesita una persona que hace quimioterapia. Eso ocurrió debido a la liberación de células madre en el torrente sanguíneo que ocurre a las 72 horas de ayuno de agua. Recuerda que el cuerpo se hace más fuerte cuanto más tiempo ayuna. Lo hace para revitalizarse y poder buscar comida. Las células madre que se liberan a las 72 horas garantizan que el cuerpo funcione a pleno rendimiento para que maximices tus posibilidades de encontrar comida. Concretamente, el trabajo de las células madre que se liberan a las 72 horas es identificar los glóbulos blancos desgastados y crear otros nuevos que los sustituyan.

Mejora tu microbioma

Casi todos los debates en torno al ayuno se centran en los increíbles cambios que ocurren a nivel celular. Pero, ¿sabías que el cuerpo alberga diez veces más bacterias que células humanas? Y esos microbios ejercen una influencia inmensa en el funcionamiento de las células humanas. Se estima que una persona tiene más de 4.000 especies de microbios distintos en su interior y que el 90 por ciento de estos vive en el intestino. Ayudan a extraer vitaminas y minerales de tus comidas, a hacer que neurotransmisores como la serotonina te mantengan feliz, a descomponer el estrógeno para que esté listo para la excreción y a analizar constantemente las células por si hay inflamación que deba reducirse. Billones de bacterias trabajan duro apoyando a tus células para que puedan funcionar lo mejor posible.

Un reto emergente al que nos enfrentamos los humanos hoy en día es que nuestra vida moderna está destruyendo nuestros microbios beneficiosos. Todo, desde la comida que comemos hasta los medicamentos que tomamos o el estrés al que nos enfrentamos, incluso el wifi que se infiltra en nuestra casa, destruye esas bacterias beneficiosas. Es de sobras conocido que una ronda de antibióticos destruye el 90 por ciento[7] de las bacterias del intestino (¡el 90 por ciento!). ¿Por cuántas rondas de antibióticos han pasado la mayoría de las personas? ¿Diez? ¿Veinte? He tenido consultas con pacientes que me han dicho que han pasado por más rondas de antibióticos de las que pueden contar. Asimismo, tenemos pruebas de que el mero hecho de tomar una ronda de antibióticos puede cambiar el delicado equilibrio microbiano y favorecer el almacenamiento de la comida como grasa. Dos de las filobacterias que tienes en el intestino son *Bacteroidetes* y *Firmicutes*. La investigación ha demostrado que los individuos obesos tienen más *Firmicutes* que *Bacteroidetes*, lo que hace que almacenen más calorías como grasa.[8] Puedes dar la misma dieta a dos personas y la que tenga la relación de *Firmicutes* respecto a *Bacteroidetes* desequilibrada ganará peso, mientras que la otra no lo hará. La obesidad también se ha relacionado con la disminución de la diversidad microbiana del intestino en comparación con individuos delgados.[9]

La pérdida de peso, la producción de neurotransmisores y la descomposición del estrógeno son solo algunas de las tareas que realizan esos microbios por ti todos los días. Los microbios influyen en todo, desde el hambre que tienes hasta qué comidas te apetecen. Cuanta más diversidad microbiana tengas, menos apetito tendrás.[10]

¿Ya te has deprimido? La buena noticia es que el ayuno devuelve la salud a estos microbios. Lo hace de cuatro formas: mejora la diversidad microbiana, retira los microbios del revestimiento intestinal, mejora la producción de bacterias que transforman la grasa blanca en grasa marrón y regenera las células madre que repararán el revestimiento intestinal. (La grasa marrón es la que te mantiene caliente. También es la más fácil de quemar para conseguir energía.) Estos cuatro factores son clave si quieres perder peso.

Según afirma el doctor Emeran Mayer en su libro *Pensar con el estómago*, cuando los microbios se alejan del revestimiento intestinal, se logra una mejor regulación de la glucosa. Esto recibe el nombre de «geografía microbiana». El ayuno puede ayudar a crear un entorno en el que los microbios se distribuyan por igual, lo que les permite funcionar lo mejor posible. El ayuno también puede impactar en los microbios que ayudan a convertir la grasa blanca en marrón. La grasa blanca es esa grasa que se te resiste, la que resulta difícil de quemar. Normalmente, es grasa subcutánea y la más visible, así que es la que probablemente quieres eliminar primero. La mejor forma de perder esta grasa es convertirla en grasa marrón. La grasa marrón tiene más mitocondrias dentro de cada célula, por lo tanto, produce más calor y eso hace que sea más fácil de quemar.[11] Cuando haces ayuno, aumentas los microbios que pueden hacer esta conversión.[12] Increíble, ¡¿verdad?!

Por último, hay evidencias científicas impresionantes del MIT (Instituto Tecnológico de Massachusetts) que demuestran que el ayuno puede regenerar las células madre intestinales.[13] Las células madre son las que pueden ir a cualquier parte del cuerpo que esté dañada y repararla. Con ayunos regulares de 24 horas, puedes revitalizar las células madre que viven en el revestimiento del tracto intestinal, lo que les permite reparar cualquier daño que pueda haberse producido debido a una mala dieta, una vida estresante o numerosas tandas de antibióticos.

También disponemos de pruebas de que ayunos más largos, como un ayuno de agua de cinco días, pueden tener un impacto notable en las bacterias intestinales, sobre todo en las bacterias que influyen en la tensión arterial. Un estudio publicado en *Nature* reveló que, cuando los participantes hicieron un ayuno de agua de cinco días, se precipitó un cambio de microbioma que contribuía a una reducción de la tensión arterial. Lo interesante de este estudio era que los sujetos estaban divididos en dos grupos: uno hizo ayuno antes del cambio de dieta y el otro no. Ambos grupos siguieron la dieta DASH, muy conocida por reducir la tensión arterial, pero un grupo precedió el cambio de dieta con un ayuno de agua de cinco días. Este grupo vio el mayor cambio en la tensión arterial, lo que sugiere que el ayuno podría ser una mejor modificación del estilo de vida para aliviar la hipertensión arterial que los cambios de alimentación.

Reduce la reaparición del cáncer

En 2016, el *Journal* de la Asociación Médica de EE.UU. publicó un estudio observacional en el que se analizaba a más de 2.000 mujeres de entre 27 y 70 años que se habían sometido a un tratamiento convencional contra el cáncer de pecho. Tras analizar a este amplio grupo de mujeres durante cuatro años, los investigadores determinaron que cuando dichas mujeres hacían ayunos de 13 horas o más, tenían un 64 por ciento menos de probabilidad de que el cáncer de pecho reapareciera. Esto se debe, en gran medida, a que el ayuno creaba una reducción notable de la hemoglobina A1c, un indicador de los niveles de glucosa en sangre y de la proteína C-reactiva, un indicador de inflamación. Muy pocos fármacos pueden ofrecer ese tipo de resultado. Así de milagroso puede ser el cuerpo cuando hacemos ayuno.

Hace años, ayudé a una paciente llamada Lani a quien habían diagnosticado cáncer de pecho metastásico a los 40 años. Le dijeron que le quedaban tres meses, y esta preciosa mujer hizo todo lo que estaba en su mano para alargar su vida. Su filosofía de descubrir cómo curarse a sí misma consistía en remover cielo y tierra. Gracias a su espíritu tenaz y a su empeño en aprender formas de ayudarse a sí misma, convirtió un pronóstico de tres meses en once años de vida vibrante. Una de las mayores conclusiones que saqué tras ver el viaje de Lani fue que es mucho más fácil prevenir una enfermedad que revertirla. Cuando leo estudios como el de más arriba, recuerdo que no es necesario tener un diagnóstico de cáncer para beneficiarnos de los descubrimientos que nos ofrece este estudio. Un compromiso diario con un ayuno más largo no solo ayuda a las mujeres que han tenido cáncer de pecho a que este no reaparezca, sino que también puede ayudarles a evitar un diagnóstico de cáncer de pecho para empezar. Aparecen nuevos estudios sobre el ayuno a diario y estudios como este nos dan la esperanza de que veremos más evidencias científicas que muestren que el ayuno es una herramienta de referencia en la lucha contra muchos tipos de cáncer.

¿He conseguido que te entusiasmes? ¡Eso espero! ¿Estás empezando a entender por qué tantas mujeres están tan enamoradas de los milagros que ven en su salud cuando hacen ayuno? Tras comprender mejor todos los beneficios generales del ayuno, sumerjámonos en los beneficios específicos de los distintos ayunos en función de su duración para que puedas elegir el mejor para ti.

SEIS TIPOS DE AYUNO SEGÚN SU DURACIÓN

No todos los ayunos han sido creados iguales. Teniendo eso en cuenta, vamos a analizar seis ayunos distintos, la investigación que hay detrás de cada uno y cuándo usarlos para tu propio viaje de curación. Los seis tipos de ayuno son los siguientes:

- Ayuno intermitente: 12–16 horas
- Ayuno para favorecer la autofagia: empieza a las 17 horas
- Ayuno para reiniciar el intestino: 24 horas
- Ayuno para la quema de grasa: 36 horas
- Ayuno para el *reset* de la dopamina: 48 horas
- Ayuno para el *reset* del sistema inmunitario: más de 72 horas

Ayuno intermitente (12–16 horas)

Es el estilo de ayuno más popular. La definición que hacen la mayoría de las personas del ayuno intermitente es estar 12 o 16 horas sin comer. La forma más fácil de entender cómo funciona es ver cómo sería un período de 24 horas tras incorporar el ayuno intermitente en tu vida.

Pongamos que acabas de cenar a las 7 de la tarde y después ya no comes ni bebes nada para que tu azúcar en sangre empiece a bajar. Si retrasas el desayuno del día siguiente hasta las 10 de la mañana, son 15 horas de ayuno. Por regla general, el hígado se activará y empezará a fabricar cuerpos cetónicos en algún punto alrededor de las ocho horas desde el último bocado de comida o sorbo de bebida que te pusiste en la boca. En algún punto entre las 12 y las 15 horas, cuando tu cuerpo está creando energía a partir de la quema de grasa, los cuerpos cetónicos inundarán tu torrente sanguíneo. El primer lugar al que van esos cuerpos cetónicos es el cerebro, desactivando el hambre y dándote una inyección de energía física y mental. Las células empiezan a entrar en un estado de autofagia, reparación, desintoxicación y autorregeneración. Como el hígado sigue notando la ausencia de glucosa, sigue liberando glucógeno y reservas de insulina, descomponiendo así más grasa. Recurre a este tipo de estado de ayunos repetidamente y empezarás a ver una mejora a largo plazo de los marcadores metabólicos, como la tensión arterial, la glucosa y la insulina en ayunas, la hemoglobina A1c y la proteína C-reactiva. Las bacterias que tienes en el intestino también cambiarán, porque las bacterias malas se mueren y las buenas vuelven a crecer. Esta mejora de tu composición microbiana reducirá la tensión arterial, permitiendo que el cuerpo cree más neurotransmisores que mejoran el estado de ánimo y que ayudan a que el azúcar en sangre se equilibre de una forma más eficiente.

Piensa en el ayuno intermitente como en tu puerto de entrada en el ayuno. Es el ayuno más fácil de encajar en la vida y el que te dará resultados más rápido. Muchas personas recurren al ayuno intermitente cuando creen que tienen resistencia a la pérdida de peso o cuando se cansan de dietas yoyó. Cuando se hace de forma adecuada, el ayuno intermitente es un paso enorme para conseguir que el cuerpo vuelva a quemar energía a partir de la grasa en vez de hacerlo a partir del azúcar.

Si el ayuno es algo nuevo para ti, tu primer objetivo es este: come por primera vez en una ventana de entre 8 y 10 horas, dejando entre 14 y 16 horas para el ayuno. Empieza retrasando el desayuno una hora. Hazlo durante una semana y luego retrasa el desayuno otra hora y continúa ampliando la ventana de ayuno hasta que estés cómoda con el ayuno durante 14 horas. Algunas personas han comprobado que para la pérdida de peso es mejor cenar una hora antes que retrasar el desayuno. Eso también funciona, es una preferencia personal. Comer demasiado tarde y acostarse justo después puede impedir la pérdida de peso. En cualquier caso, el objetivo es entrenar al cuerpo para que se adapte para un período más largo sin comida, cuando el primer período de ayuno sea de 14 horas.

Aunque el ayuno intermitente beneficie prácticamente a cualquier persona, hay razones muy evidentes para usar este tipo de ayuno en concreto:

- Si quieres perder peso
- Si experimentas niebla mental
- Si sufres pérdida de energía

Pérdida de peso

Es indudable que el ayuno intermitente te hará perder peso. No solo la ciencia lo demuestra continuamente, sino que he comprobado con mis propios ojos cómo cientos de miles de personas han perdido peso simplemente haciendo ayuno 15 horas al día. Esto se debe a que activas la flexibilidad metabólica y consigues que, por primera vez, el cuerpo cree energía quemando grasa. Cuando el cuerpo ya usa ese sistema de energía para la pérdida de grasa, el peso se tiende a reducir deprisa.

Niebla mental

En general, el sistema de energía para la pérdida de grasa de una persona empezará a crear cuerpos cetónicos alrededor de las 15 horas de ayuno intermitente. Los cuerpos cetónicos potencian el cerebro, regalándote una gran claridad mental. A menudo sientes como si alguien te hubiera encendido una luz en el cerebro; sentirás concentración y claridad. Pese a que los ayunos más largos mejoran esa experiencia mental, es con el ayuno intermitente que la mayoría de las personas empiezan a ver la liberación de la niebla mental con la que puede que hayan lidiado durante demasiados años. Debido al poder que los cuerpos cetónicos tienen en el cerebro, el ayuno intermitente es una herramienta increíble para antes de un gran examen, discurso o cualquier acto en el que necesites claridad mental.

Pérdida de energía

De los dos sistemas de energía, la quema de grasas es el que te proporcionará una mayor inyección de energía. La energía que consigues al comer suele depender de la calidad de la comida que preparas. Una comida alta en carbohidratos puede que te dé un subidón de energía inmediato, pero luego puede hacer que esa misma energía caiga en picado. Las comidas ricas en proteína puede que no te eleven la energía igual de deprisa, pero suelen ser una forma fantástica de aumentar la energía de forma gradual y sin experimentar esa caída. Cada comida que ingieres te dará una experiencia energética distinta.

Eso no ocurre con el sistema de energía para la pérdida de grasa. Cuando haces ayuno intermitente y pasas a crear energía a partir de la grasa, sentirás cierta chispa en tu energía. Muchos ayunadores te pueden decir el momento del día en el que notan que se produce este cambio. Es como si hubieras tomado una taza de café, pero sin los nervios negativos que la acompañan. La energía que proporcionan los cuerpos cetónicos es constante, clara y, a menudo, parece interminable.

Te prometo que en cuanto entrenes el cuerpo para hacer ayuno intermitente, no te costará hacerlo. La mayoría de las mujeres creen que esta duración de ayuno es fácil de incorporar incluso en los estilos de vidas más ajetreados.

Ayuno para favorecer la autofagia (17–72 horas)

Existe mucho debate sobre a qué hora se produce la autofagia en el ayuno. [14] Me gusta pensar que la autofagia es un regulador de intensidad que se enciende despacio alrededor de las 17 horas y llega a su pico a las 72 horas. Los beneficios curativos de la autofagia son vastos, pero la forma más fácil de saber cuándo es hora de ampliar tu ayuno para activar la autofagia es cuando quieres:

- Hacer un *detox*
- Mejorar la función y la cognición del cerebro
- Prevenir un resfriado
- Equilibrar las hormonas sexuales

Hacer un *detox*

¿Acabas de llegar de unas vacaciones en las que te has pasado con los caprichos? Es el momento perfecto para hacer unos días de ayuno para favorecer la autofagia. Es una gran herramienta cuando las células se han inflamado y agotado tras varios días de comilonas. Piensa en la autofagia como en un borrador mágico que deshará el daño que una dieta pobre ha causado a tus células. Después de las vacaciones es el momento perfecto para recurrir a esta herramienta de curación celular. La autofagia puede reparar el daño mitocondrial que se produce cuando hay un influjo de toxinas que inundan tu torrente sanguíneo.

Mejorar la función y la cognición cerebral

El cerebro se beneficia del ayuno intermitente construido con la autofagia creada tras un ayuno más largo. Las neuronas de tu cerebro están muy influidas por la autofagia, por lo que se trata de una herramienta potente para ralentizar el envejecimiento neurodegenerativo, mejorar la evocación de recuerdos, aumentar la cognición y experimentar una mayor concentración y claridad mental. Recurres a ayuno para favorecer la autofagia cuando tienes la mente desenfocada y la memoria lenta o cuando necesitas más potencia mental para aprender una habilidad nueva.

Prevenir un resfriado

El ayuno para favorecer la autofagia tiene un poder increíble sobre el sistema inmunitario. Recuérdalo cuando te entre el pánico después de que alguien estornude encima de ti. En ese momento, empodérate haciendo un ayuno más largo para estimular la autofagia. Cuando tus células están en un estado de autofagia, los virus y las bacterias que entran en ellas no se pueden replicar. Esto es clave durante la temporada de resfriados y gripe, durante una pandemia o cada vez que alguien de tu alrededor está enfermo. Cualquier ayuno más largo de 17 horas activará la autofagia y te ayudará a mantener fuerte el sistema inmunitario.

Equilibrar las hormonas sexuales

Los ovarios responden muy bien a la autofagia. Eso hace que el ayuno para la autofagia sea útil durante los años de la perimenopausia, cuando intentas quedarte embarazada o cuando tienes un diagnóstico de síndrome de ovario poliquístico (SOP), porque puede devolver la salud a tus ovarios y equilibrar tus hormonas.

Los estudios sobre el SOP demuestran que una causa clave de esta enfermedad hormonal es la autofagia disfuncional. En 2021, un pequeño estudio llevado a cabo con quince mujeres con SOP reveló que cinco semanas de restringir su ventana de comidas a un plazo de tiempo de ocho horas no solo mejoraban la menstruación, sino que también contribuían a la pérdida de peso, a una reducción de la inflamación y a bajar los niveles de insulina (los pilares del SOP). Como las células tecales que rodean nuestros ovarios están tan influidas por la autofagia, la mejor forma de equilibrar la producción de hormonas es usando un ayuno más largo.

Mi experiencia clínica me ha enseñado que los estados de autofagia resultan increíblemente útiles para la disminución de hormonas que se suele experimentar con la perimenopausia y la infertilidad. Los ciclos de ayunos para la autofagia más largos una o dos veces por semana suelen ayudar a maximizar la producción de hormonas sexuales.

Ayuno para reiniciar el intestino (más de 24 horas)

Si tuviera un ayuno favorito, sería el que reinicia el intestino. ¿Por qué? Es fácil, eficiente y tiene un gran impacto en el microbioma. Cuando estás en estado de ayuno durante 24 horas o más, un estallido de células madre se libera en tu intestino para reparar el revestimiento de la mucosa interna, que puede haberse dañado tras años de inflamación crónica. [15] Es la duración mágica del ayuno para empezar a ver cambios significativos en la salud del intestino. Este ayuno es el primer momento en el que tu cuerpo creará células madre, y esas células madre encontrarán las células agotadas y les devolverán la vida. La gente paga grandes sumas de dinero para que les inyecten células madre en las articulaciones, la piel y partes del cuerpo lesionadas con la esperanza de regenerar dichas áreas. Puedes obtener un efecto similar con el ayuno.

El 90 por ciento de los microbios viven en el intestino. Ampliar la ventana de ayuno a 24 horas revitaliza a estos microbios que son críticos para tu sistema inmunitario y ayudan a que los neurotransmisores hagan que el cerebro se mantenga feliz, calmado y centrado. Desde el punto de vista clínico, las tres veces en las que suelo utilizar este ayuno de más de 24 horas para reiniciar el intestino son las siguientes:

- Contrarrestar el uso de antibióticos
- Compensar el uso de anticonceptivos
- Ayudar a combatir el sobrecrecimiento bacteriano en el intestino delgado (SIBO)

Contrarrestar el uso de antibióticos

Como he mencionado anteriormente, los antibióticos matan al 90 por ciento de las bacterias del intestino. Entre dichas bacterias, las hay buenas y malas. Aunque las bacterias malas que causaron la infección hayan desaparecido, las buenas que refuerzan tu salud también se ven diezmadas. Integrar un par de ayunos de 24 horas recarga esas células madre para que puedan reparar el terreno del tracto intestinal, que los antibióticos pueden haber alterado. Esto provoca una renovación microbiana. Combina un ayuno de 24 horas con comidas que alimenten las bacterias buenas del intestino y puedes deshacer el daño que los años de uso de antibióticos te ha provocado en el cuerpo.

Compensar el uso de métodos anticonceptivos

La píldora anticonceptiva mata la diversidad microbiana, contribuye a la permeabilidad intestinal y crea un entorno en el que crece la levadura. La permeabilidad intestinal es una enfermedad que provoca que las uniones estrechas del fino revestimiento de la mucosa se abran y las toxinas, la comida sin digerir y los patógenos dañinos entren en el torrente sanguíneo. Eso provoca que el cuerpo dé una respuesta inflamatoria sistémica. Muchas mujeres han tomado la píldora durante décadas y eso les deja con los efectos secundarios serios de una permeabilidad intestinal. Solo porque dejes de usar esa medicación no significa que el daño intestinal que ha hecho desaparezca. Ahí es donde el ayuno de 24 horas te puede salvar de verdad. Cuantas más oportunidades tengas de hacer este tipo de ayuno, más repararás el daño que te puede haber causado la píldora. Para un intestino dañado, la curación que puede producirse con 24 horas de ayuno es más potente que la de cualquier antibiótico, suplemento sofisticado o dieta de moda.

Ayudar a combatir el SIBO

El sobrecrecimiento bacteriano en el intestino delgado, conocido como SIBO, es una de las enfermedades del intestino más difíciles de superar. A diferencia del intestino grueso, el delgado normalmente no tiene ninguna bacteria, así que cuando alguna bacteria empieza a crecer ahí, surgen los problemas. Una señal típica de SIBO es hincharse al comer comidas fibrosas como verduras. Hay muy pocos suplementos o medicamentos que creen un efecto duradero al tratar esta enfermedad, pero los ayunos de 24 horas destacan en este punto porque dejan que el cuerpo haga la curación. No alimentas a esas bacterias con nada que pueda hacer que crezcan más; solo cambias el entorno dentro del intestino, lo que permite que los microbios vuelvan a la homeostasis, el estado de funcionamiento óptimo para el cuerpo humano.

Ayuno para la quema de grasas (más de 36 horas)

Sin duda, el ayuno ha revolucionado el mundo debido a que es una herramienta efectiva para la pérdida de peso para muchas personas. Pero, por más emocionantes que puedan ser los beneficios para perder peso del ayuno, hay un subconjunto de personas que hacen ayuno todos los días, a menudo solo ingieren una comida, y la báscula sigue sin moverse. Con el objetivo de ayudar, empecé a orientar a algunas mujeres cuyos cuerpos parecían resistentes a la pérdida de peso, y lo hice mediante ayunos de 36 horas. ¡Funcionó a las mil maravillas! Esa duración inició una quema de grasas que no conseguían con ayunos más cortos. Te interesará hacer un ayuno de 36 horas de vez en cuando para estos objetivos:

- Minimizar la resistencia a la pérdida de peso
- Liberar reservas de azúcar
- Reducir el colesterol

Minimizar la resistencia a la pérdida de peso

Muchas mujeres te dicen que su cuerpo se resiste a perder peso. En la mayoría de los casos, esta resistencia se resuelve cambiando la duración del ayuno intermitente. El ayuno para la quema de grasas en realidad está dirigido a las mujeres que hayan intentado los ayunos más cortos con poco o ningún resultado en lo que respecta a la pérdida de peso.

¿Por qué esta duración del ayuno funciona tan bien para bajar de peso? ¿Recuerdas todos esos años en los que comías mal? Bueno, el cuerpo tenía que almacenar todo ese azúcar extra en algún sitio, así que lo conservó en el hígado y en la grasa. Para activar la liberación de ese azúcar almacenado, puede que tengas que permanecer en un estado de ayuno de más de 24 horas, y la experiencia clínica me ha mostrado que 36 horas es el número mágico.

Un estudio de *Cell Metabolism* publicado en 2019 analizó el poder del ayuno de 36 horas seguido por una ventana de ingesta de 12 horas, un estilo de ayuno que se suele denominar ayuno en días alternos (ADF, por sus siglas en inglés). Dicho estudio es el mayor de este tipo. Cuando los sujetos siguieron un régimen de ayuno ADF durante 30 días, se observó que la producción de cuerpos cetónicos continuaba, incluso cuando comían durante la ventana de ingesta de 12 horas. Además, vieron que se reducía el colesterol y la inflamación en el grupo de ADF.[16] Lo más interesante de este estudio fue que la pérdida de grasa se concentró en la cintura de los integrantes del grupo de ADF.

Soy consciente de que, si eres nueva en el ayuno, puede ser difícil hacerte a la idea de no comer durante 36 horas. A medida que estés más cómoda ayunando, y teniendo en cuenta estudios como este y resultados de los que he sido testigo en mi comunidad, puede que llegue un momento en el que te sientas preparada para permanecer en estado de ayuno durante 36 horas. De este modo, lograrás una respuesta de curación metabólica más profunda.

Liberar reservas de azúcar

A menudo, cuando las mujeres hacen ayuno, ven que les sube el azúcar en sangre. Esta es la forma que tiene el cuerpo de liberar azúcar que previamente había almacenado en los tejidos, concretamente, en el hígado, la grasa y el tejido muscular. Muchas mujeres no ven una pérdida de peso duradera hasta que ese exceso de azúcar almacenado se libera. Hay varias formas de enfrentarse a dicho azúcar. La primera es seguir haciendo ayuno. Así de sencillo. Cuanto más tiempo ayunas, más oportunidades das al cuerpo para que encuentre y libere el azúcar que ha almacenado en los tejidos durante años. Si quieres acelerar el proceso y conseguir que ese azúcar almacenado se libere más deprisa, incluye ayunos de 36 horas en el conjunto de ayunos que practiques. Esta duración del ayuno es mágica para aplicar la cantidad de estrés justa en el cuerpo y que no tenga más remedio que liberar el azúcar.

Reducir el colesterol

El hígado se encarga de crear colesterol. Cuando ha tenido que ocuparse de grandes entradas de azúcar, grasas inflamatorias y toxinas, con frecuencia verás que el nivel de colesterol aumenta. El hígado también fabrica cuerpos cetónicos. Los ayunos más largos, como el de 36 horas, no solo pueden poner en marcha la capacidad del hígado de crear cuerpos cetónicos, sino que también reparan el hígado para que deje de sobreproducir colesterol. A menudo, cuando una mujer hace una dieta baja en carbohidratos y alta en grasas, su colesterol aumenta. Esto indica que el hígado está congestionado y necesita cierta ayuda del ayuno. La investigación y la experiencia clínica han demostrado una y otra vez que cuando haces un ayuno de 36 horas, fuerzas al hígado a limpiarse y fabricar cuerpos cetónicos como combustible. Mientras el hígado se cura durante este ayuno más largo, verás que los niveles de colesterol se reducen. Hacer un ayuno de esta duración una vez al mes a menudo es la solución para el colesterol que has estado buscando.

Ayuno para el reset de dopamina (más de 48 horas)

Este tipo de ayuno es el que considero una inyección para la salud mental. Como se ha mencionado anteriormente, el ayuno puede reparar los sitios donde están los receptores de dopamina, crear receptores nuevos y mejorar las vías de dopamina. [17] También hay evidencia científica de que hacer ayuno más de 24 horas provoca que los receptores de dopamina sean más sensibles.

Durante los últimos años, he orientado a mi comunidad *online* respecto a ayunos de varias duraciones. Lo denomino «semana de formación sobre ayuno» (*Fast Training Week*). Consiste en que, como comunidad, practicamos ayunos de distintas duraciones. Y el ayuno de 48 horas para la dopamina siempre parece mejorar la salud mental de la persona más que cualquier otro. Lo interesante de este tipo de ayuno es que no aporta en sí claridad mental inmediata, sino que es en las semanas posteriores cuando todo el sistema de dopamina se regenera y notarás los beneficios. A menudo, lo conseguirás con un único ayuno de 48 horas. ¿Cuándo es mejor hacer un ayuno de 48 horas? Cuando quieras:

- Reiniciar los niveles de dopamina
- Reducir el nivel de ansiedad

Reiniciar los niveles de dopamina

A menudo, el hecho de no sentir alegría en la vida no es una situación circunstancial, sino neuroquímica. Como he mencionado anteriormente, a veces hemos recibido tal inundación de actos que nos suben la dopamina durante el día que nuestra base de referencia de dopamina se eleva, con lo que es más difícil experimentar esos momentos de alegría. La dopamina es la molécula del más. Aunque una subida de dopamina te pueda hacer sentir eufórica, una avalancha de este neurotransmisor nunca te deja satisfecha. En ese caso, un buen ayuno de toda la vida destinado al *reset* de la dopamina puede resetear tu nivel de dopamina y devolverte la alegría. No es necesario hacer muchos ayunos de 48 horas para resetear este sistema; a menudo uno al año resuelve el problema.

Reducir el nivel de ansiedad

Cuando te encuentras en un estado de ansiedad, operas desde una parte del cerebro denominada amígdala. Su función es mantenerte a salvo, así que, al funcionar desde esta parte del cerebro, tiendes a pensar en todas las cosas que están mal en tu vida. Esto te pone en modo de lucha o huida, lo que a menudo hace que reacciones a todos los estresores que experimentas. Hay dos formas de sacar al cerebro de este lugar; una es estimulando el córtex prefrontal y la otra es creando el neurotransmisor GABA. Un ayuno de 48 horas ayuda a tu cerebro a lograr ambos fines. La mayoría de las personas observan que, a las 48 horas, el cerebro está más calmado y menos quejoso.

Ayuno para el reset del sistema inmunitario (más de 72 horas)

Este tipo de ayuno suele llamarse ayuno de agua de entre tres y cinco días. La razón por la que muchas personas llegan hasta los cinco días es que a las 72 horas en estado de ayuno el cuerpo regenera las células madre.[18] Las células madre revitalizadas son capaces de encontrar partes del cuerpo dañadas y reconstruirlas. Después de tres días de ayuno, esas células madre nuevas y mejoradas pueden tener un efecto curativo notable en el envejecimiento celular. Y seguirás produciendo esas células madre hasta que vuelvas a comer. A muchas personas les gusta continuar el ayuno, ampliándolo más de cinco días para maximizar la producción de células madre. Te animo a recurrir a ayunos de esta duración cuando quieras lograr una o todas estas cosas:

- Mitigar una enfermedad crónica
- Prevenir una enfermedad crónica
- Aliviar el dolor y la rigidez producido por lesiones musculoesqueléticas persistentes
- Ralentizar los efectos del envejecimiento

Mitigar una enfermedad crónica

Soy consciente de que un ayuno de agua de tres días no es para todo el mundo, pero puede suponer un milagro para una persona que tenga una enfermedad grave. Como la investigación sobre el ayuno de agua de tres días se hizo originalmente en pacientes que recibían quimioterapia, se ha demostrado que los pacientes con diagnóstico de cáncer realmente pueden utilizar este tipo de ayuno para hacer un reajuste del sistema inmunitario. El tercer día de un ayuno de agua, los glóbulos blancos viejos e inefectivos serán destruidos y los nuevos serán más fuertes y más resilientes. Esto puede resultar milagroso para cualquier persona que esté experimentando cáncer, enfermedades autoinmunitarias implacables como artritis reumatoide, lesiones musculoesqueléticas difíciles como hombro rígido y diabetes de tipo 2 causada por el estilo de vida.

Prevenir una enfermedad crónica

Aunque no se haya investigado bien, muchos expertos creen que el ayuno de agua de tres días realizado una o dos veces al año te ayudará a deshacerte de las células cancerígenas que se pueden estar desarrollando en el cuerpo. Todos tenemos ese tipo de células dentro. Lo que impide que se conviertan en tumores es un sistema inmunitario que funcione de forma adecuada. Los estresores físicos, emocionales y químicos agotan el sistema inmunitario, haciendo que sea inefectivo a la hora de detectar esas células cancerígenas. Debido a su eficacia para reiniciar el sistema inmunitario, a muchas personas les gusta usar el ayuno de agua de tres días como herramienta de prevención.

Aliviar lesiones musculoesqueléticas persistentes

Las células madre que se revitalizan tras tres días de ayuno de agua no están ahí solo para reparar el sistema inmunitario. Las células madre pueden reparar cualquier parte del cuerpo que esté dañada, lo que hace que este ayuno sea fantástico para combatir daños musculoesqueléticos crónicos como la artritis. En mi clínica, he visto que este ayuno funciona de maravilla para los daños más persistentes. En los últimos años, las inyecciones de células madre han sido tendencia entre los deportistas que envejecen y que intentan superar la degeneración crónica que se puede dar en las articulaciones debido al ejercicio repetitivo. Esta clase de inyecciones puede costar hasta decenas de miles de dólares. Cuando trato a pacientes que sufren estas lesiones implacables, me gusta que intenten hacer un ayuno de agua de tres días primero para ver si el cuerpo puede crear sus propias células madre y curar la parte del cuerpo dañada.

Incluso lo probé en mí misma con una lesión en el tendón de Aquiles que no se me iba. Lo había intentado todo para que se curara: descanso, masajes, tratamientos de quiropráctico, hierbas, acupuntura. Probé todo lo que te puedas imaginar. Pero la lesión seguía ahí. Como último recurso, hice un ayuno de agua de cinco días y se curó. No es broma, se me fue el dolor y no ha vuelto nunca. Ese es el poder de un ayuno más largo.

Antienvejecimiento

Las células madre retroceden las manecillas del reloj. Como pueden reparar todo tipo de células del cuerpo, cuando consigues que aumenten, el cuerpo encuentra los tejidos que están más degenerados. Esos son los que cura primero. Lo más maravilloso de la subida de células madre que provoca un ayuno más largo es que el cuerpo determinará qué tejidos necesitan más la reparación. Son necesarias como mínimo 72 horas para que empiece la producción de células madre. Muchos ayunadores que quieren lograr efectos antienvejecimiento superan unos días el punto de las 72 horas. Así, dan al cuerpo todo el aumento de células posible para la curación, pues son conscientes de que, en cuanto coman, la producción de células madre se detendrá.

Espero que estés haciéndote una idea general de lo potente que puede ser el ayuno para tu salud. Te seguiré recordando continuamente que el objetivo del ayuno es encontrar el que mejor se adapte a ti. La ciencia es fascinante, pero la clave radica en hacer que encaje con tus objetivos de salud, exigencias de estilo de vida y necesidades hormonales. Para hacer esto de forma efectiva, quiero llevarte a un viaje de comprensión más profundo de la flexibilidad metabólica, tu perfil hormonal y cómo es variar la duración del ayuno. La flexibilidad metabólica es un concepto tan importante para tu salud que le he dedicado un capítulo entero. Es una idea que a menudo se pasa por alto, pero, cuando la entiendas de verdad, no solo mejorarás tu salud, sino que encontrarás un ritmo que se ajuste a tu estilo de vida de ayuno y te sea de más ayuda para alcanzar tus objetivos personales.

CAPÍTULO 3

La flexibilidad metabólica: la clave que falta en la pérdida de peso

Una de las cosas más increíbles del cuerpo es que se regenera constantemente. De hecho, cada siete años tienes un cuerpo totalmente nuevo. Las células viejas se morirán y se formarán células nuevas, y cada parte del cuerpo se replicará a un ritmo distinto. Por ejemplo, las células de la piel se sustituyen cada dos o cuatro semanas y las que recubren el estómago, cada cinco días. Las del hígado tardan entre 150 y 500 días en reemplazarse por completo.

El quid de la cuestión es que las células enfermas reproducirán más células enfermas. Cuando una célula enferma, seguirá replicando esa misma célula. Tú tienes mucho que ver respecto a cómo responde tu cuerpo a las actividades diarias. Tus estresores físicos, emocionales y químicos determinarán si esas células siguen en un estado saludable y dinámico o pasan a un estado más enfermo y fatigado. Este cambio de la salud celular puede acelerar el envejecimiento, contribuir a tu lista creciente de síntomas y eliminar tu alegría de vivir. Pero puedes revertirlo.

Si quieres salir de esos estados de enfermedad, tienes que empezar a crear células saludables de nuevo. La forma más efectiva de hacerlo es usar el ayuno como herramienta para la flexibilidad metabólica: tu fuente de juventud celular.

La flexibilidad metabólica es el cambio que se produce cuando, en lugar de utilizar glucosa para obtener energía, se recurre a cuerpos cetónicos derivados de ácidos grasos. El acto de entrar y salir de dos fuentes de combustible provoca una respuesta de curación. Actualmente, tenemos muchos ejemplos populares de flexibilidad metabólica: zambullidas en hielo, rituales de respiración hipóxica y ayuno. En todos estos escenarios, empujas al cuerpo a un límite en el que las células están obligadas a repararse. Por extremo que parezca, el cuerpo fue diseñado originalmente para la flexibilidad metabólica.

Si examinamos las vidas diarias de nuestros ancestros cazadores-recolectores, encontramos pruebas de que prosperaron a pesar de que hubiera momentos en los que escaseaba la comida. ¿Por qué nuestros cuerpos han sido capaces de prosperar en condiciones alimentarias duras? Veamos un escenario clásico de nuestros antepasados. Cuando se despertaban por la mañana, no tenían una nevera llena de comida, así que tenían que ir a cazar algo para comer. Necesitaban combustible para ir a cazar y recolectar. Pero recuerda que no habían comido desde el día anterior, así que sus cuerpos habían entrado en un estado de ayuno en el que producían cuerpos cetónicos que les proporcionaban los recursos necesarios para funcionar y la claridad y la concentración para encontrar la comida que necesitaban para vivir. Estos cuerpos cetónicos creaban energía y reparaban los mecanismos internos de sus células para que pudieran encontrar alimentos. Cuando la encontraban, se reunían alrededor de la hoguera y se daban un festín, con toda probabilidad, de carne y vegetales; estimulando un proceso de crecimiento celular denominado mTOR que permitía que el cerebro y los músculos se reforzaran. Al día siguiente, este ciclo de festín-hambruna volvía a empezar. Una semana tras otra, un mes tras otro, nuestros ancestros eran el ejemplo claro de cómo la flexibilidad metabólica aumentaba su probabilidad de sobrevivir.

En el mundo moderno, no hay muchas oportunidades de disponer de flexibilidad metabólica. Tenemos acceso a comida durante 24 horas los siete días de la semana. Desde que nos despertamos por la mañana hasta que nos vamos a acostar, hay alimentos a nuestra disposición. Ni siquiera tenemos por qué movernos del sofá para que aparezcan. Hacemos un maratón de nuestra serie de Netflix preferida, decidimos que tenemos hambre, cogemos el teléfono móvil y usamos una app para pedir comida a domicilio. Al cabo de una hora, aparece en nuestra puerta. Aunque estas comodidades modernas nos parezcan un lujo en este momento, nos están enfermando desde el punto de vista metabólico. Es hora de imitar a nuestros ancestros primitivos.

Examinemos más detenidamente todas las áreas específicas en las que te beneficia la flexibilidad metabólica. La flexibilidad metabólica repara el cuerpo a diario. Por ejemplo, a tu hígado le encanta que actives este interruptor metabólico porque cuando haces un período de ayuno, obligas a sus células a liberar reservas de azúcar, lo que le permite curarse y repararse.

Combina ese ayuno con comidas que refuercen la salud del hígado, como verduras amargas, por ejemplo, hojas de diente de león o achicoria roja y así pondrás a este órgano vital en estados de curación y de mejora metabólica.

El intestino también se ve beneficiado cuando activas la flexibilidad metabólica. Cuando haces estados de ayuno más prolongados, por ejemplo, de más de 24 horas, reparas el revestimiento de la mucosa del intestino, lo que lo convierte en un mejor entorno para que crezcan los microbios buenos: microbios que te ayudarán a metabolizar comida y hormonas. Si el intestino fuera un jardín, el ayuno sería la herramienta que utilizarías para cultivar la tierra y arrancar las malas hierbas para que la tierra fuera lo suficientemente fértil para que crecieran flores preciosas. Las comidas prebióticas y probióticas son las flores que quieres plantar en el jardín. Necesitas tanto la labranza como la siembra para que el jardín florezca.

El cerebro también prospera cuando entras y sales de tus dos estados metabólicos. Las neuronas (los billones de mensajeros del millón de bits de información que se mueven por el cerebro cada segundo) se ven dañadas por las toxinas y el exceso de azúcar. Cuando haces ayuno, empiezas a reparar esas neuronas, lo que permite que esa información se traslade hábilmente de una neurona a la siguiente. Esas neuronas también tienen requerimientos nutricionales: una dieta rica en vitaminas, minerales, proteínas y ácidos grasos les proporcionarán el combustible que necesitan para que mantengas la concentración y la claridad mental. El ayuno limpia esas neuronas y la comida nutritiva las refuerza de nuevo. Ambos estados metabólicos son necesarios para que los billones de neuronas del cerebro funcionen de manera óptima.

¿Por qué va tan bien la flexibilidad metabólica para curar y reparar el cuerpo? Existen cuatro efectos curativos principales de los que se aprovecha:

- Alternar entre autofagia y mTOR
- Crear un estrés hormético
- Curar la mitocondria
- Regenerar las neuronas del cerebro

Alternar entre autofagia y mTOR

Cuando activas el interruptor metabólico, alternas entre dos procesos de curación celular: la autofagia y mTOR. Dichos procesos son como la noche y el día. No puedes estar en ambos estados al mismo tiempo. Comentamos la autofagia en el capítulo anterior. Y en la cara opuesta de la autofagia vive un proceso celular denominado mTOR. Se trata de la vía para el crecimiento celular. Cuando lo estimulas, puedes desarrollar células que contribuyen a la producción de hormonas, construir músculos esqueléticos e incluso regenerar células beta secretoras de insulina en el páncreas. Sin embargo, el mTOR también tiene una cara oculta. Si estimulas constantemente el mTOR comiendo todo el día, haces que las células estén en estado de crecimiento demasiado a menudo. Cada célula de nuestro cuerpo tiene una vida útil. Cuanto más estimulas el crecimiento, más corta será la vida útil de esa célula. Demasiada estimulación del mTOR envejece las células deprisa, mientras que poca cantidad de esa estimulación es beneficiosa.

Un concepto del ayuno que es objeto de acalorados debates es que puede descomponer el músculo. En este punto es donde la flexibilidad metabólica destaca de verdad. Cuando haces demasiado ayuno, estimulando la autofagia constantemente, puede que causes demasiada descomposición de músculo esquelético usando la glucosa almacenada en los músculos como combustible mientras te encuentras en estado de ayuno. Cuando vuelvas a comer, la glucosa se volverá a añadir a los músculos, lo que les dará el combustible necesario para fortalecerse de nuevo.

Cuando comes durante todo el día, sin dejar tiempo suficiente para el estado de ayuno, haces que las células crezcan constantemente, y eso acelera el envejecimiento. En cambio, entrar y salir de períodos de ayuno y de ingesta te permitirá conseguir el beneficio de ambas vías de curación. Ayunar parte del día te limpiará las células y si después comes alimentos saludables proporcionarás los nutrientes necesarios para ayudar a las células a fortalecerse. Muchas mujeres descubren que la flexibilidad metabólica les ayuda a perder peso y construir músculo al mismo tiempo. Si programas este interruptor con tu ciclo menstrual, no solo perderás peso, sino que también construirás músculo y reforzarás una buena producción hormonal.

Crea estrés hormético

La segunda razón por la que la flexibilidad metabólica funciona es que crea estrés hormético en el cuerpo. Se trata de un estresor en dosis bajas que fomenta que el cuerpo se adapte, obligando a las células a ser más saludables y más eficientes.

Quizás hayas experimentado estrés hormético mientras hacías ejercicio. La primera vez que haces una rutina nueva supone un estrés para el cuerpo. Por ejemplo, al levantar peso, con cada nuevo aumento de peso, descompones el músculo, obligándolo a que se reconstruya más fuerte. Si te quedas con el mismo nivel de peso, ya no resultará estresante para el cuerpo y la mejora de la fuerza se detendrá. La mayoría de los entrenadores personales lo saben, por lo que seguirán variando el entrenamiento para obligar al cuerpo a nuevos niveles de adaptación. El estrés hormético también se da con el ayuno. Cuando pasas de hacer seis comidas al día a hacer ayuno intermitente, estresas al cuerpo al obligarlo a entrar en un estado de curación. En mi *reset* de ayuno de 30 días, te mostraré exactamente cómo dar ese primer paso hormético en el estilo de vida del ayuno. A menudo la primera vez que una mujer pasa de comer durante todo el día a comer solo dos veces a diario, nota resultados positivos como que pierde peso, duerme mejor y tiene más claridad mental. Este impulso puede ser atractivo y hace que esté cómoda con su nuevo estilo de vida de ayuno. Pero el problema es que, cuanto más tiempo estás con este programa, más se disipa el estrés hormético. Por lo tanto, habrá menos beneficios. Para volver a conseguir las ventajas del estrés hormético, la duración de los ayunos debe ser variada. Entrar y salir de ayunos de duraciones diferentes crea un estrés hormético continuo en las células, lo que las anima amablemente a volverse más fuertes desde el punto de vista metabólico.

Cura la mitocondria

La flexibilidad metabólica es magia para tus mitocondrias. A menudo denominadas «motor de las células», las mitocondrias llevan a cabo dos funciones clave: te dan energía y detoxifican las células. Recogen glucosa y nutrientes de lo que comes y los convierten en adenosín trifosfato o ATP, el nombre bioquímico de la energía. Cada función del cuerpo necesita ATP para desarrollarse de forma adecuada. Sin un excedente adecuado de ATP te sentirás agotado, debilitado y estancado respecto a tu salud.

Algunas de las partes de tu cuerpo que más trabajan tienen las cantidades más grandes de mitocondrias: el corazón, el hígado, el cerebro, los ojos y los músculos. Existen varias señales de que las mitocondrias tienen problemas. Puede que notes menos potencia muscular cuando haces ejercicio, que estés somnolienta a menudo o agotada de forma crónica, o quizás tienes niebla mental y te cuesta concentrarte o estar sin comer.

Se está empezando a ver que las mitocondrias son indicadores de nuestra salud. Durante años, las enfermedades crónicas se atribuían a la mala genética. Pero descubrimientos recientes de investigadores como Thomas Seyfried, autor de *Cancer as a Metabolic Disease*, han cuestionado esta teoría afirmando que no es nuestra genética lo que causa la enfermedad, sino las mitocondrias que no funcionan bien. Ahondando en el notable trabajo de Otto Warburg, ganador del premio Nobel por su investigación sobre los cambios acídicos que se dan dentro de las células cancerígenas, el doctor Seyfried puso de manifiesto que la enfermedad empieza en las mitocondrias.[1] En cuanto las mitocondrias no funcionan bien, se puede producir la enfermedad dentro de la célula. La investigación del doctor Seyfried abrió la puerta a estudios posteriores sobre los cambios mitocondriales que se dan en multitud de enfermedades crónicas.

La flexibilidad metabólica tiene un impacto positivo en estas mitocondrias, que usan tanto glucosa como cuerpos cetónicos como combustible. Cuando comes, estas pequeñas máquinas milagrosas recogen la glucosa que entra en las células y la convierten en energía. Cuando haces ayuno, creas cuerpos cetónicos que también son devorados por tus mitocondrias para ser usados como energía. Si tus mitocondrias están enfermas, son menos eficientes en el uso de la glucosa, con lo que a menudo te dejan cansada después de una comida. Cambiar periódicamente entre distintos estados de ayuno crea cuerpos cetónicos que reparan las mitocondrias y las hacen más capaces de usar glucosa para beneficiarte.

La desintoxicación es la segunda función clave que hacen las mitocondrias por ti. La llevan a cabo de dos formas: produciendo glutatión y controlando la metilación. El glutatión es el principal antioxidante. Se dice que reduce el estrés oxidativo, disminuye la inflamación celular, mejora la sensibilidad a la insulina, regenera la piel, ayuda con enfermedades como la soriasis y el Parkinson y tiene un efecto general positivo en la salud cardiovascular. La metilación es un proceso celular complejo que se puede explicar simplemente como la vía por la que las células eliminan las toxinas. Cuando las mitocondrias están sanas, recurren a la metilación y sacan rápido a las toxinas de las células. En cambio, cuando están dañadas, tendrás un glutatión bajo, sin metilar de forma adecuada. Por lo tanto, el glutatión permitirá que las toxinas se queden atascadas dentro, lo que conduce a inflamación, partes de células dañadas y, en algunos casos, a que los genes de la enfermedad se activen.

A medida que aprendes a tener flexibilidad metabólica, empiezas a curar esas mitocondrias y a recuperar la salud celular.

Regenera neuronas del cerebro

Cada pensamiento, recuerdo o emoción que tienes viaja a través de los billones de neuronas del cerebro. Si esas neuronas se degeneran, verás cambios en tu cognición mental, así de sencillo. Esto puede traducirse en que estés en mitad de una conversación y te olvides de lo que dices o que entres en una habitación de tu casa y no te acuerdes de qué habías ido a buscar. La degeneración de las neuronas también puede ser la causa de que te cueste recordar información nueva cuando te la presentan. Las neuronas se deterioran por una dieta pobre, toxinas como los metales pesados y falta de uso. El ejemplo más notorio de lo que puede resultar de la neurodegeneración es la enfermedad de Alzheimer.

Cuando te pones en estado de ayuno, no solo reparas esas neuronas que no funcionan bien, sino que también fomentas el crecimiento de neuronas nuevas. Cuando comes alimentos ricos en grasas buenas, aminoácidos, vitaminas y minerales, alimentas a esas neuronas para que funcionen de manera óptima. Alternar entre estados metabólicos, es decir, entre ayunos y períodos de ingesta, es la mejor forma de reparar las neuronas del cerebro. Muchas mujeres se dan cuenta de que, cuanto más tiempo practican el arte de la flexibilidad metabólica, más dinámicas se sienten. Infinidad de veces he oído a mujeres de cincuenta y tantos años que hacen ayuno decir que tienen más energía y mejor claridad mental que cuando tenían treinta y tantos.

Año tras año verás que el cuerpo está cada vez más sano, porque aprovechas los cuatro principios curativos que proporciona la flexibilidad metabólica. Ahora que entiendes los mecanismos de curación subyacentes que se producen cuando entras y sales de tus dos sistemas de energía, veamos las condiciones específicas en las que mejor funciona la flexibilidad metabólica. Aunque el cuerpo siempre prosperará con este tipo de cambio, hay siete ocasiones concretas en las que verás que entrar y salir de estos dos estados metabólicos curativos será la cura milagrosa que has estado buscando:

- Ralentiza el reloj del envejecimiento
- Ofrece una pérdida de peso duradera
- Potencia la memoria
- Equilibra el intestino
- Mantiene alejado al cáncer
- Moviliza toxinas
- Alivia enfermedades autoinmunitarias

Retrasa el reloj (o, como mínimo, el reloj del envejecimiento)

A pesar de que el envejecimiento sea inevitable, la velocidad a la que envejeces no lo es. La clave para ralentizar el proceso de envejecimiento es asegurarte de que das a las células todos los recursos necesarios que necesitan para seguir funcionando de manera óptima. Recuerda que las células sanas se reproducirán formando más células sanas. El quid de la cuestión en el envejecimiento es mantener las células sanas óptimamente. Resulta que proporcionar a las células un buen estrés hormético de toda la vida las mantiene fuertes. Recurrir rutinariamente a estados de ayuno más prolongados proporciona la cantidad de estrés adecuado para obligarlas a adaptarse.

De nuevo, la investigación sobre el estrés hormético, el ayuno y el antienvejecimiento es convincente. Una forma de ayuno llamada ayuno en días alternos aumenta la expresión de un gen antienvejecimiento conocido como SIRT1.[2] Cuando se activa, este gen es un regulador clave de muchas defensas celulares que permitirán la supervivencia en respuesta al estrés. Este gen también protege contra los procesos de las enfermedades que se pueden formar dentro de las células. Se ha informado que incluso solamente tres semanas de ayuno en días alternos pueden aumentar significativamente la expresión de este gen, enlenteciendo el proceso de envejecimiento del cuerpo.

Es genial, ¿no?

Ofrece una pérdida de peso duradera

Todas las dietas que hagas seguirán fracasando si no proporcionan la oportunidad de entrar y salir de tus dos estados metabólicos: quema de azúcar y quema de grasa. Activar el interruptor metabólico para que pase a quemar grasa es la forma más efectiva de conseguir que el cuerpo vaya a por el exceso de glucosa que ha almacenado para los tiempos difíciles. Y eso hace el ayuno. Tienes que dar la vuelta al interruptor para conseguir una pérdida de peso duradera. De hecho, cada vez hay más pruebas científicas de que la capacidad de una persona obesa para pasar a la quema de grasas está deteriorada y en cuanto recupera la flexibilidad metabólica puede empezar a perder peso.[3]

Cuando comes, se elevan los niveles de glucosa en sangre, y las células quemarán energía de la comida que acabas de ingerir. Cuando ayunas, activas el interruptor metabólico y empiezas a crear energía a partir de la quema de grasa. Las dietas de moda defraudan porque solo trabajan con el sistema de quema de azúcar. Si cambias lo que comes, pero no el momento en el que ingieres la comida, dejas fuera el sistema de energía de quema de grasa.

Cuando buscas una pérdida de peso duradera, es importante que te des cuenta de que debes entrenar el cuerpo para encontrar el azúcar extra que tienes almacenado en el cuerpo. Como has leído anteriormente, al cuerpo le gusta almacenar azúcar extra principalmente en tres sitios: la grasa, el hígado y los músculos. Si llevas años comiendo mal, es probable que hayas acumulado mucho azúcar en esos lugares. Cuando haces ejercicio, obligas a que el azúcar almacenado en los músculos se libere. Pero, ¿cómo llegas al azúcar almacenado en la grasa y en el hígado? Mediante el ayuno. Cuanto más tiempo permanezcas en estado de ayuno, más accederá el cuerpo a este azúcar almacenado. Si acabas de cenar a las 6 de la tarde y no comes hasta las 11 de la mañana del día siguiente, has dado al cuerpo 17 horas para perseguir todo ese azúcar acumulado. En cuanto vuelves a comer, vuelves al sistema de quema de azúcar. Cuantas más veces pases al estado de ayuno, más obligarás al cuerpo a liberar el exceso de azúcar.

Potencia la memoria

El 50 por ciento del cerebro funciona con glucosa, mientras que el otro 50 por ciento se alimenta de cuerpos cetónicos. Si nunca has hecho un ayuno lo suficientemente largo para producir cuerpos cetónicos, has privado al cerebro de la mitad de la fuente de combustible que necesita.

¿Recuerdas que hemos dicho que el cuerpo crea cuerpos cetónicos cuando haces ayuno? En cuanto el cerebro note la presencia de cuerpos cetónicos, aumentará un neuroquímico potente llamado factor neurotrófico derivado del cerebro (FNDC). Este factor es como un fertilizante milagroso para el cerebro. El FNDC estimula la producción de neuronas nuevas, lo que da a tu cerebro más recursos para que retenga la información. La subida de cuerpos cetónicos también estimula la producción de GABA, un neurotransmisor calmante. Cuando estos dos neuroquímicos están presentes, estás en el estado óptimo para aprender. Cuando el cerebro está calmado, concentrado y equipado con neuronas nuevas, retendrás información como nunca antes.

Muchos ayunadores se sienten tan productivos en estado de ayuno que quieren quedarse en él durante todo el día, pero por muy maravilloso que suene tener una avalancha de cuerpos cetónicos que mejoran tu cognición mental, el cerebro se alimenta un 50 por ciento de cuerpos cetónicos y el otro 50 por ciento de glucosa. Por lo tanto, aunque nos encanten los cuerpos cetónicos, al final tienes que volver al sistema de quema de azúcar para dar combustible al cerebro.

Es el hecho de entrar y salir de ambos sistemas de energía lo que proporciona al cerebro todo el combustible necesario que necesita para funcionar de forma óptima.

Equilibra el intestino

El ayuno cura el intestino. La investigación lo demuestra. Pero muchos de los cambios positivos que se producen en la microbiota intestinal se paran cuando comes. ¿Significa esto que los cambios del microbioma son solo temporales? ¡Por supuesto que no! Cuando rompes el ayuno con comida que alimenta al microbioma, continuarás sanando el intestino. (He dedicado todo el capítulo 9, «Cómo romper un ayuno», a enseñarte a hacerlo detalladamente.)

Hay un término que se suele emplear cuando se habla de la microbiota intestinal: *gut terrain* (terreno intestinal). Se refiere al entorno en el que las bacterias intestinales buenas son capaces de crecer. Puedes cambiar el terreno de la microbiota intestinal con el ayuno. Esto permite que el revestimiento de la mucosa del intestino digiera las comidas de forma más efectiva y cree neurotransmisores clave, como la serotonina, que te mantienen feliz. El crecimiento de esas bacterias buenas continuará cuando comes si les proporcionas alimentos ricos en polifenoles, probióticos y prebióticos. La comida dará combustible a esas bacterias para que puedan crear neurotransmisores, favorecer un sistema inmunitario saludable y proporcionarte vitaminas y minerales necesarios. Activar el interruptor metabólico entrando y saliendo del ayuno y la ventana de ingesta es lo que tendrá más impacto en tu microbiota intestinal. Mi experiencia clínica me ha enseñado que es la forma más efectiva de curar cualquier problema intestinal que puedas estar experimentando.

Mantiene alejado al cáncer

Las mitocondrias necesitan cuerpos cetónicos para sanarse. No puedes permanecer en un estado constante de quema de azúcar para curar las mitocondrias. Sí, hay comida que nutren a las mitocondrias. Debido a su contenido único en nutrientes, entre los alimentos más potentes que pueden tener un impacto positivo en las mitocondrias están las vísceras. Una dieta rica en verduras de una amplia variedad de colores también da a las mitocondrias los nutrientes que deben activar. Pero los cuerpos cetónicos son lo que mejor las cura. La flexibilidad metabólica te permite curar las mitocondrias con nutrientes y con cuerpos cetónicos. La doctora Nasha Winters, autora de *La estrategia metabólica contra el cáncer*, describe uno de los signos tempranos de que las células están empezando a ser metabólicamente inflexibles cuando te pones de mal humor porque tienes hambre, sobre todo si han pasado solo unas horas desde la última vez que comiste. Es un signo revelador de que tus células no están haciendo ese cambio hacia la quema de grasas. Las mitocondrias saludables se adaptarán con facilidad a los niveles en descenso de glucosa mientras esperan la avalancha de cuerpos cetónicos. Esta flexibilidad metabólica te parecerá sencilla y te permitirá estar más tiempo sin comida mientras el hígado empieza el proceso de suministrar cuerpos cetónicos. En cambio, a las mitocondrias que no están sanas les costará esperar ese cambio. Sabiendo que el cáncer empieza con mitocondrias disfuncionales, vemos que la flexibilidad metabólica es un arte que toda mujer que ha tenido cáncer o no quiere tenerlo debe aprender. ¿Recuerdas el estudio que demostraba que las mujeres que hacían ayunos de 13 horas todos los días después del tratamiento convencional de cáncer de pecho tenían un 64 por ciento menos de probabilidad de que el cáncer reapareciera? Lo más probable es que este resultado se diera porque su franja de ayuno de 13 horas les permitía reparar las mitocondrias disfuncionales que habían empezado el cáncer en primera instancia. Es evidente que, si a ese ayuno de 13 horas le sumaron una comida buena y nutritiva, la probabilidad de reaparición probablemente disminuyó todavía más.

Moviliza toxinas

El ayuno puede alejar a las toxinas de las células para su excreción. Esta liberación de toxinas se da con mayor frecuencia cuando entras y sales de ayunos de más de 17 horas. Recuerda que un ayuno de 17 horas activa la autofagia. Es como recurrir al médico de dentro de cada célula. Ese doctor celular decidirá si puede limpiar esa célula o si tiene que morir. Cuando se considera que las células están demasiado dañadas y se produce la muerte celular, las toxinas de dentro de las células entrarán en el torrente sanguíneo para buscar la salida. En este punto, todos los órganos de desintoxicación se pondrán en marcha para asegurarse de que esas toxinas se eliminan del cuerpo. En el mundo del ayuno, solemos denominar a dichos órganos «vías de desintoxicación»: hígado, vesícula biliar, intestino, riñones y sistema linfático.

Cuanto más cambies metabólicamente usando ayunos más largos, más probable es que des cuenta de que tenías las vías de desintoxicación congestionadas. Es lo que denominamos «vías cerradas», y sus síntomas incluyen los siguientes:

- Erupciones cutáneas
- Niebla mental
- Sensación de estar hinchada
- Diarrea
- Estreñimiento
- Poca energía

Si experimentas alguno de estos síntomas, lo primero que quiero que tengas en cuenta es que es algo habitual. He visto a algunas personas que ayunan y que piensan que el ayuno no les funciona cuando aparecen estos síntomas. ¡Nada más lejos de la verdad! Por supuesto que funciona. Basta con que trabajes para abrir esas vías para que el cuerpo pueda eliminar esas toxinas sin problemas y sin que ni siquiera te des cuenta. (En el capítulo 10, «Trucos para hacer ayuno sin esfuerzo», te mostraré los protocolos específicos que funcionan mejor para abrir las vías de desintoxicación.)

Alivia las enfermedades autoinmunitarias

Las enfermedades autoinmunitarias se producen por tres razones muy específicas: un intestino dañado, una sobrecarga de toxinas y una predisposición genética. La flexibilidad metabólica puede suponer una gran ayuda frente a estos tres elementos. Se ha afirmado que más del 70 por ciento del sistema inmunitario se encuentra en el intestino. Por esa razón, con cualquier enfermedad autoinmunitaria, tendrás que repararlo. Espero que ahora veas que hacer el cambio metabólico es una de las formas más efectivas de reparar el intestino. Curar las mitocondrias también mejorará enormemente una enfermedad autoinmunitaria. Recuerda que tus mitocondrias favorecen la capacidad de la célula para desintoxicarse. Cuando curas las mitocondrias, no solo activan más tu glutatión antioxidante y desintoxicante, sino que las células podrán eliminar mejor las toxinas de la célula. Una vez que las mitocondrias estén funcionando de manera óptima y las vías de desintoxicación estén abiertas, los genes se pueden desactivar. Esta es la base de la epigenética. Nuestro estilo de vida influye en los genes que se activan y también en los que se desactivan.

Hace unos años, ayudé a una mujer de 57 años llamada Nancy que tenía varias enfermedades autoinmunitarias que se habían ido acumulando. Además de haber sido diagnosticada con tiroiditis de Hashimoto, su propio cuerpo atacaba a sus mitocondrias, con lo que le daba un nivel excesivo de anticuerpos mitocondriales. (Los anticuerpos son células especializadas de tu sistema inmunitario que están preprogramadas para atacar no solo a ciertos patógenos que entran en el cuerpo, sino a cualquier cosa que identifiquen como invasor externo.) Con las enfermedades autoinmunitarias, estos anticuerpos a menudo atacan el tejido sano. Si el cuerpo te atacara tanto la tiroides como las mitocondrias, te sentirías bastante horrible. Y así era exactamente cómo se sentía Nancy. Extremadamente baja de energía, con poca claridad mental y síntomas implacables como el dolor crónico, a Nancy le costaba funcionar en su vida cotidiana. Su salud se deterioraba rápidamente. Había entrado y salido de la consulta de varios médicos con diagnósticos equivocados, recetas de medicamentos sofisticados y muchos consejos para que se hiciera a la idea de vivir con ello. Negándose a aceptar aquel plan de tratamiento, Nancy me consultó qué podía hacer para coger las riendas de aquel asunto. A pesar de que tardó cierto tiempo en reconducir su salud, llegar a desenmarañar su enfermedad autoinmunitaria no fue tan complejo como se podría pensar. Aplicando los principios de la curación de las enfermedades autoinmunitarias, le enseñé a entrar y salir de distintos tipos de estado de ayuno e ingesta para ayudarle a curarse el intestino y reparar las mitocondrias dañadas que se infiltraban en su cuerpo. A lo largo de un año, probó los seis tipos de ayuno según su duración y varios estilos de alimentación. Después, pasamos a desintoxicarla, identificando todos los metales pesados y toxinas medioambientales que posiblemente se le habían acumulado en el cuerpo y habían provocado que su sistema inmunitario se atacara a sí mismo. Los resultados que experimentó Nancy fueron totalmente milagrosos. Al cabo de un año, sus anticuerpos mitocondriales se habían reducido a la mitad y los anticuerpos tiroideos habían desaparecido. Dos años después de su proceso de curación, todos los anticuerpos habían vuelto a la normalidad y sus médicos estaban asombrados porque no mostraba señales persistentes de ninguna enfermedad autoinmunitaria. La flexibilidad metabólica combinada con la desintoxicación es magia para las enfermedades autoinmunitarias.

Cuando entrenas al cuerpo para que entre y salga de estados de ayuno y de comida, creas una respuesta de curación sin parangón. Es una noticia fantástica para las mujeres. Podemos perder peso, trabajar el músculo, equilibrar hormonas, mejorar el cerebro, reparar los intestinos, ralentizar el envejecimiento y superar una enfermedad autoinmunitaria simplemente aplicando los principios básicos de la flexibilidad metabólica a nuestra vida. Y si programas ese cambio metabólico con el ciclo menstrual, ¡cuidado! Descubrirás un nivel de salud que puede que nunca hubieras pensado que fuera posible.

Eso es lo que le sucedió a una paciente mía llamada Carrie, que vino a pedirme ayuda para reducir su índice de masa corporal (IMC). A los 32 años, había topado contra un muro respecto a su salud, tenía problemas de fertilidad y resistencia a la pérdida de peso y su obstetra-ginecólogo le había dicho que su IMC era demasiado elevado, algo que podía contribuir a sus problemas para quedarse embarazada. Si perdía algo de peso, podría mejorar la probabilidad de concebir. Los fracasos repetidos con dietas para perder peso eran algo que Carrie conocía bastante bien, así que cuando el médico le dijo que perder peso era su solución para quedarse embarazada, cayó en una depresión profunda. No tenía sobrepeso por comer demasiado. De hecho, su dieta era bastante buena. No carecía de voluntad ni de disciplina. Cada dieta que probaba, la seguía al dedillo. ¿Qué le faltaba por hacer?

Entrar en flexibilidad metabólica. Indiqué a Carrie que empezara un protocolo de ayunos de distinta duración y varios tipos de alimentos que le permitían hacer el cambio metabólico. Le enseñé a alinear ese cambio con sus ciclos menstruales, favoreciendo sus altibajos hormonales. Tras planear una flexibilidad metabólica clara, le dije que siguiera aquella rutina durante 90 días y que luego me viniera a ver. Al cabo de un mes, recibí una llamada suya. Había perdido cuatro kilos y medio durante el primer mes de ese régimen nuevo, y, además, estaba embarazada. Ese es el poder de aprender a hacer un cambio metabólico respecto al ciclo menstrual.

Ahora que tienes una comprensión sólida de la ciencia que hay detrás del ayuno y por qué se prospera con el cambio metabólico, estoy impaciente por mostrarte cómo tomar estos conceptos y correlacionarlos con tus necesidades hormonales. ¡Ha llegado la hora de aprender oficialmente a ayunar como una mujer!

CAPÍTULO 4

El ayuno desde la perspectiva de la mujer

Bridget, una exitosa ejecutiva de alta tecnología, tenía una carrera muy exigente, dos hijas adolescentes activas y una vida con un horario sobrecargado que nunca le permitía relajarse. El estrés era algo que Bridget conocía demasiado bien. Le encantaba correr, el ejercicio era su droga. Corría para mantener el peso bajo, calmar la mente y enfrentarse a su ajetreado ritmo de vida. Al cumplir los 40, se sentía invencible. En cambio, a los 42, estaba hecha un desastre. El primer síntoma importante que notó fue que empezó a ganar peso sin ninguna razón en particular, sobre todo en la zona abdominal. Confiando en sus viejos trucos para la pérdida de peso, intentó comer menos y hacer más ejercicio, pero aquella grasa abdominal rebelde no cedía lo más mínimo. Cuanto más intentaba superar sus nuevos problemas de salud mediante el ejercicio, más lesiones acumulaba. Desgarros en las pantorrillas, problemas puntuales con la parte baja de la espalda y viejas lesiones del manguito rotador seguían asomando su fea cabeza. Aquella nueva realidad estaba haciendo increíblemente difícil hacer ejercicio. Sin poder correr como herramienta para perder peso y gestionar el estrés, Bridget cayó en una profunda depresión. Buscando una herramienta nueva para el estilo de vida que sustituyera al ejercicio, una amistad le dijo que probara el ayuno intermitente. Como Bridget era extremadamente competente, quería aprender todo lo que pudiera sobre cómo dominar el ayuno. Empezó saltándose el desayuno y poniendo aceite TCM en el café para ver si podía ayunar un poco más de tiempo. Enseguida se dio cuenta de que le estaba cogiendo el tranquillo al ayuno y de que le encantaban los resultados. Pronto se entusiasmó con el ayuno, y cuanto más tiempo pasaba en estado de ayuno, mejor se sentía. Tenía una claridad mental, una energía y una calma nunca vistas. También observó que el ayuno le hacía tener más tiempo, mataba el hambre y le daba los mismos resultados en la condición física que correr. ¡Estaba enamorada de ese nuevo estilo de vida!

Sin embargo, al cabo de seis meses, Bridget empezó a tener algunos síntomas adversos. El primero fueron las palpitaciones del corazón. Estaba sentada en su escritorio en mitad de la jornada y el corazón se le aceleraba. Como su vida estaba llena de todo tipo de estresores, su primer pensamiento fue que la sobrecarga de su vida la había alcanzado por fin. Las palpitaciones enseguida se convirtieron en ansiedad. Tenía ataques de pánico en mitad del día sin ninguna razón aparente. No sabía qué desencadenaba aquellos ataques ni, peor aún, cómo pararlos. Después, empezó a tener problemas para dormir. No conseguía que su cuerpo se relajara lo suficiente para quedarse dormida. A menudo se despertaba a las dos de la madrugada y le costaba volver a conciliar el sueño. Una mañana, en la ducha, se dio cuenta de que se le caían mechones de pelo. Siguió así durante semanas hasta tener trozos con calvas visibles. Preocupada, fue a ver a su doctora, que le hizo muchos análisis de sangre. Todos los resultados eran normales. La doctora le preguntó por la dieta y Bridget le habló del ayuno. Para su sorpresa, su doctora le aconsejó que lo dejara, indicándole que el ayuno no era bueno para las mujeres. Eso destrozó a Bridget. Se sentía bloqueada, deprimida y sin respuestas.

Por suerte, una amiga le recomendó que viera mis vídeos de YouTube sobre cómo deben ayunar las mujeres. Se quedó sorprendida al enterarse de que el ayuno es algo más que saltarse comidas y que las mujeres deben abordar el ayuno de una forma distinta a los hombres, variándolo en función de las fluctuaciones mensuales de las hormonas. Pensó que quizás el problema no fuera el ayuno, sino que no ayunaba como una mujer. No había variado los ayunos para que se adaptaran a sus fluctuaciones hormonales. Aquella información nueva le dio esperanza. Enseguida cambió su régimen de ayuno para coordinarlo con sus necesidades hormonales mensuales y, al cabo de un mes, el pelo se le dejó de caer, la ansiedad y los ataques de pánico desaparecieron y volvió a dormir a pierna suelta.

El ciclo menstrual es toda una sinfonía milagrosa de respuestas neuroquímicas que trabajan en perfecta armonía para tu beneficio reproductivo. Si hasta ahora has considerado que el ciclo menstrual es una mera molestia, te animo a que tengas en cuenta la magia que se da en ti todos los meses. Rara vez se habla, se evalúa o se considera el ciclo menstrual como una prioridad de salud. Esta ignorancia nos afecta de muchas formas, pero, en última instancia, nos lleva a no apreciar del todo que nuestro estilo de vida puede influir en el intrincado diseño de este sistema hormonal. Sin una comprensión adecuada de nuestros ciclos menstruales, nuestras hormonas sufren, lo que significa que todo nuestro cuerpo también lo hace. Cuando aprendes a hacer ayuno como una mujer, devuelves la sinergia a estas preciosas neurosustancias químicas que tanto te ayudan.

Lo sé porque, como Bridget, me enteré por las malas. Cuando cumplí 40 años, mis hormonas empezaron a estar en una montaña rusa por la perimenopausia. Me di cuenta de que, a pesar de entender la mecánica que había detrás del ciclo menstrual, no comprendía del todo cómo afectaban los altibajos hormonales a mis estados de ánimo, productividad, sueño e incluso a mis motivaciones. Tampoco sabía cómo encajar mi estilo de vida con mi cambio hormonal mensual. En general, no nos enseñan cómo programar los hábitos de nuestro estilo de vida con nuestras hormonas. De hecho, la mayoría de las mujeres no saben qué hormonas llegan o se van en un período de 28 días. Es un problema enorme y contribuye a demasiados desequilibrios hormonales para las mujeres. La educación sobre cómo programar todo, comidas, ejercicio, calendario social y ayuno, debe empezar en la pubertad. ¿Por qué no enseñamos estas cosas a las mujeres? Cuando les cojas el tranquillo a las hormonas que vienen y van durante el ciclo menstrual, empezarás a ver que programar el estilo de vida para maximizar tu rendimiento hormonal hará que te sientas como una estrella de rock. Naciste para serlo.

Lo primero que tienes que saber sobre el ciclo menstrual mensual es que el tuyo es único. Todas las mujeres tienen ciclos de distinta duración. En general, duran unos 28 días; algunos son más cortos y otros pueden llegar a ser de más de 30 días. Lo segundo que debes saber sobre el ciclo menstrual es que las hormonas van subiendo y bajando a lo largo del ciclo. No permanecen en un nivel constante durante todo el mes. Hay altibajos. Es importante saberlo porque te sentirás distinta desde el punto de vista emocional y físico en diferentes momentos del mes debido a estos altibajos.

Quizás la parte más compleja de las hormonas es que son objetivos en movimiento constante. Tal como verás cuando te indique la jerarquía hormonal, cada hormona influye enormemente en cómo actúa la siguiente. Si una hormona se retrasa, todo el equipo se puede desmoronar. Saber los efectos que tienen cada una de estas hormonas en tus estados de ánimo, sueño, motivaciones, energía, apetito y capacidad de hacer ayuno te cambiará la vida.

Lo divertido de hacer ayuno como una mujer es que estás a punto de conocer bien esas hormonas. Te voy a presentar a las hormonas principales de tu ciclo menstrual y cómo suben y bajan a lo largo del mes. (Si ahora no tienes ciclo, no descartes el apartado siguiente porque quiero que conozcas la influencia que tienen estas hormonas en tu vida. En la parte III, te enseñaré a potenciar estas hormonas aunque tu ciclo sea irregular o ya no esté en pleno funcionamiento debido a tu edad.)

TU CICLO MENSTRUAL

Días 1–10

Al principio de tu ciclo menstrual, el primer día, tus hormonas sexuales principales (estrógeno, testosterona y progesterona) están en sus niveles más bajos. Unos días después de que haya empezado el ciclo, el hipotálamo, la parte del cerebro responsable de coordinar la producción de hormonas, empieza a liberar las hormonas que necesitas para que los ovarios expulsen un óvulo. Esta liberación de hormonas fundamentales hace que el estrógeno se forme despacio en tu interior hasta llegar a su pico en algún momento de la mitad de la ovulación (alrededor del día 13).

A medida que se forma el estrógeno, notarás varias cosas física y mentalmente. Primero, el estrógeno contribuye a la producción de colágeno, que mantiene la piel joven y flexible. Esta inyección de colágeno también hace que los huesos estén fuertes y los ligamentos más elásticos, lo que reduce tu propensión a las lesiones, sobre todo cuando pasas a hacer ejercicios más intensos. En la menopausia, el estrógeno cae, y ahí es cuando empezamos a ver las temidas arrugas y cuando somos más propensas a lesionarnos.

Además, el estrógeno te pone de buen humor, te da claridad de pensamiento, mejora tus habilidades de comunicación y te hace sentir más optimista. ¿Cómo? El estrógeno es un precursor de la serotonina, la dopamina y la noradrenalina, los neurotransmisores que te mantienen calmada, feliz y satisfecha. El estrógeno también calma los centros del miedo del cerebro. Una investigación publicada en *Biological Psychiatry* reveló que cuando una mujer tiene el estrógeno bajo, es más vulnerable a traumas, mientras que niveles altos de estrógenos pueden proteger parcialmente a una mujer de los trastornos emocionales.[1] Mientras el estrógeno se forma en esta parte del ciclo menstrual, puede que veas que tienes una visión más positiva de la vida y una mejor capacidad de manejar actos estresantes. Por ejemplo, romper con tu pareja puede ser más complicado emocionalmente para ti si sucede cuando el estrógeno está bajo. ¡Ese es el impacto que pueden tener estas hormonas!

Días 11–15

Se conoce como período de ovulación. A pesar de que en este momento entren en juego las tres hormonas sexuales, son el estrógeno y la testosterona las que más te influirán durante este período de cinco días. Los beneficios físicos y mentales del estrógeno se siguen acumulando, y al añadirse la testosterona te pueden hacer sentir poderosa y fuerte durante estos cinco días. Entre la inyección de estrógeno, que mejora la claridad mental y los estados de ánimo, y la testosterona, que te da motivación, empuje y energía, es un momento fantástico para empezar un proyecto nuevo, hacer una tarea difícil o añadir tareas a tu lista diaria de cosas por hacer. Es un momento genial para pedir un aumento, abordar una conversación difícil o lanzar un negocio nuevo. La testosterona también te ayuda a trabajar el músculo, así que aumentar tus ejercicios de fuerza durante este momento puede hacer que tus músculos aumenten.

Días 16–18

Es el momento en el que caen todas las hormonas. Te sentirás de forma muy parecida a la primera semana de tu ciclo, con una excepción principal: el cuerpo no se prepara para hacer estrógeno, sino progesterona. Puede que te sientas con mucha fuerza durante la ovulación, pero cuando entres en esta etapa, puede que experimentes una caída de la energía y la claridad mental.

Día 19–sangrado

Es el momento en el que el cuerpo produce progesterona, la hormona que te calma y te dice que todo va a ir bien. Durante este momento del ciclo, a menudo te sentirás menos irritable y agresiva y te apetecerá sentarte en el sofá y relajarte en vez de salir y hacer vida social. La función de la progesterona es preparar el revestimiento uterino para que un óvulo fertilizado se implante después de la ovulación. En función de cuándo ovules, los niveles de progesterona normalmente llegan a su pico entre seis y ocho días después de la ovulación. Eso significa que, si un óvulo se libera el día 14 del ciclo, los niveles de progesterona estarán en el punto máximo alrededor del día 19.

Cuando empiezas a llevar un estilo de vida de ayuno, esta última etapa es la más importante, porque la progesterona se ve muy influenciada por el cortisol. Si el estrógeno prospera cuando la insulina es baja, la progesterona prospera cuando el cortisol es bajo. Hay una hormona precursora de los esteroides denominada DHEA (dehidroepiandrosterona) que necesitas para crear progesterona. Si durante esta fase de tu ciclo menstrual tienes demasiados picos de cortisol, no tendrás suficiente DHEA para hacer progesterona. Este escenario es común y puede conducir a falta de ciclos, días de manchado, aumento de irritabilidad y problemas para dormir. Cuántos años nos hemos quejado de síntomas premenstruales cuando, en realidad, lo que pasaba era que no creábamos los escenarios adecuados para que nuestro cuerpo produjera progesterona.

Hay muchas situaciones en nuestra vida que elevan el cortisol y hacen que la progesterona caiga en picado. Evidentemente, existen traumas inevitables y, como los mayores estresores suelen suceder de forma inesperada, solo podemos corregir el rumbo y bajar nuestros niveles de cortisol en ese momento en sí. Pero también tenemos otros estresores moderados que se producen de forma más regular para los que nos podemos preparar y asegurarnos de que no produzcan una caída de la progesterona. Aquí se incluyen estresores buenos como el ejercicio y el ayuno. Estos dos hábitos saludables provocan aumentos moderados y temporales del cortisol que, pese a que en última instancia favorecen que el cuerpo se adapte y se haga más fuerte, pueden hacer que tus niveles de progesterona disminuyan. Te animo a no hacer ayuno la semana antes del período, porque incluso picos menores y saludables de cortisol pueden disminuir rápidamente la progesterona. Esto es especialmente importante para mujeres con perimenopausia, que puede que todavía tengan ciclo pero que también tienen un nivel de progesterona en declive debido a su edad.

El otro aspecto de la progesterona del que debes ser consciente mientras construyes un estilo de vida de ayuno es la influencia que tienen la glucosa y la insulina en esta hormona tranquilizadora y milagrosa. El estrógeno y la progesterona, a pesar de que ambas sean hormonas sexuales, requieren distintos comportamientos por nuestra parte. Al estrógeno no parece que le influya tanto el cortisol, pero sufre de verdad cuando la glucosa y la insulina están altas. La progesterona sufre cuando el cortisol está alto, pero en realidad requiere más glucosa en tu torrente sanguíneo para desarrollarse hasta los niveles necesarios para que empiece el período. Si haces ayuno durante esta fase del ciclo o restringes los hidratos de carbono, quizás no des a la progesterona el combustible que necesita. Trataré este punto con más detalle en el capítulo 6.

CICLO MENSTRUAL

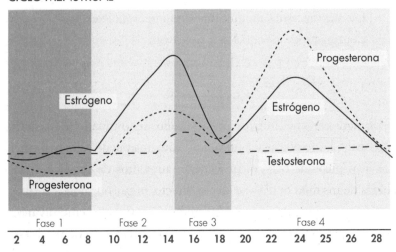

POR QUÉ TENEMOS QUE HACER AYUNO DE OTRA FORMA

¿Ves lo complejo que es el cuerpo y el diseño tan brillante que tiene? Esta es una razón general por la que nosotras tenemos que hacer ayuno de otra forma. Los hombres son más simples desde el punto de vista hormonal. Tienen un ciclo hormonal de 24 horas en el que hay una hormona principal, la testosterona, que entra y sale de su cuerpo cada 15 minutos. Los hombres no tienen que enfrentarse a altibajos de estrógeno y progesterona. Tanto si tenemos un ciclo menstrual activo como si no, debemos tener en consideración nuestras tres hormonas principales: estrógeno, progesterona y testosterona, que suben y bajan mensualmente y a lo largo de nuestra menopausia. Un hombre puede hacer ayuno de una forma parecida todos los días del mes, pero las mujeres tenemos que prestar atención a cuatro momentos distintos dentro de nuestro ciclo menstrual. Además, debemos considerar tres características importantes y exclusivamente femeninas mientras hacemos un ayuno distinto al de los hombres:

- El poder de nuestra jerarquía hormonal
- Las fluctuaciones de nuestras hormonas sexuales
- El impacto de nuestras cargas tóxicas

El poder de nuestra jerarquía hormonal

La primera característica es un principio denominado «jerarquía hormonal». Funciona así: la hormona oxitocina puede calmar al cortisol. Los picos de cortisol provocarán aumentos de insulina y las subidas de insulina tienen un efecto directo en tus hormonas sexuales, estrógeno, progesterona y testosterona. Cuando hacemos ayuno, tenemos que prestar mucha atención al impacto que tienen estas hormonas entre sí.

¿Cómo funciona esto? Tienes dos áreas en el cerebro, el hipotálamo y la pituitaria, que equilibran todas las hormonas del cuerpo. El hipotálamo recibe información hormonal de tus órganos endocrinos y usa esa información para indicarle a la glándula pituitaria las hormonas que tiene que producir. Después de recibir esa instrucción, la glándula pituitaria envía una señal hormonal a tu órgano endocrino para comunicarle qué hormonas sigue necesitando. Es como una torre de control de tráfico aéreo que detecta los vuelos entrantes y coordina el aterrizaje de miles de aviones. En cuanto aterriza un avión, la torre recibe la señal de que ha llegado sano y salvo a la puerta.

Ahora es cuando entra en juego la jerarquía. De forma parecida a la torre de control de tráfico aéreo, que debe tomar una decisión sobre el orden de los vuelos que aterrizan, el hipotálamo hace lo mismo al recibir miles de señales hormonales. Debe decidir las hormonas que más necesita el cuerpo y las que debe apagar. Cuando el hipotálamo recibe señales de cortisol de tus glándulas suprarrenales, avisa a la pituitaria de que hay una crisis en curso. La pituitaria modula el metabolismo de la glucosa enviando una señal al páncreas para que se prepare, porque la glucosa está a punto de ser liberada por los tejidos. El páncreas responde aumentando la insulina.

La insulina

Cuando la insulina aumenta en el cuerpo, esa señal va al hipotálamo, que dice a la pituitaria que pare la producción de estrógeno y progesterona porque aún se está produciendo una crisis. Desde un punto de vista evolutivo, no hay necesidad de procrear cuando hay una crisis en curso. Por lo tanto, esas hormonas sexuales pasan a ser innecesarias. ¿Empiezas a ver cómo funciona esta jerarquía? El cortisol dispara toda la cascada de respuestas hormonales. Aquí es donde empieza lo divertido de esta jerarquía. Si sabes que el estrés es elevado, y que provoca desequilibrios de insulina y hormonas sexuales, deberías centrarte primero en el punto de inicio de la cadena hormonal. ¿Recuerdas qué hormona está en la parte superior de esa cadena? La oxitocina. En cuanto el cerebro recibe la señal de la oxitocina, apaga el cortisol, lo que conduce a una mejor gestión de la glucosa, una reducción de la insulina y a un reequilibrio de hormonas sexuales. Una hormona clave devuelve el equilibrio a todo el sistema.

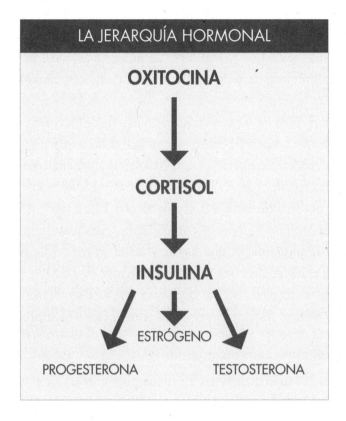

Con demasiada frecuencia, veo a mujeres que intentan equilibrar sus hormonas sexuales sin darse cuenta de que deben de ser
sensibles a la insulina y tener picos mínimos de cortisol. Si una
mujer está bajo una cantidad de estrés crónico y además es resistente a la insulina, equilibrar sus hormonas sexuales será un callejón sin
salida. Para llegar de verdad al origen de cualquier complicación de
las hormonas sexuales, debes tener en cuenta esta jerarquía. Veo a
mujeres tener dificultades con desequilibrios hormonales clásicos
como infertilidad, síndrome de ovario poliquístico o síntomas rebeldes de menopausia. Muchas veces, el tratamiento que usan para
superar esas dificultades solo aborda una parte de esta jerarquía.
Cuando la mujer descubra herramientas útiles para equilibrar su estrés, insulina y hormonas sexuales, por fin verá un cambio en su
problema.

El cortisol

Conseguir tener el estrés bajo control es más difícil de hacer que de decir. Durante años, yo misma luché contra los efectos mentales y físicos de tener demasiado cortisol fluyendo a través de mí. Mis amigos cercanos me decían que aflojara y me cuidara más. No era moco de pavo. Después de leer *Rushing Woman's Syndrome*, donde la doctora Weaver describe con exquisito lujo de detalles el impacto que tiene el cortisol en el cuerpo de una mujer, empecé a entender a un nivel más profundo las consecuencias psicológicas negativas que tenía el cortisol en mi salud hormonal. Esto me motivó a cambiar mis hábitos estresantes. Es probable que tú también hayas pasado por momentos en los que el cortisol haya secuestrado tu salud hormonal y también has sido testigo de cómo opera esta jerarquía.

A menudo, las mujeres tienen su mayor disfunción hormonal durante o después de momentos de estrés crónico. Cuando los niveles de estrés aumentan, los niveles de cortisol suben. Una subida de cortisol indica al cuerpo que eleve el azúcar en sangre. Se trata de la respuesta clásica de lucha o huida. El cuerpo se prepara como si tuviera que huir de un tigre que le persigue, liberando rápidamente el azúcar almacenado a los músculos para que puedas actuar. El cuerpo se adapta a esa nueva subida de azúcar en sangre indicando al páncreas que fabrique más insulina. Si estás intentando perder peso, esta reacción química puede ir realmente en tu contra. El cortisol puede elevar la insulina igual que lo hace un trozo de pastel. Eso puede dificultar la pérdida de peso cuando vives una vida con un estrés elevado. Este aumento de insulina iniciado por picos de cortisol condena al fracaso a cualquier dieta, ayuno o cambio en la nutrición que estés intentando hacer. Pero el daño del cortisol no acaba aquí. Los picos de cortisol continuados que aumentan la insulina agotan la producción de hormonas sexuales. Combina el estrés crónico con comer la dieta occidental clásica y tendrás dificultades para equilibrar el estrógeno, la progesterona y la testosterona.

¿Ves por qué nunca has podido lograr objetivos de salud cuando estabas estresada? El cortisol es el abusón del patio que se asegura de que ninguna otra hormona pueda jugar. Deprimente, ¿verdad? Bueno, la buena noticia es que ayunar como una niña no solo puede ayudarte a reducir los efectos negativos del cortisol en el cuerpo; también te puede ayudar a mejorar la producción de neurotransmisores que te calman, permitiéndote combatir el estrés con más elegancia.

También debes tener en cuenta que hay una hormona clave que detendrá de golpe al cortisol y romperá ese ciclo de estrés crónico. En la parte superior de la jerarquía se encuentra una hormona potente que puede equilibrar todas las demás hormonas que están más abajo. Se trata de la oxitocina.

La oxitocina

Cuando fabricas oxitocina, tus niveles de cortisol caen, lo que equilibra tus niveles de insulina y te conduce a una mejor producción de hormonas sexuales. Quizás conozcas a la oxitocina como «la hormona del amor». ¡Tener más oxitocina es genial! Consigues una dosis de esta hormona al dar un abrazo, al hablar con tu mejor amigo, al reírte, al acariciar a tu perro, al tomar en brazos a un bebé diciendo «te quiero», al estar en un estado de gratitud, al acurrucarte, o con sexo, masturbación, meditación, yoga, masaje y conversaciones profundas y significativas. No descartes estas actividades por considerarlos usos frívolos de tu tiempo. Como mujer, necesitas mucha oxitocina. Más que tus homólogos masculinos. Lo más importante es que la oxitocina está en lo más alto de la jerarquía, lo que significa que tiene el poder de equilibrar todas las demás hormonas. Tiene un efecto directo en el hipotálamo. Cuando la oxitocina entra en escena, indica al cerebro que estás a salvo, que eres querida y que la crisis ha acabado. El cerebro responde parando la producción de cortisol. ¡Es increíble! Tu salud se beneficiará mucho de conseguir dosis diarias de oxitocina.

Las fluctuaciones de nuestras hormonas sexuales

¿Alguna vez has tenido uno de esos días en los que tenías un hambre extraordinaria sin ningún motivo en especial? Si estás acostumbrada a contar calorías, ese puede ser el día en el que te castigas por no ser capaz de seguir con la dieta. ¿Y los antojos de carbohidratos que aparecen de repente? ¿Te sorprendes a ti misma buscando una galleta y acabándote toda la caja? Estoy segura de que todas las mujeres han pasado por estos antojos o este apetito especial a lo largo del mes y nunca los han relacionado con los cambios mensuales de sus hormonas. Nos culpamos a nosotras mismas cuando comemos alimentos que el cuerpo ansía pero que la mente nos dice que no deberíamos comer. ¿Y si los alimentos que eliges no dependen de tu control mental? ¿Y si tus hormonas deciden lo que te apetece?

Para el propósito de esta conversación, el quid de la cuestión es comprender que, en un ciclo de un mes, habrá momentos en los que el ayuno resultará fácil y momentos en los que costará. El motivo no es que te falte disciplina, sino que esto ocurre porque cada hormona sexual responde de una forma distinta a dos hormonas principales: la insulina y el cortisol.

El estrógeno

Al estrógeno le encanta que hagas ayuno y, cuanto más dure, mejor. Al principio del ciclo, cuando se está formando el estrógeno, cualquiera de los seis tipos de ayuno magnificará su gloria. ¿Por qué? Porque el estrógeno prospera cuando el nivel de insulina es bajo. El estrógeno y la insulina bailan una danza maravillosa juntos. Cuando la insulina sube, el estrógeno baja y viceversa. Pregunta a cualquier mujer menopáusica: a medida que avanzaba en sus años de menopausia, es probable que le cueste perder peso. La montaña rusa del estrógeno subiendo y bajando radicalmente durante los años de la perimenopausia contribuye a que haya mayor resistencia a la insulina. La mujer con ciclo experimenta los efectos negativos de la insulina elevada también en sus niveles de estrógenos. Si la insulina permanece elevada constantemente, altera la glándula pituitaria, la parte del cerebro que indica a los ovarios que liberen estrógeno. Es un escenario común para las mujeres que lidian con la infertilidad: insulina elevada y poca producción de estrógenos que conduce a problemas de ovulación.

Gracias a la capacidad del ayuno para reducir la insulina, los seis tipos de ayuno funcionan bien cuando el cuerpo forma estrógeno. En el capítulo 8, te presentaré una herramienta llamada «ciclo del ayuno» que te enseñará exactamente cómo programar los ayunos más largos durante los mejores días del ciclo. De momento, debes saber que cuando el estrógeno esté bajo, te resultará mucho más fácil hacer ayuno.

La testosterona

El efecto del ayuno en la producción de testosterona es interesante. Los estudios muestran que el ayuno intermitente diario puede aumentar en gran medida la testosterona de un hombre, pero no se han efectuado estudios en mujeres. En casos como este debo hacer suposiciones y combinarlas con la experiencia clínica. Mi experiencia clínica me ha mostrado que, cuando entra la testosterona durante la ovulación, el mejor ayuno intermitente es el que no supera las 15 horas. La franja de ovulación es cuando tienes estrógeno y testosterona a toda máquina y un poco de progesterona. Un ayuno de nivel moderado de 15 horas en este momento es perfecto, pero no más tiempo. Esta parte de tu ciclo menstrual es espectacular porque aparecen las tres hormonas. Esto hace que seas extraordinariamente poderosa. Te sentirás lo mejor posible cuando el estrógeno, la testosterona y la progesterona estén equilibrados durante la ovulación. El cortisol puede reducir en gran medida tanto la testosterona como la progesterona, así que este no sería el momento ideal para lanzarse a hacer un ayuno de agua de tres días.

La progesterona

Quizás el momento del ciclo menstrual en el que es más importante evitar el ayuno sea la semana antes del período. Es cuando el cuerpo fabrica progesterona. Dos cualidades de la progesterona que hacen que el ayuno sea una mala opción es su susceptibilidad tanto al cortisol como a la glucosa. Primero, la progesterona disminuye cuando el cortisol sube. Cualquier actividad que suba el cortisol disminuirá rápidamente el nivel de progesterona. Segundo, la progesterona prefiere que mantengas la glucosa elevada. Cualquier dieta que mantenga la glucosa baja, como la dieta cetogénica, también tendrá un impacto negativo en el nivel de progesterona. Estas dos influencias sobre la progesterona hacen que los ayunos de cualquier duración sean una opción horrible la semana antes de la menstruación.

Las hormonas tiroideas

Un conjunto de hormonas que sería descuidado no señalar son las tiroideas, porque hay una interacción importante entre ellas y las hormonas sexuales. Cuando las hormonas sexuales bajan, pueden desencadenar hipotiroidismo, que provoca aumento de peso, pérdida de cabello, fatiga y depresión. Como las mujeres tienen diez veces más probabilidad que los hombres de sufrir problemas tiroideos, quiero asegurarme de que comprendes cómo funcionan las hormonas tiroideas.

Primero, la tiroides necesita que estos cinco órganos funcionen bien: cerebro, tiroides, hígado, intestino y glándulas suprarrenales. El cerebro, y concretamente la glándula pituitaria que está en la base del cráneo, liberará TSH (hormona estimulante de la tiroides), que viaja hasta la tiroides y la activa para fabricar una hormona llamada tiroxina o T4. Esta hormona viaja después al hígado y al intestino para que se convierta en otra versión de la hormona tiroidea denominada triyodotironina o T3. Esta versión es bioactiva, lo que significa que una vez que se convierte a T3, las células darán la bienvenida a esa hormona y la usarán para el metabolismo. Lo que es importante saber sobre esta cascada de producción de hormona tiroidea es que exige que el cerebro, el hígado y el intestino funcionen de manera óptima. Las células también deben encontrarse en un estado óptimo, libres de toxinas e inflamación, para recibir a esas hormonas. Sin duda, el ayuno puede ayudar con la curación de todos los jugadores implicados en la salud de la tiroides. En el apéndice C, te muestro mis protocolos de ayuno preferidos para mejorar la función tiroidea.

El impacto de nuestras cargas tóxicas

Las toxinas pueden afectar a las hormonas de dos formas. La primera es un hecho bien conocido: la exposición a sustancias químicas de nuestro entorno denominadas «disruptores endocrinos» tiene un impacto notable en nuestra producción de hormonas. De los cientos de miles de sustancias químicas artificiales que existen en nuestro mundo, se ha demostrado que mil son disruptores endocrinos, y en el futuro pueden conducir a enfermedades crónicas como cáncer de pecho y síndrome de ovario poliquístico.

De la segunda forma en que las toxinas pueden afectar a las hormonas no se habla a menudo y consiste en que pase lo contrario. Las oscilaciones enormes de hormonas, concretamente de estrógeno y progesterona, provocan la liberación de toxinas almacenadas en varios tejidos. El plomo se almacena en los huesos, el hígado y los pulmones. El mercurio en los riñones, el hígado y el cerebro. Los contaminantes ambientales se almacenan en el tejido graso. El aluminio, en el córtex prefrontal del cerebro. Cuando el estrógeno y la progesterona suben, pueden activar la liberación lenta de esas toxinas.

Así que llegamos a la tercera característica del cuerpo femenino: nuestras subidas hormonales pueden provocar que las toxinas almacenadas sean liberadas de nuestros tejidos, sobre todo durante el embarazo. Según los Centros para el Control y la Prevención de Enfermedades, el plomo almacenado en los huesos de una mujer se libera durante el embarazo. Aunque es entonces cuando los niveles de estrógeno y progesterona están en su punto más alto, tendrás subidas de estrógeno cuando ovules y progesterona la semana antes del período. Cuando estas dos hormonas suben, se pueden liberar las toxinas almacenadas.

Aquí está el problema. Si haces ayunos más largos que estimulan la autofagia durante los movimientos ascendentes del estrógeno y la progesterona, puede que obtengas una dosis doble de toxinas liberadas en el torrente sanguíneo. Recuerda que cuando estimulas la autofagia de una célula, a veces la inteligencia que hay dentro de la célula decide que lo mejor es que esa célula muera. En esa muerte celular, cualquier toxina que haya almacenada dentro se redistribuirá por el cuerpo, y lo más habitual es que lo haga en la grasa y el tejido nervioso. Durante el período de ovulación, cuando el estrógeno aumenta, metales pesados como el plomo pueden ser liberados de los huesos. Si estás en un momento de profunda autofagia por ayuno en el mismo momento, puede ser que tengas síntomas de detoxificación graves. Cuando el nivel de hormonas sube, la duración de los ayunos debe bajar.

Con demasiada frecuencia, oigo a parejas que deciden hacer ayuno juntos. Enseguida descubren que consiguen resultados drásticamente distintos. Lo más habitual es que las mujeres experimenten reacciones de *detox* como pérdida de cabello, acumulación de grasa, niebla mental o erupciones cutáneas. Si una mujer estimula la autofagia mientras sus hormonas llegan pisando fuerte, puede tener más síntomas que un hombre. La testosterona no provoca la liberación de toxinas de la misma forma que el estrógeno y la progesterona.

Hacer ayuno como una mujer significa encontrar tu forma única de ayunar y ocuparte de estos momentos hormonales. Jude, una mujer de 45 años que vino a mi consulta hace años, quería saber cómo construirse un estilo de vida de ayuno. Se enfrentaba a resistencia a la pérdida de peso, ansiedad y poca energía y en sus análisis había obtenido resultados altos de mercurio y plomo, los dos metales pesados que pasan a menudo de madre a hijo y que pueden contribuir a los síntomas mencionados más arriba. Antes de consultar conmigo, seguía intentando hacer ayuno con la misma intensidad y frecuencia que su marido. A él parecía que no le costara hacer ayuno y enseguida perdió peso. En cambio, Jude engordó y se sentía increíblemente ansiosa cuando hacía ayuno, sobre todo durante cualquiera que durara más de 17 horas. La primera vez que nos reunimos, Jude no era consciente de que debía modificar su rutina de ayuno en función del ciclo menstrual. Corregí sus ayunos para que, cuando el estrógeno alcanzara el punto máximo durante la ovulación y la progesterona aumentara la semana antes del período, acortara drásticamente sus ayunos para no estimular la autofagia. Esto fue de gran ayuda y enseguida empezó a perder peso, su ansiedad disminuyó mucho y su energía parecía ilimitada. Estas son las sensaciones que debes tener cuando haces ayuno, pero es fundamental que observes los movimientos de elevación de las hormonas.

Si tienes en cuenta estos tres principios mientras creas tu estilo de vida de ayuno, percibirás todas las ventajas del ayuno sin ninguna de las consecuencias hormonales negativas que tuvieron Bridget y Jude. Existen muchas formas maravillosas con las que el ayuno nos puede ayudar en nuestra salud física y mental, pero tenemos que hacerlo de la forma en la que nuestros cuerpos respondan mejor.

Ahora que ya tienes un conocimiento sólido de tus superpoderes hormonales, vamos a sacarles partido y personalizar un estilo de vida de ayuno que ofrezca los resultados de salud que mereces.

PARTE II

EL ARTE DE AYUNAR PARA MUJERES

CAPÍTULO 5

Construye un estilo de vida de ayuno único para ti

De las cenizas de la frustración provocada por un sistema de atención sanitaria igual para todo el mundo, ha emergido un nuevo concepto llamado atención sanitaria personalizada, a menudo denominada medicina funcional. Aquí, la palabra imprescindible es «funcional». ¿Cómo se construye un programa de salud que te mantenga en un nivel óptimo de salud? Con demasiada frecuencia, cuando te diagnostican una enfermedad, se convierte en una caja en la que te encierran y en la que ponen ciertas etiquetas. La hipertensión arterial es un gran ejemplo de esto. Para cada persona que recibe ese diagnóstico, puede haber una causa distinta. Sin embargo, la medicina convencional da la misma solución a todo el mundo con hipertensión: medicación. Frustradas con este enfoque genérico, millones de personas acuden en masa a los expertos en medicina funcional para descubrir por qué empezó esa enfermedad en su caso concreto y lo que pueden hacer para resolver su propia crisis sanitaria.

La atención sanitaria individualizada no es un enfoque de salud nuevo: nuestro viejo amigo Hipócrates era un gran defensor de personalizar sus tratamientos. Está bien documentado en sus más de 70 obras que él creía en la individualidad de la enfermedad. Defendía dar distintas medicinas a distintos patrones, evaluando factores como la complexión, la edad y el físico, así como el momento del año, para determinar qué medicinas prescribiría. Este enfoque «holístico» (que hace referencia a todo el cuerpo) es a lo que muchas personas están despertando. Aunque un síntoma pueda ser común, el tratamiento debe ser único para cada cuerpo individual.

En el centro de este enfoque funcional personalizado de la salud vive un concepto denominado «*n de* 1» que se usa habitualmente en ensayos clínicos de psicoterapia con gran éxito. Los pacientes que participan en ensayos *n* de 1 son una parte activa del proceso de toma de decisiones del tratamiento. En este modelo de tratamiento, los médicos colaboran con el paciente para encontrar el camino de curación adecuado y único para esa persona. Se ha demostrado que este enfoque colaborativo mejora los resultados de salud entre los pacientes con enfermedades crónicas.[1] Está bien documentado que un paciente que participa en un ensayo *n* de 1 tiene una mayor comprensión y conciencia de su enfermedad y siente una mayor sensación de control respecto a las decisiones sobre su salud.[2] Este enfoque de empoderamiento personal no solo funciona para curar la mente, sino también el cuerpo. Este es el enfoque que quiero que adoptes respecto al ayuno.

Construir un estilo de vida de ayuno es un viaje personal en el que descubres el camino que mejor te funciona a ti. Eso significa averiguar cómo incorporar el ayuno a tu vida, sin importar lo ajetreada que sea esa vida. Determinar cuánto tiempo quieres estar en estado de ayuno cada día es una necesidad indudable y puede ser muy divertido una vez que encuentras tu ritmo de ayuno. Puedes personalizar la duración de tus ayunos según las necesidades del cuerpo y lo que estés intentando conseguir. También puedes adaptarlos en función de acontecimientos de la vida que te hacen cambiar tu tipo de alimentación, por ejemplo vacaciones, obligaciones sociales y horarios laborales. La mayoría de las dietas son rígidas y difíciles de personalizar, a menudo te obligan a modificar tu vida para cubrir las exigencias de tu nuevo plan de salud en lugar de hacer lo contrario. Deja que el ayuno trabaje a tu favor. Para ello, vamos a considerar lo que denomino «los cuatro pilares» mientras empiezas este viaje.

LOS CUATRO PILARES DE UN ESTILO DE VIDA DE AYUNO

PILAR número 1: Identifica los objetivos

Lo que estás intentando lograr con el ayuno es clave. No te puedo decir el número de sesiones de preguntas y respuestas que he hecho con mi comunidad *online* en la que alguien me ha preguntado: «¿cuál es el mejor ayuno para mí?». ¡Me encantaría que fuera tan sencillo! Todo depende de lo que intentas lograr con el ayuno. Como cada uno de los seis ayunos que he señalado en este libro tiene efectos curativos distintos, es realmente importante que construyas un estilo de vida de ayuno que esté en concordancia con lo que quieras lograr. ¿Es perder peso? ¿Tener más energía? Solo porque yo haya comentado seis tipos de ayuno según su duración no significa que necesariamente quieras hacer los seis. Normalmente, las mujeres a las que veo usan el ayuno por tres razones: perder peso, equilibrar hormonas y/o superar una enfermedad concreta.

Perder peso

Igual que pasa con muchas dietas, mientras las mujeres construyen un estilo de vida de ayuno es muy común que pierdan peso de una forma muy distinta a los hombres. Por ejemplo, los hombres pueden empezar el ayuno de 15 horas al día y perder entre diez y quince kilos en un mes. Normalmente, las mujeres no pierden peso tan rápido. Aplaudo a las parejas que se embarcan juntas en cambios en el estilo de vida, puesto que es mucho más fácil hacerlo con la pareja, pero cuando solo uno pierde kilos deprisa a menudo el otro se desanima.

Lo segundo que hay que recordar al hacer ayuno si se es mujer es que puede que debas hacer ayunos más largos cada cierto tiempo. Como he mencionado anteriormente, hacer un ayuno de 36 horas puede acelerar enormemente los resultados de la pérdida de peso, sobre todo para las mujeres. Crear ese estrés hormético más profundo

118 · AYUNAR PARA SANAR

en el momento adecuado del ciclo puede activar el interruptor de verdad en tus resultados para la pérdida de peso. Solo asegúrate de hacerlo en el momento adecuado.

Equilibrar las hormonas

Muchas mujeres han observado que el ayuno es una herramienta efectiva para regular enfermedades hormonales como SOP, infertilidad y síntomas de menopausia. Para esos problemas, el ayuno para las mujeres funciona de verdad. Cuando empiezas a regular la insulina, puede que veas que tus hormonas sexuales se equilibran de forma natural. Dicho esto, recuerda que las hormonas son como un blanco en movimiento, y por eso tengo unas recomendaciones que hacerte. La primera y más importante, asegúrate de seguir los protocolos para los problemas y enfermedades que subrayo para ti en la parte III de este libro.

La segunda recomendación es que cuando tu objetivo para hacer ayuno sea equilibrar las hormonas, debes tener paciencia. He visto que se tarda hasta 90 días en encontrar el ritmo del ayuno. Algunos problemas se resuelven deprisa cuando empiezas a usar los conceptos de interruptor metabólico a tu favor hormonal; otros requieren más tiempo. He descubierto que cuanto más tiempo ha estado contigo un desequilibrio hormonal, más tiempo puede tardar en resolverse. Pero los milagros pueden suceder cuando haces ayuno, así que no te rindas. Con el tiempo y la repetición, el ayuno te funcionará.

En lo referente a desequilibrios hormonales, quizás te interese hacer una prueba de orina como la DUTCH (orina seca para hormonas completas) para saber concretamente qué hormonas están desequilibradas y cuál es la mejor forma de programar los ayunos para arreglar esas hormonas. Por ejemplo, si sabes que tus niveles de estrógeno están bajos, puede que quieras hacer un ayuno más largo durante los primeros 15 días del ciclo, mientras que, si la progesterona está baja, debes asegurarte de no hacer ayuno la semana antes del período.

Aliviar problemas específicos

Muchas mujeres quieren utilizar el ayuno para superar complicaciones como una enfermedad autoinmunitaria, un diagnóstico de cáncer, diabetes, trastornos del estado de ánimo, demencia o Alzheimer. De nuevo, el ayuno puede mejorar espectacularmente esas afecciones, aunque cada una tiene que seguir ciertos protocolos (los encontrarás todos en el apéndice C). Considera dichos protocolos como los planes de tratamiento del ayuno. En mi práctica clínica, me gusta usar el ayuno como mi primera herramienta de referencia para ayudar a un paciente. Si sufres de alguna de estas condiciones, asegúrate de seguir el protocolo asociado.

PILAR número 2: Varía la duración de los ayunos

El objetivo con el ayuno es aprender un patrón que te funcione y que puedas mantener sin esfuerzo como un hábito de salud recurrente. Cuando aprendes a hacer ayuno, el paso más importante es descubrir las mejores horas para saltarte comidas. Mi observación clínica ha sido que, en general, la mejor rutina de ingesta y ayuno se encuentra dentro de una franja de ocho horas que va de alrededor de las 11 de la mañana a las 7 de la tarde.

Una vez que ya tienes esta base de tiempo y duración de ayuno, el paso siguiente es pensar cómo podrías empezar a incorporar ayunos de distinta duración. Es lo que denominamos «variación de ayuno» y es una forma potente de asegurarte de que nunca te estancas con los resultados del ayuno. Hay tres razones para querer variar los ayunos: evitar estancamientos, respetar las subidas hormonales y darte flexibilidad.

Evita estancamientos

Como el cuerpo está programado para funcionar siempre con el fin de permanecer en equilibrio, cuando haces ayuno de la misma forma todos los días, el cuerpo se empezará a sentir cómodo. Esto puede significar que dejes de tener resultados, igual que ocurre con cualquier dieta o programa de ejercicios, una vez que el cuerpo se estanque. Por lo tanto, es importante variar. Los pequeños estresores obligan al cuerpo a adaptarse y hacerse más fuerte; sin esos estresores, el cuerpo se vuelve complaciente. Variar la duración del ayuno hace que el cuerpo se mantenga a la expectativa y le da el suficiente estrés hormético para seguir funcionando al máximo.

Honra las subidas hormonales

Los cuerpos de las mujeres exigen que variemos los ayunos para adaptarlos a nuestras hormonas. Si sigues el ciclo de ayuno variando tus ayunos para adaptarlo al flujo de tus hormonas, encontrarás un ritmo natural que hará que el ayuno te parezca fácil. Tenemos un plan de variación natural construido inherentemente en nosotras. Cuando no lo ajustamos a la variación menstrual ni programamos nuestros ayunos en consecuencia, es cuando aparecen las reacciones adversas al ayuno. Cuando varías los ayunos de acuerdo con tus subidas hormonales, respetas las necesidades de estrógenos y progesterona. El estrógeno brillará cuando hagas ayuno un poco más de tiempo, mientras que la progesterona no quiere que hagas demasiado ayuno.

Hay dos momentos clave en los que alterar los ayunos: cuando los niveles de hormonas alcanzan el punto máximo en la ovulación y la semana antes de que empiece el período. Recuerda, cuando tus hormonas sexuales están en su punto más alto (la ovulación y la semana antes del período), los ayunos deben ser más cortos. Cuando los niveles hormonales sean bajos (cuando empieza el ciclo y después de la ovulación), los ayunos pueden ser más largos. Verás cómo se lleva a cabo todo esto con el ciclo del ayuno en el capítulo 8.

Un indicador común de que una mujer no varía el ayuno para adaptarlo lo mejor posible a su ciclo es el resultado que consigue. Algunas mujeres observan que empiezan a aumentar de peso, otras se quedan sin períodos o vuelven a tener síntomas que tenían tiempo atrás. He sido testigo de cómo demasiadas mujeres hacían ayuno contra el ritmo natural de sus hormonas, lo que las conducía a un camino de síntomas no deseados. Ten en cuenta que nuestros cuerpos prosperan con ciclos, te será útil a la hora de construir un estilo de vida de ayuno.

Sé flexible

Cualquier herramienta de estilo de vida que sea demasiado rígida y difícil de seguir fracasará con el tiempo, sin duda. Lo bonito de variar los ayunos es que puedes adaptarlos a los cambios de rutina naturales de la vida. Esta flexibilidad es lo que te conducirá al éxito.

Hay momentos en los que rompemos la rutina y tenemos que cambiar la duración del ayuno, por ejemplo, cuando estamos de vacaciones. Imaginemos que hay una gran fiesta en la oficina. Te sugiero que ayunes todo el día y que te permitas disfrutar de toda esa comida fantástica con los compañeros de trabajo esa noche. Otro caso sería que tu familia está de visita y quiere salir a desayunar. Podrías no hacer ayuno en absoluto ese día. O quizás estés de vacaciones. ¿Quién quiere privarse de una comida fantástica cuando está fuera? Disfrútala. Cuando vuelvas a casa o a tu rutina, puedes retomar directamente tu régimen de ayuno más estructurado.

La flexibilidad es lo que hace que construir un estilo de vida de ayuno sea tan divertido. Consigues crearlo como mejor se ajuste a tus experiencias de vida. Este es un defecto enorme de demasiadas dietas. Si estás en casa con una rutina, esa dieta puede ser fácil de seguir. En cuanto esa rutina cambia o se te presenta un evento social que no tiene la comida que exige esa dieta, te bloquea la difícil decisión de qué comer. El ayuno es libertad.

PILAR número 3: Varía tu elección de alimentos

¿Acabas comiendo siempre lo mismo? Durante años, hacía esta pregunta a las mujeres y su respuesta siempre era la misma: sí. De hecho, comían los mismos 30 y tantos alimentos muchas veces.

Pero, repite conmigo: el cuerpo femenino prospera cuando eliges comida nueva, única y diferente. ¿Recuerdas esas dietas que has hecho que te hacían comer los mismos alimentos todos los días? Eso no va bien ni para las hormonas ni para el intestino. En el apartado siguiente, te explicaré las dos variaciones de comida que recomiendo para mujeres y que te darán la variedad que el cuerpo necesita para funcionar de forma óptima: la dieta cetobiótica y el festín hormonal.

Una razón por la que solemos comer las mismas cosas es que tenemos antojos. Es habitual dejar que las papilas gustativas dicten tu elección de alimentos. Los antojos a menudo son un obstáculo difícil de superar para muchas mujeres. Si el cerebro te manda señales constantes de que quiere comida que no apoya a tu salud, la salud a largo plazo siempre se resentirá. No dejes que eso te deprima. Puedes cambiar tus antojos rebeldes variando las comidas que eliges. Con cada comida nueva que pruebas, alimentas a microbios nuevos. A medida que esos microbios prosperan, enviarán señales a tu cerebro que le dicen que tienen antojo de comidas nuevas. Numerosos estudios demuestran que tu microbioma tiene una fuerte influencia en las preferencias de comida. Por ejemplo, ¿sabías que hay microbios del intestino que hacen que ansíes comer chocolate? Pregunta a cualquier persona diagnosticada de cándida, un hongo que vive en el intestino. Seguro que te dicen que tienen un antojo enorme de dulce. Esto se debe a que un hongo como la cándida afectará a tus preferencias de comida enviando señales al cerebro, diciéndole lo que quieres comer para seguir viva. ¡Es una locura! Si sucumbes a las preferencias de comida de esos microbios, comiendo las cosas que exigen una y otra vez, se harán cada vez más fuertes. Una de las ventajas de variar los ayunos y las comidas es que, con el tiempo, cambias el terreno del intestino y matas a los bichos. A medida que mueran esos microbios, también lo harán tus antojos. En mi práctica clínica, he observado que crear un estilo de vida de ayuno es más potente para cambiar los antojos que cualquier otra herramienta que haya visto. ¡Y la investigación también lo demuestra!

PILAR número 4: Rodéate de una comunidad de apoyo

Gran parte del éxito de cualquier dieta es tener un entorno que te apoye. Cuando te rodeas de gente que está tan emocionada como tú con este nuevo viaje, esa positividad tiene un efecto dominó. Y recuerda, las mujeres tendemos de forma natural a crear comunidad. ¿Recuerdas la jerarquía hormonal? Todas tus hormonas están muy influidas por la hormona reina, la oxitocina. Cuando construyes un estilo de vida de ayuno que influye en la insulina, amplías los resultados maximizando la oxitocina. Conectar con otras personas de la comunidad te da una enorme ráfaga de oxitocina. La verdad es que creo que es una de las razones por las que las mujeres de mi comunidad *online* consiguen esos resultados tan increíbles. Las he rodeado de un equipo de apoyo y una comunidad positiva que las anima. Nada te hace sentir tan bien como la oxitocina.

La comunidad también es clave para la curación. No puedo enfatizarlo lo suficiente. El aislamiento nos perjudica; la comunidad nos une. Recurre a la comunidad de otras mujeres mientras construyes este estilo de vida de curación para ti misma. Reúne a algunas amigas y haced ayuno juntas. Haced ejercicio juntas. Animaos las unas a las otras. Apoyaos entre todas. Fracasad algunas veces juntas. Pero disfrutad de la experiencia de intentar un enfoque nuevo de salud. Divertíos. La curación debe ser una experiencia comunitaria en la que todo el mundo gane.

CONSIDERACIONES RESPECTO AL ESTILO DE VIDA

La mayoría de las mujeres descubren que el ayuno se convierte en una forma de vida que pueden mantener durante años. Teniendo esto en cuenta, quiero darte algunas ideas sobre cómo aprovechar al máximo este nuevo estilo de vida y hacer que te funcione.

Relaciones

Esta consideración es la primera de la lista. ¿Por qué? Hay muchos factores en la vida que determinarán lo saludable que eres y tus relaciones sin duda son uno de ellos. Tener relaciones buenas, positivas y de apoyo es clave para vivir una vida saludable. Además, hay que tener en cuenta la ráfaga de oxitocina que consigues al saber que estás rodeada de personas a las que quieres. Vamos a asegurarnos de que a medida que aprendes el arte del ayuno, sigues siendo capaz de sentarte a comer con las personas a las que quieres. Recuerda que un estilo de vida de ayuno debe ser divertido y flexible y debe permitirte estar en comunidad con tus seres queridos y, al mismo tiempo, desarrollar tu salud.

Una pregunta que me plantean a menudo es cómo hacer ayuno cuando se tienen exigencias familiares. Preparar la comida de los niños por la mañana, cenar con toda la familia por la noche, tener distintas preferencias de comida... ¿Cómo construyes un estilo de vida de ayuno en este contexto? Todo se puede personalizar. Verás que hacer ayuno te permitirá cubrir esas demandas. La flexibilidad es la base del ayuno como estilo de vida para la mujer.

Horario

También verás que variar tus ayunos y comida te permitirá hacer coincidir tu estilo de vida de ayuno con cualquier circunstancia. Quizás el horario más complicado que he tenido que crear para un estilo de vida de ayuno haya sido para la actriz Kat Graham. Se puso en contacto conmigo cuando rodaba una película de noche. ¡Eso sí que es estropear el ritmo circadiano! El horario nocturno le obligaba a acostarse a las 6 de la mañana y empezar el día a las 12 del mediodía. Con días largos y un horario irregular su energía estaba por los suelos, así que teníamos que crear un estilo de vida de ayuno que alimentara sus mitocondrias. En aquel momento, no estaba ayunando, así que le enseñé a hacer ayunos intermitentes cortos, a tomar café con aceite TCM hasta primera hora de la tarde y, después, romper el ayuno con una comida vegetariana rica en proteínas, lo que hacía hasta el momento de rodaje principal. Aquel pequeño toque a su ayuno como estilo de vida le devolvió la energía y la ayudó a superar los rigores del rodaje de aquella película.

Nivel de actividad

Adaptar el ayuno como estilo de vida para que cubra tu nivel de actividad puede ser clave. Tanto si eres un atleta de alto rendimiento como si solamente necesitas más combustible para un día largo en la oficina, puedes adaptar el ayuno y las franjas para comer según la producción de energía que necesites. He visto a mujeres deportistas de alto rendimiento construir un ayuno como estilo de vida alrededor de los momentos en los que deben estar al máximo. Una de mis pacientes, Susie, corría maratones con 37 años. En una rutina semanal, tenía carreras de menos kilómetros y otros días ampliaba las carreras y hacía distancias largas. Construimos sus ayunos y comidas alrededor de su horario de entrenamiento teniendo en cuenta también sus fluctuaciones hormonales. A través de un enfoque personalizado que le hizo recurrir a ayunos más largos en los días de menos kilómetros y a acortar la ventana de ayuno los días antes de sus carreras más largas, Susie no solo ganó en resistencia, sino que también mejoró sus marcas. Si tienes grandes exigencias físicas o mentales, construir un ayuno como estilo de vida mejorará tu rendimiento en lugar de agotarte.

Espero que estés viendo el patrón que hay. Tú eres única, y, por lo tanto, variar tus ayunos y tu comida para dar respuesta a tus hormonas y estilo de vida mejorará tu rendimiento y la alegría que experimentas en cualquier tarea de la vida.

Un gran ejemplo de cómo puedes tomar estos pilares del ayuno como estilo de vida y transformar tu salud es Kathy, miembro de mi grupo privado de apoyo, la Reset Academy. Como mujer perimenopáusica de 45 años con problemas con la diabetes de tipo 2 y obesidad, tenía casi 45 kilos de sobrepeso e iba por el camino de sufrir problemas de salud, y lo sabía. A menudo se encontraba en la consulta del médico buscando respuestas, pero se iba frustrada por su falta de orientación sobre los cambios en el estilo de vida que podía hacer. Lo único que él le recomendaba era que perdiera peso y que vigilara su ingesta de azúcar. Pero, ¿cómo lo iba a hacer? Había intentado trucos para perder peso durante años, pero luego lo recuperaba. Estaba lista para tomar acción y estaba desesperada por encontrar una salida para la desregulación de su azúcar en sangre y su dependencia de los medicamentos.

Kathy tomó cartas en el asunto y buscó en YouTube para entender mejor las causas subyacentes de la diabetes de tipo 2. Parémonos un momento a pensar. El hecho de que el médico de Kathy no estuviera preparado para dar un mejor asesoramiento nutricional hizo que ella se sintiera desempoderada y se viera obligada a buscar soluciones en otra parte. El lado positivo de las redes sociales es que puedes aprender por tu cuenta a resolver muchos de tus problemas de salud. Esto supone un enorme cambio de paradigma en el mundo de la atención sanitaria. Los consejos que muchos médicos y expertos en salud dan en estas plataformas pueden ser muy buenos. Solo hace falta tenacidad para encontrar la información adecuada para ti. Y Kathy encontró la información adecuada en el mundo del ayuno. Su primer paso fue entrenarse sola para hacer ayuno intermitente. Al cabo de unos meses, había perdido nueve kilos. Estaba tan animada con los resultados que estaba abierta a evaluar su elección de alimentos. Combinó el estilo de vida de ayuno intermitente con la dieta Whole30 y perdió aún más peso. Cada kilo que perdía la motivaba. Necesitaba menos medicación, sus niveles de azúcar en sangre bajaban y por primera vez en años sentía que volvía a tener el control de su salud.

Después de hacer ayuno intermitente unos meses, Kathy decidió jugar más con su elección de alimentos. Se informó sobre la dieta cetogénica y se dio cuenta de que al reducir su carga de carbohidratos podía acelerar los resultados de su pérdida de peso. En aquel momento, el ayuno había llegado a ser tan útil para sus objetivos de salud que solo hacía una comida al día. Combinando una versión extremadamente baja en carbohidratos de la dieta cetogénica con su estilo de vida de ayuno, en el que comía una vez al día, le dio unos resultados increíbles. Nueve meses después de haberse sentado en la consulta del médico aquel día buscando soluciones de estilo de vida para sus problemas crónicos de salud, pesaba casi 32 kilos menos.

El milagro eres tú, no la dieta. Mientras seguimos este viaje por el ayuno juntas, recuerda siempre que, como mujer, las hormonas dominan todos los aspectos de tu vida. Aunque no nos guste, nuestras hormonas siempre tienen el control. Tanto si tienes 25 como 65 años, las subidas hormonales son complejas. Por eso, tu ayuno como estilo de vida será muy distinto al de tu marido, hermano, hijo o mejor amigo. No compares tus esfuerzos de ayuno con los suyos. Puedes poner a un hombre a hacer ayuno y a menudo conseguirá resultados deprisa. No siempre ocurre eso en el caso de las mujeres. Mantente positiva y en tu camino hormonal.

Si te sientes frustrada en algún momento en tu camino de ayuno, quiero recordarte que no existe el fracaso cuando se trata de ayuno. Si un día tienes la sensación de haber fallado, recuérdate a ti misma que solo es *feedback*. Sigue aprendiendo. No te rindas. Es en esa frustración cuando desarrollas neuronas nuevas en el cerebro. El fracaso es necesario para el éxito a largo plazo. Construir un ayuno como estilo de vida te dará resultados nunca vistos, pero también habrá contratiempos. Ten en cuenta que el conocimiento te puede animar, así que relee capítulos si lo necesitas, pero debes saber que la única forma de fracasar en el ayuno como estilo de vida es dejándolo. ¡Tú puedes! Estoy aquí contigo en cada paso del camino.

CAPÍTULO 6

Alimentos que apoyan a tus hormonas

La comida no es nuestra enemiga. De hecho, los alimentos adecuados pueden activar nuestros increíbles superpoderes hormonales. Es nuestro enfoque respecto a la comida lo que ha estado equivocado. Del mismo modo que no se nos ha enseñado a hacer ayuno específico para mujeres, tampoco hemos recibido el mensaje de que tenemos que comer de una forma distinta en cada momento del ciclo menstrual. Dejamos que nuestras papilas gustativas elijan los alimentos que ingerimos, y no nuestras hormonas. Cuando aprendes a comer con tus hormonas, literalmente puedes comerte el pastel sin tener que lidiar con las consecuencias.

Igual que para construir una casa hay que poner unos buenos cimientos, comer para favorecer a tus hormonas empieza con una base fuerte, levantada sobre cuatro principios: los ingredientes, la carga glucémica, la diversidad y el ciclo. Cuando entiendas estos principios, comer según tus necesidades hormonales será más intuitivo.

PRINCIPIO DE ALIMENTACIÓN NÚMERO 1: LOS INGREDIENTES IMPORTAN

Cuando era pequeña, a menudo iba a hacer la compra con mi madre. Y, como cualquier niño, siempre le rogaba que me comprara

130 AYUNAR PARA SANAR

algún capricho mientras serpenteábamos por los pasillos. Así que mi madre empezó un juego conmigo. Cada vez que yo veía algo que quería, tenía que leer los primeros cuatro ingredientes. Si el azúcar estaba en esos cuatro primeros elementos, no podía comprarlo. Una vez, yo quería muchísimo un Fruit Roll-Ups. Todos los niños del colegio los tenían a la hora de comer, se los enrollaban en los dedos y los chupaban con tanta alegría... Yo quería disfrutar de aquella diversión desesperadamente. Tan malo no podía ser, ¿verdad? Al fin y al cabo, ¡se llamaban FRUIT Roll-Ups! Pero su primer ingrediente era el azúcar, así que no había nada que hacer. Por frustrante que fuera, mi madre me enseñó una lección importante: los ingredientes importan.

Cuando miras la etiqueta de un alimento, el apartado superior es una tabla que te indica la composición nutricional de ese alimento y la parte de abajo te da la lista de ingredientes. En general, nos han condicionado a mirar la parte de arriba y después ir directamente a las calorías. Por desgracia, contar calorías no hace nada por nuestra salud hormonal. En cambio, la lista de ingredientes tiene un gran impacto en nuestras hormonas. Entrénate a ti misma para ir primero a la lista de ingredientes. Los buenos ingredientes saludables como aceites saludables, fruta y verdura orgánica y proteínas vegetales favorecen una excelente producción hormonal, mientras que ingredientes falsos, a rebosar de sustancias químicas, se han asociado con la alteración de la producción natural de hormonas y con contribuir a enfermedades metabólicas.

Mientras miras la lista de ingredientes, hay un par de preguntas que te animo a hacerte a ti misma. La primera es: ¿es larga la lista? Normalmente, cuanto más larga sea la lista de ingredientes, más posible es que hayan puesto sustancias químicas en esa comida. Piensa en cuando buscas una receta por primera vez. ¿Cuántos ingredientes necesitas para prepararla? ¿Entre cinco y ocho, quizás? Las etiquetas nutricionales actuales, además de ser extremadamente largas, están a rebosar de ingredientes difíciles de entender. Una regla fácil de recordar es: si una lista tiene más de cinco ingredientes, devuelve el producto a la estantería. Cuantos más tenga, más oportunidades hay de que haya una sustancia química o dos.

La segunda pregunta que debes hacerte es si reconoces los ingredientes. La calidad de la comida tiene mucha importancia. Cuando leas una lista de ingredientes, pregúntate si sabrías encontrar ese ingrediente en el supermercado. Si nunca has oído hablar de ese ingrediente y no sabes en qué pasillo podría estar, es bastante probable que sea un ingrediente sintético que tiene el potencial de destruir tu salud.

Ingredientes tóxicos a evitar

Una cruda verdad es que la época en la que todos los ingredientes de la comida eran seguros ha quedado atrás. Para muchas empresas de alimentación, la vida útil y los márgenes de beneficio son más importantes que tu salud, razón por la cual hemos visto un repunte de ingredientes tóxicos en nuestras comidas. Algunos de estos ingredientes puede que te resulten familiares. Pesticidas, conservantes, colorantes y sabores artificiales son ingredientes comunes en las etiquetas de la comida. Una buena regla general es que si no lo puedes pronunciar, probablemente sea una sustancia química.

Para empezar, puede ser difícil hacerte a la idea de que haya ingredientes que podrían perjudicar nuestra salud que llegan a nuestra comida. ¿No debería haber regulaciones sobre lo saludables que deberían ser los ingredientes? Bueno, las había. Por desgracia, las reglas respecto a lo que se considera seguro en productos alimenticios ha cambiado notablemente en las últimas décadas. Se ha creado una categoría nueva para los ingredientes emergentes. Se denomina GRAS, (Generalmente Reconocido Como Seguro, por sus siglas en inglés). Los ingredientes que se engloban en esta categoría se consideran seguros hasta que se demuestre lo contrario. En vez de tener que dedicar años y cientos de miles de dólares a demostrar la seguridad de un ingrediente, las empresas alimentarias pueden acelerar la aprobación haciendo que la evalúe un panel de expertos de la FDA (Organismo para el control de alimentos y medicamentos de Estados Unidos).

Si no hay una prueba clara de daño, pese a la falta de investigación a largo plazo, el ingrediente se puede clasificar como GRAS. En los últimos veinte años, más de 50.000 ingredientes se han incluido en esta categoría.

Un ejemplo de ingrediente GRAS común que se permitía en nuestra comida y que posteriormente se descubrió que era dañino es el aceite parcialmente hidrogenado. En 2015, después de años en la lista GRAS, se demostró que los aceites parcialmente hidrogenados provocaban enfermedad cardiovascular, lo que obligó a las empresas alimentarias a sacarlos de sus productos.[1] Sin embargo, durante 60 años, los aceites parcialmente hidrogenados no se cuestionaron. Esta falta de regulación por parte de la FDA ha hecho que muchos grupos de protección del consumidor se preocupen, y es algo de lo que deberías ser consciente. Te animo a apartarte de las comidas que lleven ingredientes que no reconozcas. Cuanto más misterioso suene un ingrediente, más sospechoso me parecería. Entre los ejemplos de ingredientes GRAS se incluyen sorbitol, fosfato de aluminio y sodio, los conservantes BHA y BHT, nitratos y nitritos. Para confundir aún más las cosas, hay algunos ingredientes que pueden parecer benignos pero que pueden ser perjudiciales, como los aromatizantes naturales. ¿Acaso no buscamos lo natural en lo que comemos? Sí, pero tenemos que mirar con más atención lo que significa «natural». La FDA define un aroma natural como «sustancia extraída, destilada o derivada de una forma parecida de un material animal o vegetal, tal y como es o bien después de haber sido tostada, calentada o fermentada, cuya función sea el sabor, no la nutrición». La parte clave de esa definición es que el propósito de este ingrediente vago es el sabor, no la nutrición. Se estima que existen unos 3.000 aditivos alimentarios que se pueden incluir en la categoría de saborizantes naturales. Según el Environmental Working Group, muchos de estos saborizantes son sustancias químicas, solventes portadores y conservantes, como por ejemplo glicol de propileno, ésteres poliglicéridos de ácidos grasos, mono y diglicéridos, ácido benzoico y polisorbato 80.[2] Uno de los ingredientes de los saborizantes naturales que puede que conozcas es el glutamato monosódico, una neurotoxina demostrada que se ha relacionado científicamente con obesidad, trastornos neurodegenerativos del cerebro como Alzheimer y anomalías reproductivas. [3]

Por confuso que pueda parecer todo esto, hay varias preguntas sencillas que te puedes hacer a ti misma que garantizarán que no acabes con un plato a rebosar de sustancias químicas que destrozan las hormonas.

- ¿Es larga la lista de ingredientes?
- ¿Cuáles son los primeros?
- ¿Reconoces los ingredientes?
- ¿Alguno de los ingredientes suena como un experimento químico?
- ¿Qué tipo de aceites, azúcares y harinas aparecen?
- ¿Ves algún tipo de color, saborizante o colorante artificial en la lista?

Lo aconsejable es que veas la lista y sientas que la comida que estás a punto de ingerir está hecha en la naturaleza, no en un laboratorio químico. Conclusión: los alimentos de la naturaleza (los que proceden directamente de la tierra) van a ser los mejores para tus hormonas. Por ejemplo, una patata es mejor que una patata frita de bolsa. Comprar una patata en la tienda y cocinarla en casa va a ser más nutritivo que una bolsa de patatas fritas que han sido preparadas con aceites perjudiciales y rociadas con sustancias químicas y tóxicas. Una sustancia química que se suele pulverizar en las patatas fritas de bolsa es acrilamida, que se ha demostrado que causa cáncer en estudios con animales y que daña los nervios de los trabajadores que están expuestos a dicha sustancia repetidamente en las fábricas. [4]

Alimentos que tienes que añadir

Una vez que empiezas a reconocer y a evitar estos ingredientes, te puedes concentrar en lo que comes. Los alimentos de buena calidad favorecerán tu salud de muchas formas. Notarás que he dicho «alimentos» no «ingredientes». Los alimentos de mejor calidad no tienen una lista de ingredientes. Los productos frescos son un ejemplo. Una manzana no necesita etiqueta porque está en su forma original, no necesita alteraciones. En cuanto empiezas a alterar o añadir cosas al alimento original, verás una lista de ingredientes en esa comida. En general, es bueno seguir la regla de que cuando entras en la tienda te quedes en su perímetro. Ahí es donde suelen vivir los alimentos frescos y que no llevan sustancias químicas. Los alimentos de buena calidad se dividen en tres categorías: los que favorecen la producción de hormonas, los que construyen los músculos y los que desarrollan la microbiota intestinal.

Alimentos que favorecen la producción de hormonas

Tus hormonas sexuales (estrógeno, progesterona y testosterona) se ven muy influidas por lo que comes. Si estuvieras en un restaurante y esas hormonas pidieran por ti, cada una querría algo distinto. Comprender lo que ansía cada una de estas hormonas es clave para usar los alimentos en su beneficio.

El estrógeno prospera cuando mantienes la glucosa y la insulina bajas. Si esta hormona pidiera la comida, querría una ensalada antes que un bocadillo. El pan eleva el azúcar en sangre, cosa que no gusta al estrógeno. Cuando empieza el período y el cuerpo intensifica tus niveles de estrógeno, recurrir a una dieta baja en carbohidratos hasta la ovulación puede dar al estrógeno una oportunidad de destacar. Si tienes la menopausia y te enfrentas a niveles de estrógenos que bajan rápidamente, una dieta baja en carbohidratos parece un salvavidas que te lanzan para salvarte de la resistencia a la pérdida de peso, la niebla mental y los sofocos. Las mujeres que lidian con problemas de fertilidad debidos a una falta de estrógenos saludables pueden recurrir a la dieta cetogénica para recuperar una ovulación normal. Hay muchas razones por las que me encanta la dieta cetogénica, pero para las mujeres me gusta sobre todo por su influencia para regular el estrógeno. Los desequilibrios en el estrógeno afectan a demasiadas mujeres. El dominio del estrógeno contribuye a disparar los índices de cáncer hormonal, mientras que su disminución hace que las mujeres con menopausia tengan un frenesí hormonal. En la raíz de ambos extremos del nivel de estrógeno está la resistencia a la insulina. Sin embargo, demasiadas mujeres no saben que son resistentes a la insulina.

Además de mantener la carga de carbohidratos baja, el estrógeno querría que añadieras ciertos alimentos. El primero son las grasas buenas, concretamente comidas naturalmente altas en colesterol. El colesterol es un precursor para fabricar estrógeno y cualquier alimento que favorece una producción saludable de colesterol es una victoria para el estrógeno. Si la idea de subir el colesterol te da miedo, recuerda que hay colesterol bueno y malo. Para fabricar estrógeno, necesitas más colesterol bueno conocido como lipoproteína de alta densidad o HDL. Este colesterol saludable es tan crucial para el estrógeno que tu cuerpo milagroso convertirá tu nivel de colesterol a lo largo del ciclo menstrual, elevando el HDL en los momentos de tu ciclo en los que necesitas más estrógeno.[5] Es fantástico, ¿verdad? Puedes utilizar la dieta a tu favor para asegurarte de que el cuerpo tenga suficiente colesterol saludable para producir estrógeno de forma eficiente.

El estrógeno también adora a los fitoestrógenos, que son compuestos de origen vegetal que imitan al estrógeno. Cuando estos compuestos entran en el cuerpo, se unen a los receptores de estrógenos y el cuerpo los trata como estrógenos. El fitoestrógeno más popular que puede que conozcas es la soja. A pesar de que tenga mala prensa por contribuir a cánceres hormonales como el de pecho y ovario, la investigación actual demuestra que la soja orgánica puede ayudar a favorecer la producción de estrógeno protector.[6] Cuando hablamos de comida y estrógeno, hay muchos mensajes contradictorios sobre alimentos que favorecen la producción de estrógenos saludables y alimentos que causan la proliferación de estrógenos tóxicos. Hacer ciclos de dosis pequeñas de soja orgánica en la dieta en forma de tofu o *edamame* puede favorecer la producción de estrógeno saludable. Pero la soja no es la única fuente de fitoestrógeno. Otros fitoestrógenos que son útiles y mantienen el azúcar en sangre bajo son las semillas, los frutos secos, las legumbres, las frutas y las verduras.

ALIMENTOS QUE FAVORECEN AL ESTRÓGENO

GRASAS BUENAS

- Aceite de oliva
- Aceite de linaza o lino
- Aceite de semillas de sésamo
- Aguacates

SEMILLAS Y FRUTOS SECOS

- Nueces de Brasil
- Almendras
- Anacardos
- Cacahuetes tostados y salados
- Piñones
- Semillas de calabaza
- Pipas de girasol
- Nueces
- Semillas de sésamo

LEGUMBRES

- Guisantes
- Garbanzos
- Habas de soja o *edamame*
- Garrofones
- Algarrobos
- Judías rojas
- Judías mungo
- Judías pintas
- Judías de ojo negro
- Lentejas

FRUTAS Y VERDURAS

- Coles
- Repollo
- Espinacas
- Cebolla
- Ajo
- Calabacín
- Brócoli
- Coliflor
- Fresas
- Arándanos azules
- Arándanos rojos

Se atribuyen numerosos beneficios para la salud al consumo de estos fitoestrógenos, como reducción del riesgo de osteoporosis, de enfermedad cardíaca, de cáncer de pecho y de los síntomas de la menopausia. La producción de estrógeno saludable también es clave para que se dé una ovulación normal. Dentro del ciclo menstrual, necesitarás más producción de estrógeno durante los días anteriores a la ovulación, por lo que añadir grasas buenas y muchos fitoestrógenos es esencial.

La progesterona es otra hormona que se ve muy influida por los alimentos que eliges. Imagina que la progesterona y el estrógeno son hermanos. Puede que provengan de la misma familia y que se parezcan mucho, pero tienen personalidades muy distintas. Esto significa que cuando se trata de comida y ayuno, queremos tratarlos a cada uno de una forma concreta. El estrógeno prefiere que el azúcar en sangre esté bajo, mientras que la progesterona preferiría que estuviera un poco más alto. Por ese motivo, es habitual que la semana anterior al período tengas muchas ganas de comer hidratos de carbono. Si te controlas el azúcar en la sangre con regularidad, puede que hayas notado que se eleva de forma natural la semana antes del período. Se trata de una respuesta normal del cuerpo para asegurarse de que tienes todos los componentes adecuados para producir progesterona. Los alimentos que favorecen la producción de progesterona tendrán un índice glucémico naturalmente más elevado. Por ejemplo, las patatas provocarán un pico más alto de azúcar en sangre, lo que ayuda a la progesterona con la ráfaga de glucosa que necesita. Pero ten cuidado, porque si las mezclas con aceite perjudicial, las patatas pasan a ser inflamatorias muy deprisa. Así que, lo siento, señoras, nada de patatas fritas.

ALIMENTOS QUE FAVORECEN LA PROGESTERONA

TUBÉRCULOS

- Patatas blancas
- Patatas rojas

- Boniatos
- Ñames o batatas
- Remolacha
- Nabos

- Hinojo
- Calabaza
- Calabaza moscada
- Calabaza bellota
- Calabaza Honeynut
- Calabaza espagueti

VERDURAS CRUCÍFERAS

- Coles de Bruselas
- Coliflor
- Brócoli

FRUTAS TROPICALES

- Plátanos
- Mangos
- Papaya

FRUTAS CÍTRICAS

- Naranjas
- Pomelos
- Limones
- Limas

SEMILLAS

- Girasol
- Linaza
- Sésamo

LEGUMBRES

- Garbanzos
- Judías rojas
- Judías negras

Alimentos que construyen músculo

La fuerza muscular es muy importante para tu salud general. La investigación muestra que las mujeres que se centran en construir músculo a lo largo de su vida no solo están más sanas desde el punto de vista metabólico, sino que pueden construir huesos más fuertes, tienen menos depresión y viven más tiempo. Construir músculo no es solo una actividad que haces en el gimnasio; requiere comer comidas altas en proteína. La proteína estimula un proceso de curación celular denominado mTOR. Cuando hacemos ayuno, estimulamos la vía de la autofagia. En cambio, cuando comemos, estimulamos la mTOR. Son dos mecanismos de curación celular opuestos. Si buscas tener un cuerpo de aspecto muscular y sin grasa, debes saber que el ayuno es la herramienta para lograr estar magro, mientras que comer proteína te ayudará a ponerte más fuerte. Es una combinación preciosa.

Sin embargo, escoger la proteína adecuada para el cuerpo no es tan fácil como parece. Igual que ocurre con muchos alimentos que vemos a diario, tiene versiones buenas y malas. Cuando se trata de proteína, debemos considerar dos cosas: calidad y cantidad. Empecemos por la calidad. La proteína se da en dos formas: animal y vegetal. Ambos tipos tienen pros y contras. Saber qué fuente de proteínas funciona mejor para tus objetivos de salud es importante.

Las moléculas clave que componen los alimentos ricos en proteína son los aminoácidos, que resultan esenciales no solo para construir músculo, sino también para mantener el funcionamiento óptimo del cerebro y el sistema inmunitario. La deficiencia de aminoácidos puede dar como resultado un empeoramiento del sistema inmunitario, problemas digestivos, depresión, problemas de fertilidad y niebla mental. Debido al impacto positivo que los aminoácidos pueden tener en muchos aspectos de tu salud, es aconsejable que te familiarices con los alimentos ricos en aminoácidos.

Existen veinte aminoácidos en total, nueve de los cuales se consideran esenciales, lo que significa que el cuerpo no los puede fabricar solo, así que los tienes que conseguir de una fuente externa. La proteína animal es la que reúne la mayor cantidad de aminoácidos y te proporciona los nueve aminoácidos esenciales. Las proteínas vegetales no tienen la misma potencia en aminoácidos. No hay ninguna planta que tenga los nueve aminoácidos esenciales, así que si no consumes alimentos de origen animal tienes que asegurarte de comer una buena variedad de alimentos vegetales para completar el perfil de aminoácidos que necesita el cuerpo. A muchos vegetarianos les resulta útil añadir un suplemento de aminoácidos porque es demasiado difícil comer la variedad de plantas que garantice la gama completa de los nueve aminoácidos.

Para construir músculo, hay que concentrarse en tres aminoácidos específicos: leucina, isoleucina y valina. La leucina es la más importante. Los alimentos de origen animal altos en leucina incluyen pollo, vaca, cerdo, pescado, leche, queso y huevos. Las proteínas de origen vegetal que te dan leucina son las semillas de calabaza, las judías blancas y el tofu. Si eres vegetariana y quieres construir músculo, debes asegurarte de comer suficientes alimentos densos en leucina. Si te parece que hay una oferta demasiado limitada, podrías añadir un buen suplemento de aminoácidos.

ALIMENTOS QUE CONSTRUYEN MÚSCULO

ALIMENTOS RICOS EN LEUCINA, ISOLEUCINA Y VALINA

- Pollo
- Ternera
- Cerdo
- Pescado
- Leche

- Queso
- Huevos
- Semillas de calabaza
- Judías blancas
- Tofu

Tanto con alimentos animales como vegetales, debes asegurarte de saltarte las sustancias químicas que actúan como disruptores endocrinos. En las dietas de origen vegetal, son los pesticidas que se rocían en las comidas lo que puede tener un impacto negativo en las hormonas. En cambio, lo que debes evitar en las proteínas animales son los antibióticos y las hormonas de crecimiento. El mejor enfoque para conseguir comidas limpias y saludables es elegir siempre alimentos orgánicos, sin OMG (organismos modificados genéticamente), antibióticos ni hormonas siempre que sea posible.

El segundo principio de la proteína es centrarse en la cantidad. Usar proteína para construir músculo exige comer una cantidad suficiente. Se necesitan 30 gramos de proteína en una comida para desencadenar el proceso denominado mTOR y construir músculos más fuertes.[7] La cantidad es cada vez más importante a medida que envejecemos. Después de los 40, los sensores de aminoácidos de nuestros músculos se empiezan a debilitar. Cuando eres más joven, sueles pensar en los músculos como algo necesario para estar guapa en bañador, pero con la edad el músculo adquiere una importancia crítica para la funcionalidad. Sin importar tu edad, cuanto más músculo tengas, más fuerte te sentirás y mejor podrás activar el interruptor metabólico.

Alimentos que construyen el microbioma

Hay diez veces más células de bacterias en nuestro cuerpo que células humanas. Y el 90 por ciento de todas las bacterias que viven en el cuerpo están en nuestro intestino. Cuando comemos de forma saludable, alimentamos las bacterias buenas que viven en el revestimiento interno de la mucosa del intestino. Con el combustible adecuado, esas bacterias descomponen el estrógeno para la excreción, producen neurotransmisores para el cerebro, equilibran el sistema inmunitario y nos proporcionan melatonina para ayudarnos a dormir. En cambio, cuando comes ultraprocesados llenos de aceites malos, azúcares e ingredientes a rebosar de sustancias químicas, matas a las bacterias útiles y creas un entorno en el que prosperan las bacterias dañinas. Esto te encamina a un microbioma muy deficiente que conduce a ansiedad, azúcar elevado en sangre, baja producción de melatonina e incapacidad para descomponer estrógeno para la excreción. Si esto te resulta familiar, que no cunda el pánico. Cuando des a estas bacterias los alimentos adecuados, podrás devolverles su vitalidad en solamente tres días.

Las bacterias prosperan con tres tipos de alimentos: probióticos, prebióticos y polifenoles. Los probióticos contienen microbios vivos que favorecen la producción de neurotransmisores, el metabolismo de las vitaminas, la función inmunitaria adecuada y la reducción de la inflamación. Los alimentos probióticos a menudo están fermentados, por ejemplo, el chucrut o el yogur. Los alimentos prebióticos alimentan a los microbios útiles del intestino, lo que les permite multiplicarse. Los alimentos prebióticos tienden a contener más fibra, lo que los convierte en un combustible excelente para tu microbioma. En general, los polifenoles se encuentran en los alimentos de origen vegetal y no solo nutren los microbios del intestino, sino que también actúan como antioxidantes.

Para simplificar, me referiré a estos elementos como «los tres P». Una dieta alta en los tres P te ayudará a aumentar los buenos microbios que son críticos para tu salud hormonal. Los alimentos que construyen hormonas, que he mencionado más arriba, ayudan en la producción de hormonas, mientras que los tres P favorecen un microbioma saludable que ayuda a descomponer dichas hormonas, haciendo que nuestras células las puedan utilizar y favoreciendo una excreción saludable. Lo bonito de comer para tu microbioma es que hay un gran abanico de opciones.

Los alimentos ricos en probióticos

La primera P en la que debemos centrarnos son los alimentos ricos en probióticos. Se estima que tenemos más de 4.000 especies distintas de bacterias en el intestino y todas trabajan duro para mantenernos saludables. Es probable que a lo largo de la vida hayas tomado varias tandas de antibióticos, hayas experimentado períodos de estrés crónico o quizá hayas pasado varios años tomando la píldora anticonceptiva. Esos momentos de tu vida han matado a los microbios buenos del intestino. Añadir alimentos ricos en probióticos es la forma más rápida de reponer la reserva agotada. Entre los más potentes están los alimentos fermentados en los que se han utilizado microbios para descomponer los azúcares, reducir la carga glucémica y ofrecer un buen aporte probiótico. El proceso de fermentación permite que las bacterias útiles crezcan dentro de un alimento, lo que les suele dar un sabor amargo que ayudará a añadir nuevos tipos de bacterias útiles para nuestro intestino. Los beneficios de los alimentos fermentados son amplios. Pueden ser más fáciles de digerir, darnos más vitaminas y minerales que las verduras normales, mejorar síntomas de ansiedad y depresión y activar nuestro sistema inmunitario. Cada comida que fermentas puede proporcionar distintos efectos curativos. Por ejemplo, una de las verduras del *kimchi* es cebolleta fermentada, que se sabe que estimula la inmunidad viral.[8]

El kéfir es una fermentación de lácteos que nos aporta billones de bacterias útiles que reducen el colesterol malo y la tensión arterial, y nos proporciona un superávit de antioxidantes. Basta con que controles el azúcar que se añaden en estos placeres de bajo índice glucémico. [9]

Por suerte, los alimentos fermentados han pasado a ser muy populares y se puede encontrar todo tipo de verduras fermentadas y productos lácteos en las tiendas locales. Además, resulta fácil y seguro hacer comida fermentada en tu propia cocina. En el capítulo 11, te daré varias recetas con alimentos fermentados que son fáciles de hacer en casa.

ALIMENTOS FERMENTADOS RICOS EN PROBIÓTICOS

* Chucrut
* *Kimchi*
* Pepinillos
* Yogur
* Kéfir de lácteos
* Kéfir de agua
* Kombucha

Alimentos ricos en prebióticos

Lo que me lleva a la segunda P, alimentos ricos en prebióticos. Imagina que las bacterias buenas de tu intestino son tu mascota favorita, que te hace sentir feliz y querida y siempre te saca una sonrisa. ¿Qué pasaría si no le dieras de comer? Por desgracia, al final, se moriría, ¿verdad? Pues con las bacterias del intestino pasa lo mismo. Harán proezas increíbles para tu salud, pero las tienes que alimentar. Lo que más les gusta son los alimentos prebióticos. Algunos alimentos prebióticos que favorecen un microbioma sano se parecen mucho a los alimentos que construyen hormonas, lo que los hace especialmente beneficiosos para las mujeres. A continuación, verás algunos de los alimentos prebióticos más potentes que puedes comer.

ALIMENTOS PREBIÓTICOS

- Raíz de achicoria
- Raíz de diente de león
- Raíz de konjac
- Raíz de bardana
- Cebollas
- Tupinambo
- Ajo
- Puerros

- Espárragos
- Judías rojas
- Garbanzos
- Guisantes partidos
- Anacardos
- Pistachos
- Hummus

Alimentos con polifenoles

La última P que debes añadir a tu dieta son los alimentos con polifenoles. Están repletos de antioxidantes y son alimentos de origen vegetal que crean un entorno en el intestino que permite que prospere una amplia gama de microbios. Si los alimentos prebióticos alimentan a las bacterias buenas del intestino, los alimentos con polifenoles crean un hogar acogedor en el que las bacterias puedan replicarse. Aquí tienes un dato curioso: dos de los alimentos más densos en polifenoles son el vino tinto y el chocolate negro. Pero antes de que vayas corriendo al valle de Napa y te pongas a beber un cabernet caro, recuerda que la calidad de esos alimentos con polifenoles también importa. Por suerte, estamos viendo un aumento de popularidad de los vinos naturales bajos en alcohol que no contienen sustancias químicas perjudiciales, tienen más polifenoles y favorecerán un microbioma saludable mejor que el vino tinto comercial que encuentras en todas las tiendas. Puedes navegar fácilmente por un menú de vinos o en tu tienda de vinos local buscando palabras clave como «biodinámico», «orgánico» o «sostenible». También es recomendable buscar vinos que tengan menos de un 13 por ciento de alcohol. Cuanto menos alcohol tenga, menos azúcar tendrá también ese vino tinto. Respecto al chocolate, también hay que tener en cuenta ciertas precauciones. La calidad importa. El chocolate negro con más de un 70 por ciento de cacao, con el mínimo de azúcar añadido, proporcionará a tu microbioma una experiencia más rica en polifenoles que cualquier barrita de chocolate normal, que lo más probable es que tenga una gran cantidad de azúcar.

La investigación sobre los polifenoles es impresionante. Los alimentos densos en polifenoles te pueden ayudar a regular la tensión arterial, mejorar la circulación, reducir la inflamación crónica, protegerte contra enfermedades neurodegenerativas y reducir los niveles de azúcar en sangre.[10] Igual que muchos de los alimentos que se incluyen en los tres P, la mayoría de los que tienen polifenoles son de origen vegetal. Una categoría sorprendente de polifenoles son las hierbas y las especias. A menudo se considera que solamente mejoran el sabor, pero las especias tienen un fin más importante. Por ejemplo, el clavo no solo es sabroso, sino que es una de las especias que más polifenoles tiene y está demostrado que favorece la salud del hígado y reduce el azúcar en sangre.[11] Puede ser una especia útil para añadir en una dieta que apoye al esfuerzo que haces al ayunar. Ten en cuenta la siguiente lista de alimentos para maximizar el poder de los polifenoles para curar tus hormonas.

ALIMENTOS CON POLIFENOLES

- Corazones de alcachofa
- Brócoli
- Coles de Bruselas
- Clavo de olor
- Azafrán
- Orégano
- Romero
- Tomillo
- Albahaca
- Canela
- Comino
- Curry
- Chocolate negro
- Olivas
- Perejil
- Vino tinto
- Chalotas o ajo chalote

Tanto si estás incorporando alimentos que favorecen a tus hormonas, que construyen músculo o que alimentan tu microbioma, la clave es hacerlo conscientemente. Con demasiada frecuencia, dejamos que nuestras papilas gustativas decidan lo que comemos. A medida que construyes un estilo de vida de ayuno, verás que tus papilas gustativas cambiarán y que tendrás menos hambre. Dejarás de tener antojos malos o un apetito voraz. Yo lo he experimentado en primera persona. Durante la mayor parte de mi vida, luché contra los antojos de azúcar y carbohidratos. También solía ser esa persona que a menudo está de mal humor porque tiene hambre. No querías estar cerca de mí si no comía cada dos horas. En cuanto aprendí a personalizar el ayuno según mis necesidades hormonales, el hambre y los antojos que tenía desaparecieron. Sé que suena demasiado bueno para ser verdad, pero a medida que haces ayuno específico para mujeres, tú también verás que ansías menos la comida. Aunque, cuidado: esto hace que sea aún más importante comer de forma consciente para favorecer la producción de hormonas, el crecimiento del músculo y la activación del microbioma.

PRINCIPIO DE ALIMENTACIÓN NÚMERO 2: LA CARGA GLUCÉMICA IMPORTA

Los signos vitales que evalúan los médicos cada vez que pones el pie en su consulta no incluyen una medición clave: el azúcar en sangre. Si hay una herramienta que nos ayudará a comprender hacia dónde se dirige nuestra salud es precisamente este dato. El azúcar en sangre que no está dentro de los límites normales puede indicar que se está gestando una enfermedad metabólica. Las afecciones cardiovasculares, la hipertensión arterial, los niveles altos de colesterol, el aumento del perímetro de la cintura, la diabetes y el hígado graso a menudo se podrían prevenir si la mujer comprendiera mejor las tendencias de sus niveles de azúcar en sangre. A pesar de que haya muchas cosas que influyan en el azúcar en sangre, la comida que ingieres es lo que tiene mayor impacto. Pero cada alimento que comas afectará a tu azúcar en sangre de una forma distinta. Por suerte, hay un sistema para evaluar el impacto de una comida en el nivel de azúcar en sangre: el índice glucémico. Este índice clasifica los alimentos en una escala numérica del 1 al 100. Los alimentos que se acerquen más al 100 aumentarán el azúcar en sangre mucho más que los que se aproximen más al 1. Los hidratos de carbono refinados como los de un trozo de pan son los que tienden a tener una puntuación mayor en este índice. Un trozo de pan de trigo integral tiene un índice glucémico de 59. Un alimento con mucha fibra y grasa, como un aguacate, tiene un índice glucémico de 15. Cuantos más alimentos de poco índice glucémico ingieras, menos insulina deberá producir el páncreas. Cuando eliges este tipo de comidas, reduces tanto la glucosa como la insulina, lo que hace que el ayuno como estilo de vida sea sencillo.

El azúcar en sangre no se ve afectado por las calorías, sino por los macronutrientes de la comida. Comprender estos macronutrientes, llamados comúnmente «macros», y cómo hacen que el azúcar en sangre suba o baje, es clave para una buena salud metabólica. Elige macros que mantengan el azúcar en sangre sin picos, ya que eso te ayudará a pasar al sistema de energía para la pérdida de grasa más deprisa. Después de hacer este cambio, notarás que tienes más energía, que pierdes peso más rápido y que disfrutas de mayor claridad mental. Se trata de un concepto importante, porque en el origen de todas las enfermedades crónicas están las comidas que elevan constantemente el azúcar en sangre.

Debemos concentrarnos en los tres macronutrientes principales: hidratos de carbono, proteínas y grasas. Cada uno de estos macros afecta a tus hormonas de una forma distinta y aumentarán tu azúcar en sangre de formas concretas. Los hidratos de carbono son los que más suben este azúcar, seguidos de la proteína. Las grasas te ayudarán a mantener un nivel constante de azúcar en sangre e incluso pueden reducirlo. Para tener flexibilidad metabólica, equilibrar hormonas y entrenar al cuerpo para que queme grasas, debes mantener el azúcar en sangre tan estable como sea posible. Comprender estos macros es importante.

Los hidratos de carbono

La forma más fácil de comprender los hidratos de carbono es saber que miden el azúcar, el almidón y la celulosa de una comida. Los hidratos de carbono se dividen en dos grupos: simples y complejos. Los primeros subirán el azúcar en sangre deprisa y posiblemente incluso hasta un nivel que el cuerpo no puede manejar de forma efectiva. Cuando el cuerpo no puede procesar una subida repentina de glucosa procedente de la comida, busca otros sitios para almacenar ese azúcar. Los primeros dos sitios en los que la guarda son el hígado y las células grasas. Si eres como muchas personas que llevan décadas comiendo una dieta occidental, lo más probable es que el cuerpo haya almacenado mucha glucosa en el hígado y la grasa. Si esto te preocupa, la buena noticia es que el ayuno te permite perseguir este azúcar almacenado. La clave respecto a tu dieta actual es asegurarte de que cuando comes hidratos de carbono, comas menos simples y más complejos. Como los hidratos de carbono complejos tienen más fibra que los simples, provocan un pico menor de azúcar en sangre, lo que permite que las células tomen el azúcar despacio, dejando menos que almacenar en el hígado y la grasa.

La forma más fácil de saber si un carbohidrato es simple o complejo es preguntarte: «¿esta comida la ha hecho una persona o la naturaleza?». La que es obra de la naturaleza es compleja y tiene más fibra, lo que ralentiza la absorción de azúcar en tu torrente sanguíneo. Además, este tipo de hidratos de carbono también cumplen los requisitos del principio número 1: favorecer los músculos, las hormonas y el microbioma. Cuando programas su ingesta de forma adecuada respecto a tu ciclo, los hidratos de carbono hechos por la naturaleza son una herramienta maravillosa que te ayuda a mejorar la salud.

En cambio, los hidratos de carbono simples te llevarán por un camino que conduce a la obesidad, la función inmunitaria insuficiente y el predominio de los estrógenos. Estos alimentos son muy fáciles de detectar; la mayoría tienen una vida útil larga y ocupan los pasillos centrales de los supermercados. Esto se debe a que la mayoría de los hidratos de carbono están llenos de azúcar y conservantes para que puedan durar más tiempo en la despensa. Por desgracia, no tienen valor nutricional y no hacen nada para favorecer tu salud. Las comidas que se incluyen en esta categoría son galletas dulces, galletas saladas, cereales, patatas fritas de bolsa, pan, pasta y la mayoría de los alimentos procesados. Los hidratos de carbono simples están desprovistos de fibra y elevarán tu azúcar en sangre fácilmente. Con un pico de azúcar en sangre rápido llega una gran liberación de insulina. Con el aumento repentino de glucosa e insulina, el cuerpo encontrará lugares creativos para almacenar el excedente. Cuantas más veces hagas esto en un día, más almacenará el cuerpo el exceso de glucosa e insulina como grasa. Cuando te mires en el espejo y critiques el peso extra que ves, te animo a recordar que toda la grasa extra que ves es la forma que tiene el cuerpo de salvarte la vida. Tenía la opción de almacenarla en órganos o como grasa y eligió la grasa, una opción mucho mejor que, sin duda, te ha alargado la vida.

Cómo medir los hidratos de carbono

Para comprender cómo medir estos macros, es importante saber que este ayuno específico para mujeres requiere medir los hidratos de carbono netos, no los totales. Los netos son los carbohidratos totales de la comida menos la fibra. La fibra de las comidas es útil porque ralentiza la absorción de azúcares en el torrente sanguíneo. Un carbohidrato sin fibra, como el que encontramos en los hidratos de carbono simples, eleva el azúcar en sangre deprisa. En cambio, cuando un carbohidrato contiene fibra, el pico de glucosa es mucho más gradual, lo que da tiempo al cuerpo para asimilar de forma adecuada ese azúcar en las células. Esta es la razón principal por la que recomiendo sustituir los hidratos de carbono artificiales por los procedentes de la naturaleza. La naturaleza sabía lo que hacía cuando creó los hidratos de carbono. Cuando empiezas a entender cómo fue diseñado el cuerpo, verás que somos bastante compatibles con la naturaleza. Los hidratos de carbono complejos fabricados con la sabiduría por la naturaleza enseguida se convertirán en tus carbohidratos favoritos.

Proteína

Leemos mucho sobre el poder de la proteína para fabricar músculo, pero también es importante comprender lo que hace este macronutriente en tu azúcar en sangre, ya que es una herramienta útil para una mujer que está aprendiendo a hacer ayuno.

La proteína puede tener un efecto muy positivo en tu azúcar en sangre de tres formas. La primera es que la proteína se convierte en glucosa a un ritmo más lento que un carbohidrato. Eso significa que no elevará enseguida el azúcar en sangre y no provocará una liberación de insulina del páncreas. Además, la proteína puede ralentizar la absorción de los hidratos de carbono. Esto resulta útil cuando ingieres una comida que tiene proteína y carbohidratos complejos. Cuando combinas un carbohidrato con una proteína en la misma comida, puede que notes que la respuesta de glucosa es mucho más lenta. Un buen ejemplo de esta combinación sería comer un bistec con una patata. La patata en sí puede elevar el azúcar en sangre deprisa, cosa que a menudo termina conduciendo a la resistencia a la insulina y la inflamación. En cambio, si combinas esa patata con un poco de mantequilla, un bistec y una ensalada, tendrás un pico glucémico mucho menor.

Otra ventaja es que la proteína a menudo te quita el hambre. Como tarda más tiempo en digerirse, envía una señal al cerebro de que todavía estás llena. Muchas mujeres descubren que comer algo con mucha proteína para romper el ayuno puede satisfacer el hambre, dar un estallido de claridad mental y energía y hacer que la transición del estado de ayuno al de ingesta sea mucho más suave. Debido a su influencia en el azúcar en sangre, recomiendo encarecidamente optar por la proteína antes que por los hidratos de carbono simples, sobre todo si pasas de hacer seis comidas al día altas en carbohidratos y bajas en grasas, a hacer ayuno. Incorporar más proteína en tu dieta te puede dar el impulso que necesitas para que te vaya bien.

Tengo que hacer una advertencia: debes asegurarte de no comer demasiada proteína. En la dieta cetobiótica, que comento más adelante en este capítulo, recomiendo 75 gramos al día. Si comes mucho más, el azúcar en sangre se puede disparar, con lo que se te complicaría entrar en cetosis. Hace años, una amiga mía hizo la dieta cetogénica por primera vez. Decidió eliminar todos los hidratos de carbono refinados de su dieta durante un mes. Al principio, tenía hambre, así que la proteína era una comida útil para matar los antojos y el hambre. Pero, al cabo de unos meses, dejó de perder peso, así que me pidió que le ayudara a resolver el problema. Cuando le dije que calculara la cantidad de proteína que comía todos los días, oscilaba entre 150 y 200 gramos, ¡y eso es demasiado! Si tu objetivo es la pérdida de peso, mantener la proteína en un rango moderado, como 75 gramos al día, te ayudará a asegurarte de que el azúcar en sangre no suba demasiado y cause una subida de insulina. En el caso de mi amiga, la gran cantidad de proteína mantenía su nivel de azúcar en sangre elevado, lo que hacía difícil que pasara metabólicamente de quemar azúcar a quemar grasas. En cuanto bajamos su proteína a 75 gramos, la flexibilidad metabólica se hizo mucho más fácil y perdió peso.

Grasa

Sin duda, la grasa es el héroe glucémico hoy en día. Además de estabilizar el azúcar en sangre, te quita el hambre. Si has vivido con la idea de que la grasa es perjudicial para la salud, te animo a abrir la mente y ver la grasa bajo una nueva perspectiva. La grasa es tu amiga, no tu enemiga. La clave para dominar la ingesta de grasa es esta: no toda la grasa es igual. De hecho, si hay un concepto nutricional que confunde a la gente es la delimitación entre grasa buena y mala. El quid de la cuestión es que las grasas buenas nutren las células, mientras que las malas las inflaman. Debes aprovechar las grasas buenas y evitar las malas a toda costa.

La parte exterior de las células se nutre de las grasas buenas. Esta membrana determina los nutrientes que se quedan en la célula y las toxinas que hay que liberar. Las grasas malas inflaman esta membrana, bloqueando los nutrientes que deben entrar y las toxinas que deben salir. Las grasas buenas reparan esta membrana, así que esta regulación celular puede trabajar para beneficiar a tu salud. Debido a las necesidades celulares, las grasas saludables han vuelto a tenerse en consideración y los días en que la grasa se consideraba perjudicial están desapareciendo rápidamente. El mundo de la nutrición está empezando a reconocer la importancia de este macronutriente. En cuanto abres los ojos al poder curativo de las grasas buenas, ves que hay una gran cantidad de productos alimenticios ricos en ellas.

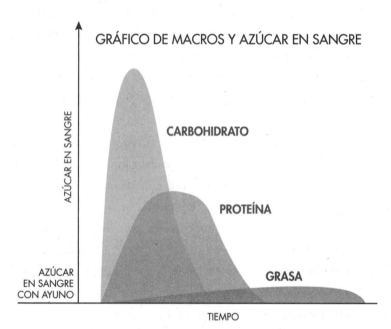

GRÁFICO DE MACROS Y AZÚCAR EN SANGRE

AZÚCAR EN SANGRE

CARBOHIDRATO

PROTEÍNA

AZÚCAR
EN SANGRE
CON AYUNO

GRASA

TIEMPO

PRINCIPIO DE ALIMENTACIÓN NÚMERO 3: LA DIVERSIDAD IMPORTA

La diversidad en la elección de alimentos es una de las ideas nutricionales que más se pasa por alto. Como se ha comentado más arriba, la comida distinta alimenta a bacterias intestinales diferentes.

Limitar la elección de alimentos puede restringir el crecimiento de microbios útiles. Si te paras a pensar en lo que comes, seguro que verás que sueles comer siempre lo mismo. La primera vez que pensé en lo que comía, me quedé de piedra al ver que había caído en una rutina de ingerir los mismos alimentos sin parar. Si quieres ayudar al desarrollo de microbios más saludables, debes diversificar los alimentos que escoges.

Cuanta más variedad de alimentos tengas, más prosperarán los microbios. Cada alimento tiene unos nutrientes propios que alimentan a bacterias distintas. Los microbios están vivos y tienen requisitos nutricionales específicos para sobrevivir. Por ejemplo, los microbios de la especie *Prevotella* crecen mejor con hidratos de carbono. La fibra alimentaria proporciona una ventaja competitiva a las bifidobacterias. Y las bacteroidetes tienen una preferencia de substrato por ciertas grasas.[12] Hay muchos análisis de heces que te pueden ayudar a determinar en qué especies estás baja, y así tendrás una orientación clara sobre qué alimentos deberías priorizar para mejorar tu buena forma microbiana.

Limitar la variedad de tus comidas a menudo no es una elección consciente. Comemos lo mismo por varias razones. A veces es simplemente por preferencia, comodidad o costumbre. Si la idea de variar te parece muy complicada, te podría ir bien el siguiente juego. Se trata de puntuar la diversidad de la comida. Mira lo que comes y cuenta todas las variaciones que consumes en una semana. Cuéntalo todo, desde verdura o fruta hasta carne e incluso especias. El objetivo es lograr 200 tipos de alimento distintos en la dieta en un mes. Esas comidas deben pertenecer a una de estas tres categorías: hidratos de carbono, proteína y grasa. Los hidratos de carbono que cuentan son solo carbohidratos complejos que proceden de la naturaleza. Un carbohidrato simple como una galleta no cuenta, pero las especias, sí. Es un elemento que te permite diversificar de verdad. Añade distintas especias a las comidas y subirás la puntuación. Este juego me ayuda a controlarme y así siempre estoy al día con mi diversidad y mantengo feliz a mi intestino. Estas son algunas de las especias que más me gusta añadir en la dieta para mejorar mi diversidad vegetal:

- Cardamomo
- Comino
- Semilla de apio
- Cebolla en polvo
- Ajo en polvo
- Anís estrellado
- Pimienta negra
- Cúrcuma
- Romero
- Tomillo
- Albahaca
- Azafrán
- Nuez moscada
- Pimienta de Jamaica
- Clavos de olor
- Canela
- Semillas de mostaza

PRINCIPIO DE ALIMENTACIÓN NÚMERO 4: LOS CICLOS IMPORTAN

Si variar la dieta alimenta a los microbios, hacer ciclos con la comida alimenta a las hormonas. Lo bonito de ser mujer es que tenemos un patrón hormonal que podemos tener en cuenta para hacer ciclos con nuestras comidas. Y te voy a enseñar a hacerlo en el ciclo del ayuno descrito en el capítulo 7. Con la aparición de los estrógenos en la primera parte del ciclo menstrual, podemos optar por la dieta cetobiótica y nos irá bien. Cuando llegamos a la semana antes del período, la progesterona quiere hidratos de carbono más complejos, así que podemos comer alimentos del grupo de festín hormonal. Si eres una mujer posmenopáusica o no tienes un ciclo regular, puedes usar el *reset* de ayuno de 30 días que comento en la parte III de este libro. Así, te aseguras de que, en un período de 30 días, haces ciclos de comidas y ayunos adecuados. Nuestras hormonas siguen un ciclo y nosotras también deberíamos seguir uno con nuestras comidas y ayunos. Podemos usar nuestras hormonas como estrella guía para que nos diga cómo hacerlo exactamente.

Soy consciente de que este ciclo añade otro nivel de complejidad a la elección de alimentos. Lo bonito de ser mujer es que no hay nada simple sobre nuestro cuerpo. Recuerda que tus hormonas son tus superpoderes y, cuando sigues un ciclo al elegir alimentos según tus subidas hormonales, ampliarás estos superpoderes. En los capítulos 8 y 9, te presento dos formas de identificar fácilmente los mejores alimentos y ayunos que puedes introducir de forma cíclica para favorecer a las hormonas. En cuanto comprendas tus patrones hormonales, verás que seguir un ciclo con la comida que se ajuste a esos patrones es divertido y fácil y te hará sentir que puedes con todo.

RESUMEN

Ahora que entiendes los cuatro principios de los alimentos, vamos a integrarlos en un sistema que sea fácil de seguir. Hay dos estilos de alimentación principales que son los que funcionan mejor para tus hormonas. Uno de estos estilos te ayudará a regular tu azúcar en sangre, permitiendo que el estrógeno florezca, mientras que el otro elevará deliberadamente el nivel de glucosa para favorecer las necesidades de la progesterona. Estos dos estilos incluyen los cuatro principios de la alimentación y te dan una estructura que puedes seguir a lo largo de tu ciclo menstrual. Si no tienes la menstruación o estás en menopausia, igualmente te pueden ser útiles, simplemente no los seguirás en función del ciclo. En el capítulo 8, te presento un *reset* de ayuno de 30 días que puedes seguir para conseguir lo mejor de estos estilos sin programarlos según un ciclo exacto.

LA DIETA CETOBIÓTICA

Del mismo modo que las mujeres deben hacer ayuno de una forma distinta a los hombres, también tienen que hacer la dieta *keto* o cetogénica de otra forma. Un hombre puede eliminar todos los hidratos de carbono y la dieta *keto* le irá bien, pero una mujer necesita más carbohidratos y proteína para fabricar las hormonas sexuales. Cuando la dieta cetogénica se hizo popular, me preocuparon varias cosas. Si mantienes los carbohidratos al mínimo, ¿dónde incluyes la verdura y la fruta? La naturaleza nos ha proporcionado alimentos de origen vegetal increíbles que favorecen notablemente nuestra salud. Pero la vida con pocos hidratos de carbono puede hacer maravillas para el azúcar en sangre, la capacidad de quemar grasa y la mejora de la producción de estrógeno saludable. Para intentar aunar todos estos grandes conceptos de alimentación, creé una versión de la dieta cetogénica denominada «cetobiótica». Las macros de esta versión son ligeramente distintas a una dieta cetogénica tradicional. La parte «biótica» de la dieta cetobiótica es muy importante no solo para mejorar la buena forma microbiana, sino también para conseguir la comida necesaria para alimentar a los microbios que te ayudan a descomponer el estrógeno para la desintoxicación.

La forma más fácil de comprender la comida cetobiótica es que comes proteína, fruta y verdura variadas y muchas grasas buenas. Estas son las reglas de la comida cetobiótica:

- No consumas más de 50 gramos de hidratos de carbono netos al día.
- Concéntrate en los hidratos de carbono naturales, por ejemplo, verduras de hoja verde y hortalizas en general.
- No consumas más de 75 gramos de proteína limpia al día.
- Más del 60 por ciento de la comida debe proceder de grasas buenas.

La comida cetobiótica ofrece muchos beneficios. Primero, si tu objetivo es perder peso, esta dieta mantiene la glucosa baja, con lo que puedes pasar al sistema de energía de quema de grasa mucho más rápido. Esto también favorece la producción óptima de estrógeno.

Además, esta dieta tiene en cuenta la necesidad de la mujer de comer más verduras porque tanto el hígado como el intestino las necesitan. Estos dos órganos son esenciales para la detoxificación de estrógenos perjudiciales, así que debes asegurarte de favorecerlos con tu nutrición.

Otra razón por la que esta dieta funciona tan bien para las mujeres es que activa el aumento de los cuerpos cetónicos. Dichos cuerpos curan, sobre todo, el centro de control hormonal del cerebro, el hipotálamo y la pituitaria. La dieta cetobiótica te proporciona una combinación fantástica porque mantiene la glucosa baja, favorece el hígado y el intestino y usa los cuerpos cetónicos como combustible para el cerebro.

Alimentos que son un festín para las hormonas

Uno de los retos a los que se enfrentaron muchas mujeres cuando la dieta cetogénica se hizo popular fue el de dejar de comer alimentos que favorecían la producción de progesterona. Las comidas que son un festín para las hormonas aportan esos nutrientes clave de nuevo a tu dieta, impulsan la progesterona para mejorar el ánimo, te dan una mejor cognición mental y te ayudan a dormir mejor por la noche.

Los alimentos que son festines hormonales son más altos en hidratos de carbono. Esto te proporciona deliberadamente más apoyo nutricional para producir progesterona. Los días de festín hormonal aumentarán tus niveles de glucosa en sangre y es probable que te saquen de la cetosis. Esto es intencionado e importante para la producción de progesterona. El festín hormonal también te permite comer más fruta, como bayas, manzanas, cítricos y fruta tropical, lo que da a los microbios del intestino nuevo combustible que no consigue en tus días cetobióticos.

Las reglas para los días de festín hormonal son las siguientes:

- No consumas más de 150 gramos de carbohidratos netos al día.

- Concéntrate en los hidratos de carbono de la naturaleza, como tubérculos y frutas.
- No consumas más de 50 gramos de proteína al día.
- Consume todas las grasas saludables que quieras.

Descubrí los días de construcción de hormonas a los cuarenta y tantos años, cuando mis niveles de progesterona estaban cayendo en picado más deprisa de lo que era adecuado según mi edad. La dieta *keto* y los largos días de ayuno me funcionaban tan bien para el peso y la claridad mental que mantenía la carga de carbohidratos demasiado baja durante todo el mes. Eso contribuyó a que tuviera ciclos erráticos, pérdida de pelo y aumento de la ansiedad. Necesitaba encontrar una solución para comer de forma que maximizara la producción de progesterona. Por mucho que me guste usar el ayuno como herramienta para la curación, cuando se trata de construir progesterona, la comida es la herramienta perfecta. Y los alimentos que construyen progesterona son increíblemente deliciosos: calabazas, judías, quinoa, patatas, vaca alimentada con pasto natural y fruta tropical y cítrica. (Tengo una lista más completa de algunos de mis alimentos de festín hormonal preferidos en el apéndice B.) Variar los días de festín hormonal en el momento adecuado del ciclo fue mágico para mi producción de progesterona y resolvió enseguida los síntomas no deseados.

El mayor obstáculo mental con el que se enfrentan muchas mujeres respecto a los días de construcción de hormonas es su preocupación por engordar. Un concepto enorme que quiero que entiendas es que, cuando comes y ayunas para cubrir tus necesidades hormonales, el peso se reducirá aunque a veces creas que estás comiendo muchos más hidratos de carbono. Sé que parece una locura, pero es una gran ventaja de tener el ayuno como estilo de vida. Cuando vivimos contra nuestras hormonas, el peso tiende a permanecer. Tanto el cetobiótico como el festín hormonal son estilos de alimentación que promueven la salud. El sobrepeso puede ser signo de mala salud. Confía en que, a medida que aprendas a hacer ayuno y a comer al ritmo de tus hormonas, el peso desaparecerá de forma natural.

La forma más fácil de abordar estos dos estilos de alimentación es que, cuando las hormonas están en su punto máximo en la ovulación y una semana antes del período, hay que alimentarlas, así que eliges comidas que son un festín hormonal. En cambio, cuando las hormonas están en su nivel más bajo, durante los diez primeros días de tu ciclo y los cinco días posteriores a la ovulación, optas por el estilo cetobiótico para mantener la insulina baja. El cambio entre estos dos estilos de alimentación te permite imitar el ciclo de festín/ hambruna en el que prosperaron tus ancestros primitivos, todo programado a la perfección de acuerdo con tus necesidades hormonales.

¿Lista para juntar toda la información en un plan práctico y adecuado para ti? En el siguiente capítulo, conocerás una herramienta denominada ciclo del ayuno. Esta herramienta unifica todos los conceptos que has aprendido hasta ahora y te da una estrategia para programar tus ayunos y tus períodos de ingesta según tu ciclo menstrual.

CAPÍTULO 7

El ciclo del ayuno

El cuerpo de una mujer es complejo. Por eso, nuestro ayuno no se limita a evitar comer durante trece horas. A diferencia de los hombres, nosotras tenemos que tener en cuenta todo tipo de hormonas, por lo que programar nuestros ayunos de acuerdo a nuestro ciclo menstrual es crucial. Pero cuando los sincronices de forma adecuada, equilibrarás las hormonas, te llenarás de energía, quemarás grasas de una forma increíble y evitarás la enfermedad. Hay mucho en juego aquí, pero he creado un concepto denominado «ciclo del ayuno» para simplificártelo. Quiero que consideres que este ciclo es un mapa. Y, como tal, puedes escoger varias rutas para llegar al mismo destino. Tienes opciones. El ciclo del ayuno te da la misma flexibilidad con los seis ayunos que te he presentado en el capítulo 2. Ahora comprenderás los conceptos clave que hay detrás del ciclo del ayuno, y en el capítulo siguiente verás cómo los ponemos en acción en el *reset* de ayuno de 30 días.

CÓMO FUNCIONA EL CICLO DEL AYUNO

Ante todo, el ciclo del ayuno divide el ciclo menstrual en tres fases: potencia, manifestación y nutrición. Reciben el nombre de las hormonas que influyen en los estados de ánimo en cada fase. El objetivo de llamarlas así es que recuerdes el objetivo de cada fase.

Por ejemplo, durante la fase de potencia, te concentras en ayunos más largos para acelerar la curación, mientras que durante la de nutrición, ralentizas el ayuno y te nutres más con alimentos saludables.

A pesar de que el ciclo del ayuno se construya teniendo en cuenta un período de 30 días, cada mujer tiene un ciclo menstrual de una duración concreta. Si el tuyo dura 28 días, usa este sistema de ayuno hasta el día 28. Cuando empiece la regla, pasas al día uno de nuevo. Si te dura 32 días, sigue las directrices de la última fase (nutrición) hasta que empiece el período y luego empieza el ciclo otra vez.

No hay un enfoque que sirva igual para todo el mundo. Te daré sugerencias de ayuno y comida para cada ciclo y tú experimentarás con las opciones para ver cuál te va mejor. Te será útil utilizar el *reset* de ayuno de 30 días como plan inicial para incluir esta filosofía de ayuno. Si el ayuno es algo nuevo para ti, no tienes un ciclo regular o eres posmenopáusica, el *reset* de ayuno de 30 días señalado en el capítulo siguiente te dará más estructura para poner en marcha esta filosofía de ayuno. Cuando comprendas cómo es hacer ayuno específico para mujeres, podrás experimentar con ayunos más largos usando el ciclo del ayuno como guía.

Recuerda que extender tus ayunos un poco más de tiempo que de costumbre crea una respuesta hormética en las células. Como has aprendido, animar con cuidado a nuestros cuerpos a que se adapten a estresores nuevos es una manera bella de acelerar el proceso de curación. Atrévete a intentar ayunos más largos; solo asegúrate de hacerlos en la fase adecuada del ciclo.

Existe una gran posibilidad de curación cuando encuentras el ritmo de ayuno adecuado para ti. Por ejemplo, a una de mis pacientes le indiqué que probara el ciclo del ayuno para superar la infertilidad. A los 35 años, Amy estaba desesperada por quedarse embarazada. Su ginecólogo le dijo que le sería prácticamente imposible tener un bebé hasta que perdiera peso. Había sido obesa durante muchos años y había probado todas las dietas con poco éxito. No confiaba en que alguna dieta le pudiera funcionar. Su marido y ella habían intentado que se quedara embarazada durante años y estaban a punto de iniciar un caro tratamiento de fecundación *in vitro*. Desanimada por la recomendación del médico porque su única forma de quedarse embarazada fuera perdiendo peso, Amy sabía que tenía que probar un enfoque distinto. En algún momento de su investigación sobre fertilidad, encontró el ayuno. ¿Podría ser la herramienta que le faltaba para la pérdida de peso y la fertilidad? Sin ser consciente de la importancia de sincronizar sus ayunos con su ciclo menstrual, empezó a aprender las estrategias del ayuno y consiguió resultados enseguida. Empezó a perder peso por primera vez en su vida. Estaba encantada con su experiencia con el ayuno, salvo por una razón: ya no tenía la regla. A pesar de estar feliz con el peso, no tener período era un problema enorme para una mujer que quería quedarse embarazada.

Más desilusionada que nunca, siguió el ejemplo de una amiga que le recomendó mi canal de YouTube. Amy devoró todos los vídeos que he hecho sobre ayuno para mujeres. Tenía la esperanza de que sincronizar sus ayunos con sus hormonas le proporcionaría la pérdida de peso que deseaba y, a la vez, le permitiría quedarse embarazada. Deseando conseguir ese resultado cuanto antes, Amy se unió a mi Reset Academy y empezó a hacer preguntas en nuestras llamadas semanales. Le enseñé a adaptar la duración de sus ayunos mediante el ciclo del ayuno para ayudar a regular sus hormonas y recuperar los períodos. En cuanto encontró un ritmo de ayuno que se adaptaba a su ciclo menstrual, volvió a tener la regla y consiguió el mejor peso que había tenido en años. Tras cuatro meses de seguir este régimen de ayuno, Amy se quedó embarazada. No bromeo cuando digo que el ayuno puede ser el mejor amigo o el peor enemigo de tus hormonas: todo depende de cómo lo modifiques.

CÓMO UTILIZAR EL CICLO DEL AYUNO

Tres fases, cinco hormonas, seis ayunos de distinta duración, dos estilos de alimentación principales: ¿estás lista para aprender a usar esta herramienta? Vamos a analizar cada fase para que la conozcas mejor.

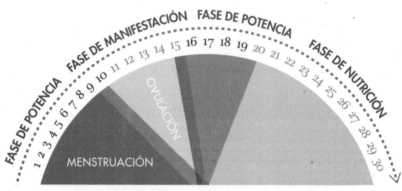

EL PODER DEL AYUNO Y TU CICLO

DÍAS 1–10	DÍAS 11–15	DÍAS 16–19	DÍAS 20–SANGRADO
FASE DE POTENCIA	FASE DE MANIFESTACIÓN	FASE DE POTENCIA	FASE DE NUTRICIÓN
MENSTRUACIÓN + AYUNO	OVULACIÓN + AYUNO	AYUNO	SIN AYUNO
13-72 HORAS	13-15 HORAS	13-72 HORAS	
COMIDA: CETOBIÓTICA	COMIDA: FESTÍN HORMONAL	COMIDA: CETOBIÓTICA	COMIDA: FESTÍN HORMONAL

EL CICLO DEL AYUNO

Las fases de potencia (días 1–10 y 16–19)

Duraciones sugeridas de ayuno: 13–72 horas
Estilo de alimentación opcional: cetobiótica
Concentración hormonal: insulina, estrógeno
Concentración de la curación: autofagia y cetosis

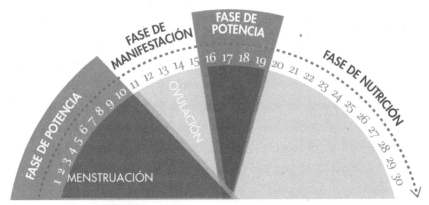

EL PODER DEL AYUNO Y TU CICLO

DÍAS 1-10	DÍAS 11-15	DÍAS 16-19	DÍAS 20-SANGRADO
FASE DE POTENCIA	FASE DE MANIFESTACIÓN	FASE DE POTENCIA	FASE DE NUTRICIÓN
MENSTRUACIÓN + AYUNO	OVULACIÓN + AYUNO	AYUNO	SIN AYUNO
13-72 HORAS	13-15 HORAS	13-72 HORAS	
COMIDA: CETOBIÓTICA	COMIDA: FESTÍN HORMONAL	COMIDA: CETOBIÓTICA	COMIDA: FESTÍN HORMONAL

LA FASE DE POTENCIA

Hay momentos en el ciclo en los que un ayuno agresivo (más de 17 horas) es bienvenido, y momentos en los que no. Tus fases de potencia son aquellas en las que puedes maximizar toda la curación que puede ofrecer el ayuno, sobre todo porque es el momento en el que tus hormonas sexuales están en su nivel más bajo. Durante el ciclo menstrual, tienes dos de esos puntos bajos: el primero, cuando empieza el sangrado y el segundo, después de ovular. A menudo, durante esos días, sientes más estabilidad emocional, tienes más energía y menos hambre. Por eso, es un momento fantástico para hacer un ayuno más largo.

En la primera fase de potencia (días 1–10), el cuerpo se centra en producir estrógeno. Necesitas estrógeno para indicar a los ovarios que liberen un óvulo. Sin estrógeno, la ovulación no puede darse. Al principio de esta fase, el cuerpo produce estrógeno despacio y, a medida que te acerques al día 10 del ciclo, producirá una cantidad de estrógeno mayor. Si llevas una dieta alta en carbohidratos en la que comes seis veces al día, puede que sin saberlo estés manteniendo la insulina demasiado elevada para el gusto del estrógeno. Este exceso de insulina no solo crea una deficiencia en la producción de estrógeno, sino que a largo plazo puede conducir a la hiperproducción de testosterona. Es el escenario clásico de síndrome de ovario poliquístico. Sucede lo contrario en el caso de mujeres menopáusicas. Con la reducción natural del estrógeno durante los años de la menopausia, es más frecuente la resistencia a la insulina. Es como un balancín infantil. Cuando la insulina sube, el estrógeno baja y viceversa.

En la segunda fase de potencia (días 16–19) se produce otra gran caída en la producción hormonal. En este punto de tu ciclo, sales de las olas hormonales de la fase de manifestación. Puede que sientas menos libido y menos claridad mental, motivación y energía. Como tus niveles hormonales están más bajos, este pequeño margen de cuatro días es otra gran oportunidad para hacer ayunos más largos de 17 horas para estimular la autofagia, reparar el intestino, quemar más grasa, mejorar las vías de dopamina o hacer un *reset* del sistema inmunitario.

Los dos procesos de curación que quieres activar aquí son la autofagia y la cetosis. Aunque los ayunos más cortos (de menos de 17 horas) mejoran la capacidad para la quema de grasas, con ayunos más largos verás una reparación más duradera de las células. Ciertas áreas del cuerpo responden más a la autofagia que otras. Las neuronas que integran los centros de control hormonal del cerebro y las células tecales exteriores de los ovarios se reparan increíblemente bien con la autofagia. Es una gran noticia para tus hormonas. Una producción hormonal saludable y equilibrada exige que el cerebro y los ovarios estén saludables. Años de insulina elevada y exposición tóxica repetitiva pueden provocar que estas dos partes del cuerpo se vuelvan perezosas y eso hace que las hormonas estén en una montaña rusa. Del mismo modo que un fregadero se puede atascar si se obstruye con desperdicios, las toxinas y la insulina elevada bloquean las células del cerebro y los ovarios y eso complica la producción hormonal. La estimulación periódica de la autofagia reparará este sistema enseguida. Basta con que te asegures de hacerla durante tus fases de potencia.

Si la autofagia limpia las células, el estado de cetosis proporciona a los cuerpos cetónicos combustible para alimentarlas. Los cuerpos cetónicos son como combustible para cohetes para las mitocondrias. Del mismo modo que tienes que cargar el móvil para que siga funcionando, las mitocondrias necesitan una carga de cuerpos cetónicos para trabajar de manera óptima. La autofagia y la cetosis durante las fases de potencia proporcionan una combinación de curación fantástica para los órganos que gestionan tus hormonas. Por eso, es un gran momento para hacer ayunos más largos y asegurarse de que esos órganos estén recargados y listos para la siguiente fase de producción hormonal.

Respecto a la mejor elección de alimentos para la fase de potencia, recomiendo encarecidamente mantener la glucosa y la insulina bajas. Esto hace que la forma de comer cetobiótica sea ideal en este momento. Reducir la ingesta de hidratos de carbono mientras aumentas la de grasas buenas y mantienes la proteína moderada es el estilo de alimentación perfecto para combinar con tus ayunos. En mis fases de potencia, a menudo hago un ayuno de 17 horas, rompo el ayuno con grasas buenas como un aguacate con chucrut rociado con aceite de linaza, y para cenar, bistec orgánico y una ensalada grande. Guardo la fruta y almidones como los boniatos para mis días de festín hormonal. Encontrarás algunas recetas cetobióticas fantásticas en el capítulo 11 y una lista de alimentos cetobióticos preferidos en el apéndice B.

La fase de manifestación (días 11–15)

Duración sugerida del ayuno: menos de 15 horas
Estilo de alimentación opcional: festín hormonal
Concentración hormonal: estrógeno, testosterona
Concentración de la curación: apoyo a un intestino e hígados saludables

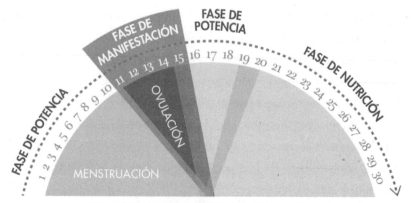

EL PODER DEL AYUNO Y TU CICLO

DÍAS 1-10	DÍAS 11-15	DÍAS 16-19	DÍAS 20-SANGRADO
FASE DE POTENCIA	FASE DE MANIFESTACIÓN	FASE DE POTENCIA	FASE DE NUTRICIÓN
MENSTRUACIÓN + AYUNO	OVULACIÓN + AYUNO	AYUNO	SIN AYUNO
13-72 HORAS	13-15 HORAS	13-72 HORAS	
COMIDA: CETOBIÓTICA	COMIDA: FESTÍN HORMONAL	COMIDA: CETOBIÓTICA	COMIDA: FESTÍN HORMONAL

MANIFESTACIÓN

Si tuviera una parte favorita del ciclo menstrual, sería la fase de manifestación, cuando el estrógeno y la testosterona alcanzan el punto máximo y obtienes una subida ligera de progesterona. Todas estas hormonas se alinean en una sinergia perfecta para ayudar a que te sientas lo mejor posible. Durante este corto período de cinco días, no solo estás lista para crear un bebé, sino que el pico de estrógeno despertará tu creatividad, embellecerá tu cabello y tu piel y hará que seas una gran conversadora. También serás una mujer multitarea increíble cuando el estrógeno esté elevado. Pero tu felicidad hormonal durante esta fase no acaba con una subida enorme de estrógeno, sino que en este momento también recibes una gran cantidad de testosterona. Esto no solo dispara tu libido, sino que te da una inyección de motivación. Si quieres correr una maratón, programa el día de la carrera para que sea durante esa fase y puede que te sorprendas a ti misma con lo fuerte y potente que te sientes. ¿Tienes que mantener una conversación difícil con alguien? Prepárala para cuando tus hormonas aumentan y mejoran tus habilidades de comunicación. Por último, durante este momento, consigues una pequeña subida de progesterona, que te da paz y tranquilidad. Realmente, estás diseñada hormonalmente para sentirte increíble durante esta fase.

En la fase de manifestación, el objetivo es que el punto de mira para concentrar la curación cambie de producir hormonas a metabolizarlas. Metabolizar una hormona significa dos cosas: descomponerla en una forma usable para que sea más fácil de utilizar por parte de tus células y preparar esa hormona para la excreción. Los dos órganos que te ayudan a metabolizar hormonas son el hígado y el intestino. Cuando estos dos órganos funcionen de manera óptima, tus superpoderes hormonales alcanzarán el punto máximo durante la fase de manifestación.

Una hormona que es increíblemente importante desintoxicar es el estrógeno. Cuando el estrógeno no se descompone ni se excreta del cuerpo, se queda atascado en los tejidos. El estrógeno que no se metaboliza conduce a muchos cánceres hormonales, como el cáncer de pecho, y contribuye a multitud de síntomas premenstruales, por ejemplo, dolor en las mamas, sudores nocturnos, cambios de humor e incluso aumento de peso. Por este motivo, es recomendable usar la fase de manifestación para favorecer la descomposición y excreción del estrógeno.

La mejor forma de hacerlo es cambiar el foco de ayunos más largos como herramienta de curación a comer alimentos que nutran el hígado y el intestino. Los alimentos del festín hormonal mejorarán la producción de bilis para la descomposición de las grasas, mejorarán la digestión estimulando la producción adecuada de ácido gástrico y enzimas pancreáticas y favorecerán la absorción del cuerpo de vitaminas clave como B_{12} y hierro.

La lista de alimentos que son festines hormonales es larga, pero algunos de los que son especialmente importantes para favorecer el metabolismo hormonal saludable incluyen:

- Verduras crucíferas, por ejemplo, brócoli, coles de Bruselas y coliflor
- Verduras de hoja verde como rúcula, lechuga rizada, col rizada y berro
- Lechugas amargas como achicoria roja, ortigas, endibias y hojas de diente de león
- Semillas de linaza y sésamo
- Alimentos fermentados como chucrut, *kimchi* y yogur
- Salmón
- Arándanos azules, frambuesas y bayas de Boysen
- Manzanas verdes o de tipos parecidos a la Newtown Pippins
- Té verde y té de diente de león
- Especias, por ejemplo, cúrcuma, comino, azafrán y eneldo

Cabe señalar que el ayuno durante esta fase debe ser inferior a 15 horas. ¿Recuerdas las razones por las que las mujeres deben hacer ayuno de una forma distinta? Una razón es que las oleadas hormonales pueden liberar toxinas que han estado almacenadas en los tejidos. Si estás en un estado de ayuno más de 17 horas activando la autofagia, puedes crear más de una reacción de desintoxicación, como náuseas, vómito, niebla mental, letargo, ansiedad o dolores musculares. Esto puede hacer el período de manifestación realmente incómodo. Es un momento en el que deberías progresar, pero te puedes sentir fatal si no acortas el ayuno ni recurres a comidas que sean festines hormonales.

¿Y qué ocurre con la testosterona? Es en la fase de manifestación cuando se supone que recibes la mayor subida de testosterona. La testosterona es una hormona maravillosa para las mujeres. Nos da motivación e impulso y nos dispara la libido. Si no sientes estas tres cosas en este momento, podría ser porque la tengas baja. La comida y el ayuno no son tus mejores herramientas para mejorar la producción de testosterona. Lo ideal en este caso es eliminar toxinas y los estresores principales de tu vida. Así, podrás equilibrar el nivel de testosterona. Los ftalatos son altamente destructivos para la producción de testosterona; estas toxinas actúan como una versión sintética de la testosterona, que les permite entrar en las células. Del mismo modo que una versión sintética del estrógeno no es utilizable por parte de tus células, la testosterona sintética tampoco resulta útil. Por desgracia, los ftalatos se encuentran normalmente en productos de plástico y de cuidado personal con fragancias fuertes como las que hay en perfumes, champús y lociones comerciales. A pesar de que evitar los ftalatos sea una decisión inteligente para la salud hormonal general, tendrá un impacto sobre todo en tu nivel de testosterona. Si tienes señales de testosterona baja, te animo encarecidamente a evitar plásticos y encontrar fuentes naturales para las fragancias y productos de belleza que utilices.

El estrés también puede entrar en juego durante esta fase, suprimiendo la producción de progesterona y testosterona. Ambas necesitan una gran cantidad del esteroide DHEA. También se necesita DHEA para producir cortisol. En un estado de estrés, el cuerpo prioriza la producción de cortisol y no la de progesterona y testosterona. Esto puede agotar las reservas de DHEA y dejarte con un nivel bajo de estas dos hormonas sexuales. En tu fase de manifestación, podrías notarlo por la falta de libido y motivación, y por la aparición de estados elevados de ansiedad, lo que nunca es una gran combinación. Es fácil comprobar los niveles de DHEA mediante un test hormonal para saber seguro si el nivel de estrés tiene impacto en estas hormonas necesarias.

La fase de nutrición (día 20 – primer día del período)

Duración del ayuno sugerida: no se hace ayuno
Estilo de alimentación opcional: comidas de festín hormonal
Concentración hormonal: cortisol, progesterona
Concentración de la curación: reducción del cortisol

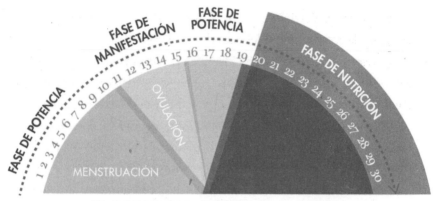

EL PODER DEL AYUNO Y TU CICLO

DÍAS 1-10	DÍAS 11-15	DÍAS 16-19	DÍAS 20–SANGRADO
FASE DE POTENCIA	FASE DE MANIFESTACIÓN	FASE DE POTENCIA	FASE DE NUTRICIÓN
MENSTRUACIÓN + AYUNO	OVULACIÓN + AYUNO	AYUNO	SIN AYUNO
13-72 HORAS	13-15 HORAS	13-72 HORAS	
COMIDA: CETOBIÓTICA	COMIDA: FESTÍN HORMONAL	COMIDA: CETOBIÓTICA	COMIDA: FESTÍN HORMONAL

FASE DE NUTRICIÓN

Esta es la fase del ciclo en la que te concentras en ti misma. ¡En serio! Como mujeres, atendemos tanto a los demás que dejamos nuestras propias necesidades para el final. Por increíble que parezca, esto tiene una consecuencia hormonal para nosotras. Ir corriendo, anteponer las necesidades de los demás frente a las nuestras y someter el cuerpo a estrés por la falta de sueño destruye una de las hormonas más importantes que tenemos: la progesterona. La progesterona te calma y te dice que todo va a ir bien. Cuando no la honramos durante esta semana, podemos sentir que el mundo que nos rodea está fuera de control. De ahí el nombre de esta fase: nutrición. Dedica esta semana a nutrir el cuerpo y mira cómo brilla la progesterona.

Hay tres formas de nutrirte a ti misma en esta fase. La primera es saltarte el ayuno. La razón es que, igual que el ejercicio, el ayuno puede crear pequeños picos de cortisol. Y cualquier aumento del cortisol amenaza la producción de progesterona. El cortisol también se eleva durante el ejercicio excesivo. Empujar al cuerpo a límites físicos extremos la semana antes del período puede provocar el agotamiento de las reservas de progesterona, así que cambia el ejercicio que haces. Por ejemplo, en vez de actividades de alta intensidad, opta por actividades que te nutran más, como yoga, senderismo o caminatas largas.

La mejor opción de alimentación durante esta fase es volver a los festines hormonales. Puedes seguir comiendo los alimentos que comiste para la salud del hígado y el intestino durante la fase de manifestación, y añade más alimentos ricos en almidón, como patatas, judías y calabazas (*¡comfort food!*). Estamos tan bien diseñadas que el cuerpo es más resistente a la insulina durante nuestra fase de nutrición. Esto se debe a una buena razón hormonal. El cuerpo necesita más glucosa para hacer progesterona. Intentar entrar en cetosis durante este momento no solo te resultará complicado, sino que también será destructivo para la progesterona. He visto esto demasiado a menudo con mujeres ayunadoras y amantes de la dieta *keto*. Se sienten tan bien con el ayuno y la vida baja en carbohidratos que quieren continuar durante todo el ciclo menstrual. Pero el cuerpo no fue diseñado para estar en cetosis la semana antes del período. Puede que notes que el cuerpo ansía más los hidratos de carbono durante esta semana. Está diseñado así. Es una señal de que tienes que volver a aumentar la glucosa. A medida que aumenta la glucosa, la progesterona se elevará, dándote una sensación de calma y preparando la pared uterina para su desprendimiento. En cuanto la progesterona alcance el punto máximo, empezará el período y el ciclo del ayuno volverá a iniciarse con tu primera fase de potencia.

Elevar la glucosa durante este momento no es una excusa para lanzarse a comer helado o pizza. Debes tener una estrategia respecto a los hidratos de carbono que comes durante esta fase. Mis comidas favoritas para la construcción de progesterona durante la fase de nutrición son las siguientes:

- Patatas de distintas clases: roja, púrpura, nueva, Russet y Yukon Gold

- Boniato y ñame o batatas, por ejemplo variedades Garnet y púrpura
- Calabazas de variedades como bellota, espagueti, Honeynut y moscada
- Lentejas y judías negras
- Cítricos como limones, limas, pomelos y naranjas
- Fruta tropical, por ejemplo, plátanos, mangos y papaya
- Arándanos azules, frambuesas y bayas de Boysen
- Semillas de calabaza
- Arroz salvaje, arroz integral y quinoa

Yo no entendí del todo cómo funciona la progesterona hasta llegar a los años de la perimenopausia. Como mujer que da mucha importancia al trabajo y a la obtención de resultados, estaba sobrecargada, siempre iba corriendo de un lado a otro y me costaba gestionar el estrés y ayunar muchas horas. Nada mata más la progesterona que el estilo de vida ajetreado. Recuerda que el cuerpo no entiende la diferencia entre tener muchas cosas que hacer en el trabajo y ser perseguida por un tigre (un rasgo que es un vestigio prehistórico). Para huir de ese tigre, el cuerpo tiene que utilizar todos sus recursos hormonales y producir cortisol para que puedas hacer un esprint y escapar. Pero, cuanto más recurras al cortisol para superar el día durante esta fase, menos recursos tendrás para fabricar progesterona. Y, sin progesterona, tus síntomas premenstruales serán peores que nunca, a veces no te vendrá el período y el útero será incapaz de mantener un óvulo fértil. Lo crucial durante esta fase es que no haya tigres.

EL CICLO DEL AYUNO COMO ESTILO DE VIDA

Sin importar en qué punto del viaje del ayuno te encuentres, espero que este ciclo te sea útil. Si haces ayuno desde hace tiempo, espero que veas que te ha faltado esta filosofía del ayuno para ayudarte a programar los ayunos de forma adecuada. Seguiré animándote a experimentar con los ayunos más largos. Hay un mundo de curación que sucede ahí. Simplemente, cuando quieras recurrir a ayunos más largos, asegúrate de usar el ciclo del ayuno para hacerlo el momento hormonal adecuado.

Ahora que entiendes la filosofía de hacer ayuno como una mujer, deja que te dé un plan comprobado. El *reset* de ayuno de 30 días es un plan paso a paso que te permite variar la duración del ayuno y elegir los alimentos correctamente, todo adaptado a tu ciclo menstrual. Si no tienes el período, no te preocupes: este *reset* de 30 días será perfecto para que maximices tus hormonas independientemente del momento de la vida en el que te encuentres.

No te voy a mentir, el ayuno puede ser adictivo. Quizás te sorprenda ahora mismo, pero después de ver a cientos de miles de mujeres construir un ayuno como estilo de vida, te digo que en cuanto experimentes los resultados del ayuno de primera mano, querrás hacer ayunos cada vez más largos. ¡Tú puedes!

Nunca olvides que el cuerpo está diseñado para curarse a sí mismo. Tienes muchas formas milagrosas de repararte y reiniciarte todos los días. Cuando te cueste mantenerte sana, vuelve al ciclo del ayuno y pregúntate a ti misma: «¿Estoy viviendo una vida que funciona con mis hormonas o contra ellas?».

¿Estás lista para poner en práctica toda esta información? Empecemos el viaje por el ayuno.

PARTE III

EL *RESET* DE AYUNO DE 30 DÍAS

CAPÍTULO 8

El *reset* de ayuno de 30 días

Bienvenida a tu *reset* de ayuno de 30 días, que he diseñado para darte un plan claro y fundamentado en la filosofía del ciclo del ayuno. No es necesario reinventar la rueda. Este *reset* te ayudará a integrar los conceptos del ciclo del ayuno en tu vida mucho más rápido. Considera que es un camino en el que está demostrado que el resultado final será el éxito.

El *reset* de ayuno de 30 días se basa en tres criterios esenciales: Primero, debe darte flexibilidad metabólica para salir y entrar de ayunos de distintas duraciones y así proporcionarte suficiente estrés hormético para que el cuerpo se adapte de forma positiva. Segundo, si tienes el período, debe estar sincronizado con el momento del ciclo en el que estés. En caso de no tenerlo, debe cubrir todas las necesidades neuroquímicas de tus hormonas para prosperar. Tercero, la mejor forma de hacer un *reset* es en comunidad.

CÓMO APLICAR LA FLEXIBILIDAD METABÓLICA PARA SATISFACER A TODAS TUS HORMONAS

A pesar de que haya seis ayunos distintos que crean un efecto de curación, para este *reset* solo utilizarás tres de esos ayunos. He quitado los más largos a propósito para que este ayuno de 30 días fuera accesible para la mayoría. Si has hecho ayuno durante un tiempo y quieres hacer un *reset* que te suponga un reto, he descrito una versión avanzada para ti que incluye un ayuno más largo, de 24 horas.

Los tres ayunos de este *reset* de 30 días tienen duraciones que van de las 13 a las 20 horas. Si nunca has hecho ayuno, por favor, asegúrate de que haces el trabajo de pre-*reset* de dos semanas de más abajo. De esta forma, la experiencia del *reset* de 30 días será mucho más suave. Te diré una cosa: durante este *reset* de 30 días, habrá algunos momentos incómodos. En realidad, damos la bienvenida a estos momentos porque es entonces cuando se produce la curación. El principio de hormesis solo funciona si se aplica suficiente estrés. Si yo fuera tu entrenador personal y cada entrenamiento que te diera fuera fácil y no te presionara, ¿con qué rapidez verías resultados? Probablemente no muy deprisa. Crear momentos intermitentes que te empujan a salir de tu zona de confort acelerará tu curación. Como sabes ahora, tu cuerpo estaba diseñado originalmente para eso, así que los momentos de incomodidad vendrán y se irán deprisa.

Para prepararte lo mejor posible para esos momentos, quiero que pienses en qué harás cuando aparezcan obstáculos. Una de las razones principales por las que las personas no consiguen sus objetivos es que no planean lo que harán cuando surjan escollos. Cuando apliques un estrés hormético a tu ayuno como estilo de vida, surgirán obstáculos. Algunos de los más comunes son hambre, aburrimiento, síntomas de desintoxicación y falta de apoyo. Por lo tanto, ten en cuenta esa posibilidad, y así será mucho más fácil gestionarla cuando se interponga en tu camino. En el capítulo 10, te diré lo que he visto que funciona mejor para que puedas superar esta situación sin problemas.

SINCRONIZA TUS AYUNOS CON TU CICLO MENSTRUAL

Este *reset* te llevará a todas las fases que has aprendido con el ciclo del ayuno. Irás cambiando entre no hacer ayuno, ayuno intermitente, ayuno para favorecer la autofagia y ayuno para reiniciar el intestino. Todos perfectamente sincronizados con tu ciclo. Lo difícil cuando se crea un *reset* para las mujeres es que cada una estáis en un momento distinto del ciclo. Y algunas no lo tenéis.

Si lo tienes, lo primero que quiero que hagas, si no lo haces todavía, es hacer un seguimiento del ciclo menstrual. Debes empezar este *reset* en el día uno de tu ciclo y seguirlo hasta que se inicie otra vez el sangrado. Si tienes un ciclo de 28 días, será un *reset* de 28 días.

Si no tienes el período, puedes empezar este *reset* en cualquier momento y hacerlo hasta el final durante 30 días. Esto funciona de maravilla para mujeres jóvenes que han perdido el período y quieren recuperarlo y mujeres posmenopáusicas que quieren equilibrar las hormonas que podrían haberse descontrolado durante los años de la menopausia. Lo bueno de este *reset* es que tiene el poder de sacarte de cualquier desequilibrio que puedas tener y devuelve las hormonas a la sincronía. Al cabo de un par de meses de repetir este *reset* hasta el final, noté que muchos problemas hormonales misteriosos se aclaraban sin tener que usar terapias convencionales como medicamentos o suplementos. Muchas veces, dentro del primer mes de este *reset*, una mujer en sus años reproductivos empezará a tener el período de nuevo. En el caso de mujeres posmenopáusicas, un mes o dos de este *reset* es la solución hormonal para sofocos persistentes, insomnio y aumento de peso rebelde.

Síntomas de posmenopausia aliviados por el ayuno

- Sofocos persistentes
- Insomnio
- Aumento de peso que se resiste a bajar
- Grasa abdominal
- Cambios de humor, por ejemplo, depresión y ansiedad

RESETS EFECTUADOS EN UNA COMUNIDAD

Personalmente, creo que todos los esfuerzos de salud se hacen mejor cuando estamos rodeadas por un equipo de animadoras. Como mujeres, la conexión es importante.

Uno de los estudios más largos que se han llevado a cabo sobre salud y felicidad demostró que las relaciones positivas importan para nuestra salud. La Universidad de Harvard inició un estudio de 80 años que empezó en 1938 y acabó en 2018 en el que hizo un seguimiento de 268 graduados de Harvard y más de 1.300 de sus nietos con la esperanza de identificar las tendencias que construyen una vida saludable y feliz. ¿Cuál fue la conclusión? Cuidar las relaciones es lo más importante para la salud. Los investigadores descubrieron que cuidar las relaciones es una forma de autocuidado. Los sujetos que mantenían buenas relaciones vivían una vida más feliz y más larga. En cambio, las personas que se sentían más solas se morían antes. El director del estudio, el Dr. Robert Waldinger, profesor de psiquiatría en la Harvard Medical School, incluso añadió: «La soledad mata. Es tan potente como el tabaco o el alcoholismo».

La conexión humana es crucial para tu salud. Cuando reúnes a tu comunidad y haces una actividad de grupo como este *reset*, te estás preparando para un gran subidón hormonal. Hay muchas formas de construir una comunidad a tu alrededor. Empieza un club de lectura, pide a una amiga que se una a ti en esos 30 días de *reset* o ve en busca de mis comunidades gratuitas *online*. Si te sientes sola en este momento, que sepas que no lo estás. Hay un mundo de mujeres ahí fuera con ideas afines construyendo un estilo de vida de ayuno que están listas para animarte. Apóyate en ellas.

¿A QUIÉN VA DIRIGIDO ESTE *RESET*?

La verdad es que es para todas las mujeres. Dicho esto, debido a la estructura de este *reset*, es fantástico para mujeres que sean nuevas en el ayuno y quieran aprender a construir un estilo de vida de ayuno sincronizado con su ciclo menstrual. Este *reset* también es increíblemente efectivo para mujeres que no tienen el período. Se trata de una vía increíblemente efectiva para que mujeres de todas las edades dominen el ayuno.

A pesar de que haya numerosos beneficios de salud en este *reset*, aquí tenemos algunos de los síntomas y condiciones a los que ayuda más:

- Resistencia a la pérdida de peso
- Resistencia a la insulina
- Diabetes
- Prediabetes
- Enfermedades cardiovasculares
- Enfermedades autoinmunitarias
- Problemas de memoria
- Trastornos del estado de ánimo, por ejemplo, ansiedad y depresión
- Cánceres hormonales
- Problemas de infertilidad
- Disbiosis intestinal
- Síntomas de menopausia
- Niebla mental
- Baja energía
- Falta de reglas
- Desintoxicación de método anticonceptivo
- Reparación de intestino tras el uso de antibióticos
- Falta de motivación
- Pérdida de cabello
- Problemas de tiroides
- Envejecimiento acelerado

Como siempre, lo mejor es avisar a tu médico de que vas a embarcarte en este nuevo estilo de vida de ayuno.

PRE-*RESET*: DOS SEMANAS ANTES DEL *RESET* DE AYUNO DE 30 DÍAS

Si nunca has hecho ayuno, no te preocupes. Este pre-*reset* es para ti. Considera que es un tiempo para preparar al cuerpo para la experiencia del ayuno de después. Soy consciente de que quizás has estado haciendo seis comidas al día o dándote los muchos caprichos que proporciona la dieta occidental. Lanzarse a hacer un ayuno de 17 horas con un cambio notable de alimentación podría causarte una fuerte respuesta de estrés que te haga sentir fatal. Hacer el pre-*reset* es una forma maravillosa de ayudar al cuerpo a incorporar sin problemas los cambios del estilo de vida que estás a punto de emprender. Si el ayuno es algo nuevo para ti, tardarás unas dos semanas en prepararte para esta experiencia de 30 días. Lo que facilita pasar a un estado de ayuno es la cantidad de tiempo adecuada para ver cómo el azúcar en sangre empieza a reducirse. Tomarse el tiempo y prepararse con este pre-*reset* para tener éxito con tu nuevo estilo de vida de ayuno es clave. Hay tres partes fáciles en el pre-*reset*: alimentos a evitar, alimentos a añadir y reducción de la ventana de ingesta.

Alimentos a evitar

Esta es la ironía. Aunque haya una gran evidencia científica de que puedes hacer ayuno y luego comer lo que quieras y aún así conseguir un resultado fantástico, te animo a cuidar los alimentos que eliges. Evitar tres grupos de comida hará que tu experiencia de 30 días sea mucho más llevadera. El cuerpo estará listo para activar el interruptor metabólico durante 30 días. Eso te ayudará a ver resultados más rápidos en tu *reset* de 30 días, por ejemplo, pérdida de peso, inyección de energía y mejora de la claridad mental.

La primera categoría de alimentos a evitar son los aceites malos, que inflaman tus células y te hacen resistente a la insulina. Además, a menudo también provocan que tengas más hambre, lo que puede desbaratar fácilmente tus esfuerzos de ayuno. Para evitar estos aceites, tendrás que leer las etiquetas de ingredientes. Puede que incluso tengas estos aceites en casa. Si es posible, recomiendo encarecidamente que los tires y los sustituyas por opciones más saludables, como aceite de oliva o aguacate y aceite TCM (MCT, en inglés).

Los aceites perjudiciales que hay que evitar son los siguientes:

- Aceites parcialmente hidrogenados
- Aceite de maíz
- Aceite de semillas de algodón

- Aceite de colza
- Aceite vegetal
- Aceite de soja
- Aceite de cártamo
- Aceite de girasol

También debemos evitar azúcares y harinas refinadas. Estos alimentos tienen un índice glucémico elevado y harán que tu azúcar en sangre suba y baje como en una montaña rusa, cosa que puede dificultar el ayuno. Si los eliminas ahora, minimizarás los antojos que puedas tener cuando cambias alimentos inflamatorios por otros saludables.

Los alimentos altos en azúcar y harinas refinadas son los siguientes:

- Pan
- Pasta
- Galletas saladas
- Dulces

Respecto a las harinas refinadas, las mujeres a menudo me preguntan qué ocurre con las harinas sin gluten. Muchas mujeres están descubriendo que al cuerpo no le va bien el gluten, la proteína que hay en los granos de trigo. A algunas mujeres, el gluten les provoca niebla mental, aumento de peso, pérdida de energía y un sinfín de problemas digestivos. A pesar de que quitar el gluten de un producto puede ayudar al intestino y al cerebro, muchos alimentos sin gluten también provocan un pico de azúcar en sangre y deberían evitarse durante el pre-*reset* y el *reset* de 30 días en sí. La otra pregunta que me hacen es sobre los endulzantes como la miel o el azúcar de coco. A pesar de que sean opciones más saludables, estos dos ingredientes también deberían evitarse durante esta fase.

El tercer grupo de alimentos a eliminar son los que están llenos de sustancias químicas. Son los ingredientes tóxicos que he mencionado en el capítulo 6. Muchas de estas sustancias químicas te hacen resistente a la insulina, lo que, en última instancia, provocará que tu experiencia de ayuno sea realmente dura. Debido a su capacidad para ser resistentes a la insulina, estas sustancias químicas a menudo se denominan «obesógenos». Algunos obesógenos habituales son el jarabe de maíz rico en fructosa, el glutamato monosódico y sustitutos del azúcar como NutraSweet. NutraSweet, por ejemplo, puede provocar un pico de glucosa y de insulina y puede estimular los centros del hambre del cerebro. No es el entorno óptimo que buscas para avanzar hacia el ayuno como estilo de vida.

Ingredientes artificiales comunes que hay que evitar:

- Colorantes y saborizantes artificiales
- Colorantes rojo o azul
- Sacarina
- NutraSweet
- Splenda

Alimentos a añadir

Cuando empieces a eliminar algunos de los alimentos dañinos que has estado comiendo durante años, puede que notes un repunte involuntario de los antojos. Esto suele deberse a dos razones. La primera es que la comida procesada puede alimentar a los microbios malos del intestino que controlan los antojos, y cuando sacas esos procesados de la dieta, los microbios a menudo te reclaman más comida a gritos. Puede que tengas que esperar hasta tres días para que dejen de gritarte. La segunda es que esos alimentos inflamatorios a menudo hacen que el azúcar en sangre esté en una montaña rusa y, cuando los eliminas, hacen falta un par de días para que el azúcar en sangre se nivele. La mejor forma de detener estos antojos es estabilizar el azúcar en sangre y matar las hormonas del hambre. Puedes lograrlo añadiendo más grasas buenas y proteína a tu dieta.

Grasas buenas que puedes añadir:

- Aceite de oliva
- Aceite de aguacate
- Aceite TCM
- Aceite de linaza o lino
- Aceite de semillas de

  calabaza
- Mantequilla orgánica
- Mantequillas de frutos secos
- Olivas
- Aguacates

Proteínas saludables que aconsejo añadir:

- Ternera orgánica
- Bisonte
- Pavo
- Pollo

- Cerdo
- Huevos
- Embutidos como salami y jamón curado

Reducción de la ventana de ingesta

Durante esta fase, debes empezar a entrenar al cuerpo para el ayuno. Es lo que denominamos reducir la ventana de ingesta. Al principio de este período de dos semanas, retrasa el desayuno una hora. Si normalmente desayunas a las 7, hazlo a las 8. Cada dos días, retrásalo una hora más: a las 9, a las 10 y así sucesivamente, hasta que puedas estar 13 horas sin comer. Cuando puedas hacerlo, estarás listo para el *reset* de ayuno de 30 días. Si prefieres adelantar la cena una hora y retrasar el desayuno otra hasta conseguir el período de 13 horas, también es una opción válida. Por ejemplo, si normalmente acabas de cenar a las 8 de la tarde y desayunas a las 6 de la mañana, podrías acabar de cenar a las 7 de la tarde y no desayunar hasta las 8 de la mañana. Esto te daría una franja de ayuno de 13 horas.

Puede que tengas la duda de qué puedes beber durante la franja de ayuno mientras entrenas al cuerpo para que se adapte a este nuevo horario de ingesta. En esta fase, el café y el té pueden jugar a tu favor. El café y el té con un poco de aceite TCM y una leche sin azucarar pueden funcionar para matar el hambre y ayudarte a alargar el período de ayuno. Concretamente, el aceite TCM ayuda a tu cuerpo a hacer el cambio metabólico al modo de quema de grasas y desactivará la hormona del hambre. Si te gusta el café con leche, asegúrate de que no tenga ninguna sustancia química ni azúcar, porque esto elevará demasiado tu azúcar en sangre y te encaminará a una experiencia de ayuno difícil.

Piensa que el pre-*reset* es como un calentamiento para tu ayuno principal. Cuando ya hayas dado el primer paso para convertirte en quemadora de grasas, te animo a hacer inmediatamente el *reset* de 30 días.

CONSEJOS PARA TENER ÉXITO EN EL *RESET*

Como he mencionado más arriba, si es la primera vez que haces ayuno, asegúrate de hacer el pre-*reset* de dos semanas. Esto hará que el *reset* de 30 días sea mucho más fácil. Además del pre-*reset*, te animo a considerar otros consejos.

Primero, elimina los alimentos que tengas en casa y en la oficina que te tienten más, cualquier cosa que pueda hacer que pierdas el rumbo. En mi caso, una de mis comidas favoritas son los mangos secos. Me podría comer varias bolsas llenas en un día si me lo permitiera. Pero, como cualquier fruta seca, especialmente la tropical, tiene un índice glucémico increíblemente alto, así que comerme toda una bolsa no era interesante para mi metabolismo. Por triste que fuera, al final tuve que dejar de comprarlos porque no era seguro para mí tenerlos en casa.

Mi segundo consejo es alejarse de los detractores. Soy consciente de que esto no es tan fácil como parece, pero quiero que te rodees de personas que te animen durante este proceso, no de personas que te depriman. Tus cambios positivos a menudo pueden resultar amenazadores para aquellos que están atascados con su propia salud. Intenta ignorarlos o al menos interactuar menos con ellos durante esta experiencia de 30 días. La tristeza ama la compañía, pero la positividad también. Encuentra a personas positivas con las que quedar durante esta fase.

También hay que tener cuidado con las compañeras de comida, es decir, mujeres con las que has creado una conexión al compartir comida. Me refiero a que todas hemos tenido un mal día, llamamos a una amiga y nos quejamos, y nuestra amiga nos propone pasarse por nuestra casa y traer *pizza* y una tarrina de helado para consolarnos. Sin duda, son momentos de amistad divertidos. Pero, a pesar de que nos hagan sentir bien en ese momento, nos preparan para unos días de salud peores. Hace años, tuve una empleada que logró una pérdida de peso increíble. Como parte de su nuevo régimen de salud, empezó a pasar más tiempo en el gimnasio y menos en Starbucks con sus amigas tomando Frappuccinos. Con el tiempo, sus amigas se mostraron disgustadas y críticas. Al final, la falta de compasión de sus amigas hizo que abandonara sus esfuerzos y recuperó todo el peso perdido. Si te sientes identificada con esto, anima a estas mujeres a hacer el *reset* contigo o diles que tendrán que echarte de menos durante los próximos 30 días.

Cuándo empezar el *reset*

Además de empezar el primer día del ciclo, te animo a mirar también el calendario de actividades sociales antes de empezar el *reset*. ¿Tienes bodas o vacaciones próximamente? En esos momentos, las mujeres pueden echar a perder su progreso. La tentación puede ser demasiado grande cuando hay mucha comida alrededor. Dicho esto, cuando le cojas el tranquillo a este *reset*, verás que hacer ayuno como una mujer encaja hasta en las vidas más ajetreadas.

EL *RESET* DE AYUNO DE 30 DÍAS

Siempre que empiezo un programa nuevo de salud, me gusta ver con perspectiva lo que voy a hacer; así, mi mente es más receptiva a los detalles. Teniendo eso en cuenta, veamos una descripción general del *reset* de 30 días y, después, entremos en detalles.

Existen tres reglas básicas que debes recordar a medida que avanzas en este *reset*: evitar cuatro grandes categorías de alimentos, usar dos estilos de alimentación distintos y experimentar tres ayunos de distintas duraciones.

DESCRIPCIÓN GENERAL

Evita

- Aceites malos
- Harinas refinadas y azúcar
- Ingredientes químicos tóxicos
- Alcohol

Estilos de alimentación

- Cetobiótica
- Festín hormonal

Tipos de ayuno

- Ayuno intermitente (13 horas y 15 horas)
- Ayuno para favorecer la autofagia (17 horas)

Teniendo estas reglas presentes, veamos cómo sería el *reset* de ayuno de 30 días. Recuerda que este *reset* está diseñado para ayudarte con el interruptor metabólico de una forma que maximice tu producción hormonal, así que debes seguir cada día tal y como está presentado. La duración del ayuno es lo que más se mueve con este *reset*, sobre todo durante las fases de potencia, así que asegúrate de controlar mucho cuánto tiempo debe durar el ayuno cada día. Aquí tienes una guía día a día para hacer el *reset* de 30 días:

FASE DE POTENCIA 1

Elección de alimentos durante la fase: cetobióticos
Días 1–4: ayuno intermitente (13 horas)
Día 5: ayuno intermitente (15 horas)
Días 6–10: ayuno para favorecer la autofagia (17 horas)

FASE DE MANIFESTACIÓN

Elección de alimentos durante la fase: festín hormonal
Días 11–15: ayuno intermitente (13 horas)

FASE DE POTENCIA 2

Elección de alimentos durante la fase: cetobióticos
Días 16–19: ayuno intermitente (15 horas)

FASE DE NUTRICIÓN

Elección de alimentos durante la fase: festín hormonal
Días 20–30: no se hace ayuno

RESET DE AYUNO AVANZADO

Si hace tiempo que practicas ayuno, sigue la versión avanzada del *reset* de 30 días que hay más abajo. Estos ayunos más largos tienen el fin de prepararte y proporcionarte un estrés hormético que anime al cuerpo a hacer un salto al siguiente nivel de salud. También verás que ese *reset* te da la opción de hacer ayuno la semana antes del inicio del período, si lo tienes. Como se trata de un *reset* avanzado, se parte de la suposición de que un ayuno más corto, como por ejemplo de 13 horas, no creará un pico de cortisol porque es probable que el cuerpo esté acostumbrado a un ayuno de esta duración.

FASE DE POTENCIA 1 – alimentos cetobióticos

Días 1–5: ayuno intermitente (15 horas)

Día 6: ayuno para reiniciar el intestino (24 horas)

Días 7–10: ayuno para favorecer la autofagia (17 horas)

FASE DE MANIFESTACIÓN – alimentación de festín hormonal

Días 11–15: ayuno intermitente (15 horas)

FASE DE POTENCIA 2 – alimentación cetobiótica

Día 16: ayuno para reiniciar el intestino (24 horas)

Días 17–19: ayuno para favorecer la autofagia (17 horas)

FASE DE MANIFESTACIÓN - alimentación de festín hormonal

Días 20–30: ayuno intermitente (13 horas)

Herramientas para mantenerte por el buen camino

Recuerda que este *reset* es dinámico y que hay mucho que controlar en tu cuerpo. Hay herramientas que te pueden ayudar a saber lo que ocurre mientras ayunas, algo que puede ser muy beneficioso para tu éxito. No me gusta endosar productos, pero una de las maravillas del mundo moderno es que nos ha dado la capacidad de comprobar por nuestra cuenta nuestros datos biométricos. Dichos datos son análisis estadísticos de funciones claves del organismo. Un gran ejemplo de ello es la tensión arterial y otro muy común es la temperatura. La salud de la vieja escuela normalmente nos obligaba a ir al médico para que nos diera nuestras estadísticas biométricas. Con la aparición de la salud personalizada, estas herramientas están disponibles fácilmente para nosotros en casa para ayudarnos a entender lo que ocurre dentro de nuestro cuerpo. Tienes un amplio abanico de precios. Quiero subrayar que se puede llevar a cabo el *reset* sin ellas, igual que hacen miles de mujeres de mi comunidad. De todas formas, si tienes los recursos para comprarlas, pueden ser muy útiles.

Una de mis herramientas preferidas para las personas que hacen ayuno es controlar el azúcar en sangre y los cuerpos cetónicos. Los diabéticos hace años que miden estos indicadores. Ahora, tú también los puedes medir. Te animo encarecidamente a que conozcas una herramienta denominada «monitor de glucosa». Hay dos tipos que recomiendo: test de dedo y lectores de azúcar en sangre continuos. En el primero, te pinchas en el dedo y pones una gota de sangre en un palito que mide el azúcar en sangre y los cuerpos cetónicos. El segundo es un dispositivo que normalmente se coloca en la parte posterior del brazo y te da una lectura continua de lo que hace el azúcar en sangre. Los dos tienen pros y contras. En el apéndice C, presento una lista de mis versiones favoritas de ambas herramientas.

Estos monitores proporcionan tres lecturas que son cruciales para tu éxito. La primera es la lectura de la mañana. Cuando te levantes en estado de ayuno, haz enseguida una lectura de la glucosa en la sangre y los cuerpos cetónicos, antes de tomarte el café. Lo aconsejable es que el azúcar en sangre esté entre 70 y 90 mg/dL (miligramos por decilitro). En general, los cuerpos cetónicos serán bajos por la mañana y posiblemente medirán 0,2 mmol/L (milimoles por litro). Habrás entrado en cetosis si estás por encima de 0,5 mmol/L. La segunda lectura a la que hay que prestar atención es justo antes de ingerir la primera comida del día. Tu azúcar en sangre debe ser menor que la lectura de la mañana y los cuerpos cetónicos tienen que ir subiendo. Esto significa que en un estado de ayuno el cuerpo está pasando al modo de quema de grasas. La presencia de cuerpos cetónicos indica que ahora consigues tu energía del sistema que la obtiene con la pérdida de grasa.

Veamos un ejemplo de la vida real. Digamos que te despiertas a las 7 de la mañana y que tus lecturas son de 98 mg/dL para el azúcar en sangre y de 0,1 mmol/L para los cuerpos cetónicos. Justo antes de romper el ayuno unas pocas horas después, tu azúcar en sangre debería bajar a 98 mg/dL y tus cuerpos cetónicos subir por encima de 0,1 mmol/L. Si se da este cambio, el cuerpo está intentando adaptarse al ayuno. Incluso si esa segunda lectura de cuerpos cetónicos no está por encima de 0,5 mmol/L, si se acerca más a ese número, el cuerpo está intentando pasar a la quema de grasas. Celebrar las pequeñas victorias conduce a grandes triunfos, así que sigue con tu ayuno como estilo de vida y al final verás que esos cuerpos cetónicos se elevan a más de 0,5 mmol/L.

La tercera lectura que puedes hacer es dos horas después de comer. Normalmente, solo mides el azúcar en sangre, no los cuerpos cetónicos. Esta lectura te ayudará a ver lo bien que ha ido esa comida para tu azúcar en sangre. Si rompes el ayuno a las doce del mediodía y la lectura del azúcar en sangre era de 78 mg/dL antes de comer, dos horas después de esa comida, mídela otra vez y comprueba que el azúcar en sangre haya vuelto cerca de 78 mg/dL. Si es así, hay una gran probabilidad de que seas lo que se denomina «sensible a la insulina». ¡Felicidades! Si no está cerca de ese número, no te preocupes; cuanto más practiques entrar y salir de ayunos de distintas duraciones, más entrenas el cuerpo a que vuelva a ser sensible a la insulina.

Saber que el azúcar en sangre y los cuerpos cetónicos responden a este *reset* puede ser increíblemente motivador y ayudarte a mantener la concentración. Es una medición más precisa de lo bien que quemas grasa que la báscula. Si tienes los recursos para comprar un monitor, te animo encarecidamente a que lo adquieras y lo uses.

Mientras te preparas para embarcarte en un *reset* de 30 días, hay una cosa que quiero que recuerdes: ten compasión contigo misma. No te martirices si cometes un error o patinas un día. Este tipo de diálogo negativo solo te desanimará. Esto debe ser divertido. Tienes que sentir curiosidad por lo que hará el cuerpo durante cada ayuno de una duración nueva. Disfruta de aprender estos dos estilos de alimentación nuevos. Experimenta con lo que más te guste para romper el ayuno. El cuerpo se curará más deprisa cuando enfoques este proceso con alegría y ganas de recorrer el camino. Si te atascas, recurre a la comunidad, busca a las personas que te animan, sé consciente de que no estás sola. ¡Te mando ánimos!

CAPÍTULO 9

Cómo romper un ayuno

Comer o no comer: hay gente que piensa que el ayuno es así de sencillo. Pero, tal y como has leído ya, el ayuno es un poco más complicado respecto a cómo permanecer en ayuno y a cómo acabarlo. Por esa razón, quería dedicar un capítulo entero a cómo romper un ayuno.

Como ocurre con muchos descubrimientos científicos, ha habido una evolución respecto a cómo pensamos sobre el arte de ayunar. Cuando el ayuno ganó popularidad, se hizo hincapié sobre todo en la curación que se producía mientras se estaba en estado de ayuno. Pero no se ha abordado la enorme incógnita: ¿esos cambios permanecen cuando vuelves a comer? Por increíble que parezca, la investigación sobre la ingesta de comida después del ayuno no ha sido muy sólida. Como soy una persona a la que le encanta que la ciencia le guíe, me quedé sin mucho a lo que agarrarme y decidí hacer mi propia investigación. Recurrí a mi comunidad para ver lo que funcionaba mejor. Después de probar varias maneras de romper un ayuno en miles de personas, he descubierto que hay cuatro formas de abordar el primer bocado de comida que tomas después de ayunar durante varias horas. La forma de determinar cuál de estos estilos es mejor para ti depende de tus objetivos de salud. Igual que eliges la duración del ayuno en función del efecto de curación que deseas, es aconsejable que rompas el ayuno estratégicamente para amplificar el resultado que quieres lograr.

REINICIA EL MICROBIOMA

Considera que el ayuno es la reparación definitiva del microbioma. Cuando estás en un estado de ayuno, das a las buenas bacterias del intestino la oportunidad de prosperar. Puedes seguir haciendo crecer estos microbios útiles rompiendo el ayuno con una de las tres P de las que hablé en el capítulo 6. La primera incluye los alimentos ricos en probióticos. Son los que añaden bacterias buenas al intestino, así que es una opción fantástica romper el ayuno con este tipo de alimento si has tomado varias tandas de antibióticos o si llevas años tomando pastillas anticonceptivas. La segunda P, los alimentos prebióticos, alimentará a tus microbios buenos, así que es una gran elección para romper un ayuno si quieres que crezcan más los microbios que impulsan el sistema inmunitario, que te proporcionan más neurotransmisores que mejoran el ánimo o descomponen el estrógeno. La última P, los alimentos con polifenoles, son fabulosos para reparar la mucosa que recubre el intestino; asegúrate de recurrir a estos alimentos si tienes poca energía, dolor crónico o niebla mental debido a la permeabilidad intestinal.

Sin duda, combinar las tres P es una forma genial de romper el ayuno. Una de mis opciones favoritas es medio aguacate, una taza de chucrut salpicado con semillas de calabaza y aliñado con aceite de linaza, una combinación que tiene todos los elementos necesarios para hacer crecer bacterias buenas.

Alimentos con los que romper el ayuno mientras favoreces el microbioma:

- Yogures fermentados, incluido el de coco y variedades lácteas
- Caldo de huesos
- Chucrut
- Kombucha
- Semillas y aceites de semillas
- Proteína en polvo rica en prebióticos

CONSTRUYE MÁS MÚSCULO

Mucha gente piensa equivocadamente que el ayuno descompone el músculo. Estoy totalmente en desacuerdo con esta teoría. A pesar de que parezca que los músculos encogen cuando ayunas, es un efecto temporal. En ese momento, los músculos están liberando reservas de azúcar y eso hace que parezcan más pequeños. Esto es algo realmente bueno, porque, cuando después del ayuno haya un buen aporte de proteínas, construirás unos músculos más fuertes que nunca. Tienes que imaginar que el ayuno y comer proteína son como las olas del mar. Cuando ayunas, es como si una ola retrocediera para coger impulso. Cuando comes, sobre todo proteína, das potencia a esa ola para que se levante hacia la orilla.

Uno de mis estudios preferidos sobre la proteína mostró que la forma más eficiente de estimular la vía de mTOR era comiendo 25 gramos de proteína cada dos horas.[1] Recuerda, 30 gramos es lo que activa una respuesta de aminoácidos en los músculos que les impulsa a hacerse más fuertes. En este estudio en concreto, los investigadores descubrieron que dosis periódicas de 30 gramos de proteína ciclada a lo largo del día era la forma más eficiente de construir músculo. Por esa razón, la proteína es un gran macronutriente con el que romper el ayuno.

Muchas de las mujeres con las que trabajo tienen más de 40 años. Después de esa edad, cuando una mujer atraviesa los años de la perimenopausia, a menudo tiene dificultades para mantener o construir músculo. Una estrategia que me encanta para estas mujeres es que hagan ejercicio en estado de ayuno, sobre todo entrenamientos de fuerza, y, después, tomen una comida rica en proteína. Este truco para la realimentación tras el ayuno es uno de los mejores que he visto para mujeres que desean construir músculo.

La proteína se presenta de muchas formas. Si comes carne, mis sugerencias preferidas para romper un ayuno con proteína son caldo de huesos, huevos o una salchicha. Si haces una dieta vegetal, tu batido de proteína favorito podría ser el alimento perfecto para romper el ayuno. Muchos alimentos contienen proteína, así que tendrás que experimentar con lo que te funcione mejor.

Alimentos con los que romper el ayuno que favorecen la construcción de músculo:

- Huevos
- Palitos de carne de vaca
- Cecina de vaca
- Batidos de proteína, por ejemplo guisante, cáñamo y concentrado de suero de leche
- Embutidos en rodajas (sin nitratos)
- Pechuga de pollo

- Pavo
- Ternera orgánica
- Verdura alta en proteína, por ejemplo guisantes, brócoli, col, setas y coles de Bruselas
- Garbanzos
- Garrofones
- Quinoa
- Aguacate

SIGUE QUEMANDO GRASA

De todos los macronutrientes, la grasa es la que más estabiliza el azúcar en sangre. De hecho, en muchos casos, he visto que la grasa reduce el azúcar en sangre de algunas personas. Por este motivo, la grasa es el combustible perfecto para romper el ayuno si estás intentando alargar un ayuno para quemar más grasa. Incluso he utilizado este truco en mi consulta con personas para las que el ayuno es algo nuevo. Si 13 horas sin comer te parece un período de tiempo intimidante, comer un poco de grasa durante la ventana de ayuno a menudo no te sacará del estado de ayuno.

Lo más difícil es averiguar qué grasas comer. Algunos seguidores de la dieta cetogénica hablan mucho de las denominadas bombas de grasa. Son alimentos que consisten principalmente en grasa. Idear este tipo de bombas nuevas puede ser complicado. La buena noticia es que, cuando empiezas a buscarlas, verás que existen varias empresas que ya han creado las bombas de grasa para llevar perfectas. Una de mis favoritas se llama Keto Cups. Siempre las tengo en casa por si necesito comer algo rápido pero no quiero salir de la cetosis. En los días laborables más ajetreados, suelo coger un par de Keto Cups para aguantar hasta que me pueda sentar y comer en condiciones. El aceite TCM en el café es otro ejemplo de grasa añadida que ayuda durante el ayuno. Incluso he visto a personas que convierten el café en un *smoothie*, añadiendo leche orgánica, mantequilla y aceite TCM. Si le echas un poco de fibra prebiótica, también favorecerás la modificación del microbioma que te ofrece el ayuno.

A pesar de haber incluido la grasa para romper el ayuno, técnicamente no lo rompe, sino que solo te ayuda a alargarlo. Igual que con el resto de alimentos, tienes que comprobar tu azúcar en sangre para ver lo que la grasa hace por ti. La mayoría de las personas notan que la grasa les quita el hambre, pero lo que provoque en tu azúcar en sangre dependerá de las variables que he mencionado anteriormente.

Alimentos para romper el ayuno y seguir quemando grasa:

- Aguacate
- Frutos secos crudos o mantequilla de frutos secos
- Olivas
- Caldo de huesos

SIGUE A TUS PAPILAS GUSTATIVAS

¿Qué ocurre si haces una mala elección de alimentos? ¿Desharás el bien que has provocado con el ayuno? La respuesta es no. A menudo, los nuevos ayunadores rompen el ayuno con lo que les apetece. A pesar de que esto no deshaga el efecto curativo del ayuno, con el tiempo notarás que sienta mejor ser consciente de con qué rompes el ayuno. Esta forma de romper un ayuno es lo que yo llamo «seguir a tus papilas gustativas». Este enfoque tiene pros y contras. La única ventaja es la satisfacción instantánea. El inconveniente es que todos los efectos curativos del ayuno se acabarán de inmediato en cuanto te lances a por tus *snacks* preferidos, algunos de los cuales puede que sean proinflamatorios. Salir fácilmente del ayuno con una de las tres formas anteriores siempre es una decisión mejor para tu salud. Dicho esto, la ciencia nos ha demostrado que un régimen de ayuno diario de entre 14 y 16 horas deshace el daño metabólico que puede crear una mala dieta en el cuerpo. No has perdido la curación que se ha producido durante el ayuno, pero este enfoque es como pasar varias horas entrenando en el gimnasio y, luego, ir a casa y comerse una tarrina de helado. A pesar de que el helado te elevará la glucosa y la insulina, no invalidará el bien que haya hecho ese entreno. Pero, si tienes objetivos de salud específicos, sin duda, este enfoque ralentizará tu progreso. Lo mismo ocurre con el ayuno. Si lo rompes con comida basura, no deshace el bien que has hecho durante el ayuno; puede que simplemente no llegues al destino de salud tan deprisa como te gustaría.

¿Ves por qué quería dedicar un capítulo entero a cómo romper el ayuno? No se trata simplemente de decir «haz esto y no hagas lo otro». Hay que considerar muchos factores. Una razón por la que quería ayudarte a ver los factores que afectan a la regulación del azúcar en sangre es que he visto a miles de mujeres frustrarse con el ayuno sobre todo porque no entienden el matiz del azúcar en sangre. Es un elemento muy importante. No quiero que te esfuerces por hacer ayuno y que luego te desanimes debido a la falta de conocimiento. Es fácil frustrarse cuando no puedes entrar en cetosis aunque creas estar dando todos los pasos adecuados. Si en algún momento te pasa, vuelve a este capítulo y recuérdate a ti misma los pequeños detalles que pueden importar para el azúcar en sangre.

¿QUÉ TE SACA DEL ESTADO DE AYUNO?

Esto es algo muy personal. Estás haciendo ayuno pero necesitas algo (cualquier cosa) para aguantar las próximas horas. Es cierto que puedes optar por bebidas que no te sacarán del ayuno, pero realmente depende de tu propio cuerpo y también de la respuesta que da el azúcar en sangre. Recuerda que tardas alrededor de ocho horas desde tu última comida a empezar a hacer este cambio. Si el azúcar en sangre se eleva durante este período, volverás al sistema de quema de azúcar. Si quieres permanecer en estado de ayuno, la clave es mantener bajo el nivel de azúcar en sangre. Cualquier cosa que provoque que aumente te sacará del ayuno, quieras o no. Dicho esto, hay algunas bebidas que puedes tomar en tu ventana de ayuno que no elevarán el azúcar en sangre y, por lo tanto, no te sacarán del estado de ayuno. A pesar de que siempre tienes que valorar estas bebidas con la prueba de azúcar en sangre que te doy más abajo, las bebidas que usan más los ayunadores en la ventana de ayuno son café, té y agua mineral.

Lo que rompe el ayuno para ti puede ser que a mí no me funcione. Tienes que hacer tu propio ensayo clínico en el que tú eres tu única paciente, y comprobarlo. En general, hay dos variables principales que afectarán a cómo reacciona tu azúcar en sangre en estado de ayuno: la diversidad de tu microbioma y tu grado de resistencia a la insulina. Sería mucho más fácil para mí limitarme a decir que el té rompe el ayuno y el café no, pero debido a nuestra bioindividualidad, no es tan fácil. Comprender estas dos variables será útil para que adaptes el ayuno a tu cuerpo.

Una diversidad microbiana pobre

La diversidad de tu microbioma tiene una influencia enorme en cómo responde el azúcar en sangre a las comidas y bebidas que tomes. Un microbioma saludable y variado facilita una mejor gestión del azúcar en sangre. Yo lo he experimentado en primera persona. Cuando empecé a llevar un monitor continuo de glucosa, comprobé que mi azúcar en sangre se elevaba de forma bastante espectacular cada vez que comía alimentos ricos en proteína. Por suerte, al cabo de dos horas, volvía al nivel que tenía antes de la comida, lo que me indicaba que yo tenía una buena sensibilidad a la insulina, pero el pico elevado me sorprendió. Como sabía el impacto que tiene el microbioma en la regulación del azúcar en sangre, me concentré en mejorar la microbiota intestinal durante varios meses usando muchos trucos de ayuno y comida que te he enseñado en este libro. Tres meses más tarde, me puse otro monitor continuo. Y esa vez, cuando comí proteína, el azúcar en sangre se redujo. Era la misma proteína, pero con diversidad en el microbioma. Así de potente es el microbioma para la regulación del azúcar en sangre.

¿Cuál es el mecanismo que hay detrás de cómo estos microbios regulan el azúcar que tienes en sangre? Bueno, resulta que los microbios del intestino tienen una conexión directa con el hígado a través de la vena porta.[2] Cuando estás en estado de ayuno, estos microbios enviarán una señal al hígado para cambiar al sistema de energía para la pérdida de grasa. Si estos microbios no están, puede que esa señal nunca llegue al hígado y eso hace que te sea difícil permanecer en estado de ayuno. A menudo lo veo en mujeres que han tomado varias tandas de antibióticos y han perdido gran parte de su diversidad microbiana. Les costará entrar en cetosis porque los microbios que faltan no envían señales al hígado para hacer el cambio.

La buena noticia es que puedes reparar el microbioma deprisa. Algunos expertos creen que en cuestión de días. Si ahora cuando tomas el café te sube el azúcar en la sangre, cuando repares el microbioma puede que esa respuesta cambie.

Resistencia a la insulina

Si tus células tienen resistencia a la insulina, notarás un pico de azúcar en sangre incluso con la bebida más benigna. He visto un mero vaso de agua elevar el azúcar en sangre de una persona gravemente resistente a la insulina. Sin embargo, se puede ser resistente a varios niveles. No hace falta que te diagnostiquen diabetes para tener resistencia a la insulina. Hay un espectro. Si no entras en cetosis fácilmente o sientes que todo te saca del estado de ayuno, puede que tengas más resistencia a la insulina de lo que crees. Sigue trabajando en el ayuno como estilo de vida, y, con el tiempo, esta resistencia desaparecerá. Conocer estos dos factores puede ser muy útil para determinar qué bebidas o comidas es mejor tomar mientras haces ayuno.

La prueba de azúcar en sangre

Hay una forma muy sencilla de comprobar qué te saca de un estado de ayuno. Compras un monitor de azúcar en sangre y tomas la lectura de glucosa. En cuanto tengas ese dato como base de referencia, tómate la bebida que te despierta la curiosidad y vuelve a tomar otra lectura media hora más tarde. Si esas dos lecturas son iguales o la segunda es inferior a la primera significa que sigues en estado de ayuno. Si esa segunda lectura es superior a la primera quiere decir que te ha sacado del estado de ayuno y te ha devuelto al estado quemador de azúcar. Yo suelo indicar que se haga la prueba con la taza de café de la mañana primero, porque el café afecta al azúcar en sangre de una forma distinta a cada persona; así sabrás cómo impacta a tu estado de ayuno. Esta prueba también te ayuda a determinar si el cuerpo tolera bien lo que se suele añadir al café, por ejemplo, leche, aceite TCM, mantequilla y estevia.

Dicho esto, después de observar el ayuno de miles de personas, puedo decir que, en general, hay bebidas que funcionan mientras ayunas y otras que te puedo asegurar que no deberían estar en tu ventana de ayuno.

Lo que a menudo te saca de un estado de ayuno:

- Añadir leche azucarada o bebida vegetal azucarada al café
- Edulcorantes en el café o el té
- Refrescos
- Bebidas *light*
- Gatorade
- Alcohol

Lo que normalmente no te saca de un estado de ayuno:

- Suplementos
- Medicamentos
- Café negro
- Café con leche entera

- Té
- Aceites, incluido el de linaza o lino y TCM
- Agua mineral

Snack *de ayuno*

¿Se puede comer en algún momento durante el estado de ayuno sin romperlo? Es posible con un *snack* de ayuno, que puede ser una herramienta verdaderamente útil si la necesitas, sobre todo cuando estás aprendiendo a hacer ayuno. La investigación demuestra que las personas que usan un *snack* de ayuno son capaces de alargar la ventana de ayuno y perder más peso.[3] Identificar el *snack* de ayuno que te funciona mejor puede ser complicado, así que asegúrate de comprobar tu azúcar en sangre. Algunas grasas que he visto que funcionan como este tipo de *snack* para algunas mujeres son mantequilla de frutos secos, caldo de huesos o incluso café con leche entera y mantequilla. Recuerda que cuando llegues a un punto en el que no necesites ese *snack* de ayuno, tienes que dejar de tomarlo. Solo debes usarlo como un apoyo hasta que te acostumbres a hacer ayunos más largos.

Buenos *snacks* de ayuno:

- ¼ de taza de leche orgánica
- 1 cucharada grande de aceite TCM

- 2 cucharadas grandes de mantequilla de frutos secos
- 1 cucharada grande de aceite de semillas

Cómo romper ayunos más largos

Cuando se hacen ayunos más cortos de 48 horas, es aconsejable recurrir a las estrategias terapéuticas que he mencionado anteriormente. Si optas por hacer un ayuno de más de 48 horas, lo ideal es la fórmula siguiente.

¿Por qué? Al estar 48 horas o más sin comer, la digestión se ralentiza notablemente. Eso significa que, cuando reintroduzcas la comida, tendrás que ser estratégica. En el primer ayuno de agua de tres días que hice, tenía tantas ganas de comer que me zampé un plato enorme de huevos revueltos en cuanto terminó. Enseguida me dio sueño. También notaba el estómago muy hinchado y esa sensación duró casi 24 horas. Para evitar esta reacción, di con cuatro pasos a seguir cuando se rompe un ayuno más largo. Estos pasos garantizarán que realimentes a tu microbioma de forma adecuada y vuelvas a comer sin problemas.

Paso número 1: toma una taza de caldo

El caldo puede ser del tipo que prefieras. Ya he mencionado que el caldo de huesos es una forma fantástica de favorecer al intestino. El caldo de huesos contiene glicina y puede curar la permeabilidad intestinal. Si sabes que tienes que curar tu intestino, es un tipo de caldo ideal con el que romper el ayuno y, a la vez, reparar el intestino. Si eres vegetariana, el caldo de verduras también va bien.

Puedes considerar esta taza de caldo como una comida de calentamiento. La digestión ha estado apagada durante varios días, así que introducir comida sólida puede ser complicado. Después de tomar una taza de caldo, espera una hora antes del paso dos.

Paso número 2: come una comida rica en probióticos y grasa

Después de un ayuno de agua de tres días, tienes una oportunidad de oro para realimentar a tus bacterias buenas. Los alimentos probióticos son la mejor forma de hacerlo. De forma parecida a la recomendación que he dado más arriba, una hora después de hacer el caldo, opta por yogur fermentado o chucrut. Incluso una bebida fermentada como la kombucha funciona bien en este momento. A menudo tomo un bol de olivas, que son ricas en polifenoles, para añadir grasa. Espera otra hora después de este paso antes de proceder al paso tres.

Paso número 3: verdura al vapor

Ya estás lista para probar un poco más de fibra. En este punto, vas a hacerte una idea de cómo está el microbioma. Si en este paso estás hinchada, sabes que tienes que seguir reparando tu intestino. Asegúrate de añadir un poco de ayuno para reiniciar el intestino en tu estilo de vida de ayuno, y rompe el ayuno con las tres P. Este tercer paso puede ser un diagnóstico para ti, ayudándote a ver dónde debes concentrar tus esfuerzos de salud más adelante.

En este momento, es mejor no comer verduras crudas, porque tienen demasiada fibra y pueden resultar difíciles de descomponer por parte del aparato digestivo. Las verduras ligeramente cocidas al vapor serán más fáciles de digerir. Puedes rociar con un poco de aceites buenos y sal las verduras para mejorar el sabor. Otra comida buena en este momento es un boniato pequeño. Los boniatos (sobre todo los púrpura) alimentan a las bacterias buenas del tracto intestinal inferior. En este paso, suelo añadir mantequilla orgánica y sal marina del Himalaya para recuperar minerales y grasas buenas. Espera otra hora antes del paso cuatro.

Paso número 4: Lista para comer proteína animal

Ahora tu aparato digestivo está listo para la carne. Si quieres construir músculo, asegúrate de tener como mínimo 30 gramos en esta primera comida; si quieres permanecer en autofagia, mantenla por debajo de 20 gramos. Me suelen preguntar si se puede ingerir una comida completa en este momento. La respuesta es sí. Los primeros tres pasos eran para prepararte para esta comida. Si comes carne demasiado pronto, puede ser un desastre. Cuando llegues a este punto, estás lista para volver a integrar casi todos los alimentos.

Muchas mujeres dicen que les preocupa el efecto rebote, es decir, que volverán a elegir mal los alimentos después de un ayuno largo como este. Si tienes el mismo miedo, este proceso de cuatro pasos es tu herramienta para romper el ayuno. Es un enfoque lento y metódico respecto a un ayuno de curación largo que te garantizará mantener los efectos de curación de este tipo de ayuno durante los meses venideros.

Sea cual fuere el método que escojas para romper el ayuno, la clave es ser consciente de lo que comes en esa primera comida que te llevas a la boca. Cuanta más estrategia tengas sobre cómo romper el ayuno, más rápido verás los efectos en tu salud.

Ahora que te he dado trucos para romper el ayuno, veamos otros trucos generales que llevarán a otro nivel tu forma de ayunar.

CAPÍTULO 10

Trucos para hacer ayuno sin esfuerzo

Quien me conoce sabe que soy muy impaciente. Por eso, siempre busco la vía más rápida para lograr un resultado. También me gusta compartir, así que siempre doy trucos nuevos a los miembros de mi comunidad para que puedan sacar más partido de su propio camino de ayuno.

De todas formas, debo hacer una advertencia. Aunque estos trucos suelen acelerar el proceso de curación y te ayudan a evitar desvíos involuntarios, el objetivo no es curarse rápido (una lección que yo también me tengo que aplicar). Así que te pido que tengas presentes los siguientes tres principios para la curación. El primero es que la curación lleva tiempo. A pesar de que el ayuno te dará resultados enseguida, si tienes una enfermedad crónica tardarás tiempo en curarte. Ten paciencia. Confía en tu proceso de ayuno. Cuanto más tiempo sigas un estilo de vida de ayuno, más oportunidades das al cuerpo para curarse. El segundo principio es la práctica. Si fueras a aprender a tocar un instrumento nuevo, no podrías agarrar el instrumento y tocar a la perfección sin más, ¿verdad? Como cualquier cosa que valga la pena, hace falta ensayar para cogerle el truco. Lo mismo sucede con el ayuno. Es una herramienta nueva. Ten curiosidad. Sé benévola contigo misma si hay días que no son perfectos. Si te has propuesto hacer un ayuno de 17 horas y al final solo llegas a 13, no te martirices. Siempre digo a mi comunidad que ningún ayuno es un fracaso. Cada día que ayunas te pones en un estado de curación. Mantenlo y, con el tiempo, verás un cambio. El último principio de curación es seguir aprendiendo cómo funciona el cuerpo. Cuanto más entiendas por qué funciona el ayuno y por qué tu cuerpo quiere hacer el milagro de activar el interruptor metabólico, mejor integrarás el ayuno en tu vida. En mi canal de YouTube, a menudo digo que «el conocimiento es tu combustible». No hay duda de que cuanto más aprendas sobre el ayuno, más fácil será crear un estilo de vida de ayuno que sea perfecto para ti.

Así que deja que te guíe en ese camino de conocimiento. Más abajo verás los trucos más comunes que usa mi comunidad para sacar lo mejor de su estilo de vida de ayuno. Integradas en estos trucos, encontrarás respuestas a algunas de las preguntas más comunes que he recibido durante estos años. Léetelas todas y recuerda que están aquí para que las releas si te topas con un escollo en algún punto del camino.

CÓMO ENFRENTARSE AL HAMBRE CUANDO SE HACE AYUNO

El hambre es el elefante en la habitación del ayuno. Todo ayunador debe aprender a gestionar el hambre. De hecho, suele ser lo primero que me preguntan. En función de tu flexibilidad metabólica, puede que tengas más o menos hambre, pero hay varios trucos geniales para no hacerle caso.

La primera pregunta que te tienes que hacer es «¿tengo hambre o estoy aburrida?». A veces, es difícil de saber. La comida nos cambia el estado de ánimo. Saber la diferencia entre aburrimiento y hambre puede resultar útil. Primero, haz una actividad que te alegre. Pon tu canción preferida. Baila por la cocina. Consigue una dosis de oxitocina llamando a tu amiga del alma. Mira una película divertida. A veces incluso echar una cabezadita puede ayudarte.

Intenta animarte con una herramienta que no sea la comida y comprueba si así se te va el hambre.

Tras comprobar que se trata de hambre de verdad y descartar que estés simplemente aburrida, recurre a un suplemento dietético líquido tipo Trace Minerals. Dos de mis favoritos son de LMNT y Redmond. El hambre puede tener muchas causas y a veces puede deberse a un desequilibrio mineral. Así que consigue un empujón en forma de sodio, potasio y magnesio. Estos paquetes tienen sabores fantásticos que satisfacen las papilas gustativas, pero que se disuelven fácilmente en agua, por lo que son una bebida fantástica para la ventana de ayuno. Y no te preocupes por si te sube la tensión arterial: si ingieres sodio cuando la insulina está más baja, no contribuirá a la hipertensión arterial. Asegúrate de que los paquetes que usas no tienen azúcar para que no provoquen un pico de azúcar en sangre y te saquen del estado de ayuno. Cuando hago un ayuno más largo, me gusta echar un paquete de minerales en una botella de agua y voy dando sorbos durante toda la mañana.

¿Sigues teniendo hambre? Si los dos primeros trucos no funcionan, quizás sea el momento de recurrir a un *snack* de ayuno. ¿Lo recuerdas? Si estás ampliando el ayuno a 15 horas y el cuerpo está acostumbrado a solo 13 horas de ayuno, a menudo una pequeña bomba de grasa puede ser la herramienta que necesitas para convertirla en dos horas más. A veces, una bomba de grasa puede ser tan sencilla como mezclar leche entera y un poco de aceite TCM en el té o el café que tomas por la mañana. Esto es lo que hacen muchos ayunadores. Como el cuerpo de cada persona responde de una forma distinta a estas bombas de grasa, comprueba cómo afecta a tu azúcar en sangre (como vimos en el capítulo 9). Si te va bien, puede que te sea útil tomar una taza de café con grasa por la mañana porque te ayuda a llegar a la comida sin romper el ayuno.

Por último, otro truco poco conocido es alimentar el microbioma en un estado de ayuno. ¿Qué significa esto? A menudo, no son las células humanas las que solicitan comida, sino los microbios del intestino. Si los alimentas, dejan de mandar señales de hambre. Puedes hacerlo añadiendo polvo prebiótico al agua, café o té. Recuerda que los prebióticos alimentan a las bacterias buenas del intestino. Más concretamente, la fibra prebiótica inulina puede nutrir de forma adecuada a estos bichitos.

CUÁNDO BEBER CAFÉ Y TÉ MIENTRAS HACES AYUNO

Beber una taza de café o té durante la ventana de ayuno puede ser extremadamente útil. Dicho esto, te recomiendo que compruebes tu azúcar en sangre. El café puede estimular la autofagia, y eso es fantástico, pero, como he mencionado anteriormente, todo el mundo reacciona de una forma distinta al café. Un concepto clave es darse cuenta de que no todo el café es igual. Muchos están llenos de pesticidas e incluso contienen moho. Y son estas sustancias químicas las que pueden causar un pico de azúcar en sangre. Asegúrate de tomar un café sin moho ni pesticidas. Normalmente, cuando están libres de estas toxinas, llevan la etiqueta de «orgánico» o «sin moho». Cuando tengas dudas, pregunta a la empresa. Muchas cafeterías están orgullosas de su café puro, así que busca las que ofrecen públicamente su oferta. El café que contiene muchas sustancias químicas te mantendrá resistente a la insulina. Por eso, evita los que estén a rebosar de sustancias químicas a toda costa.

CÓMO GESTIONAR LOS SÍNTOMAS DE DESINTOXICACIÓN

Las primeras veces que entras en cetosis, es común tener lo que se denomina *keto flu* o gripe cetogénica. Los síntomas pueden incluir erupciones cutáneas, fiebre, dolor muscular, estreñimiento, niebla mental y fatiga. Está claro que son inquietantes. Y, como nos han enseñado a medicar síntomas en vez de interpretarlos, es fácil echarle la culpa al ayuno por haber causado la crisis de síntomas. Recuerda que los cuerpos cetónicos tendrán un efecto curativo en el cuerpo y que, cuando el cuerpo se cura, a menudo aparecen síntomas. Piensa en la gripe tradicional: el cuerpo eleva la temperatura para eliminar la infección a través del calor. El cuerpo produce mucosidad para que el virus se pegue a ella y sacarlo así del organismo. Puede haber erupciones cutáneas mientras el cuerpo elimina virus y bacterias por la piel. Todo esto son señales positivas de que el cuerpo se está curando.

Si estás experimentando fuertes síntomas de desintoxicación, te recomiendo tres cosas. La primera es que te asegures de estar variando los ayunos. Puedes guiarte con la variedad que he incluido en el *reset* de ayuno de 30 días. He visto que estos síntomas no aparecen tanto cuando varías los ayunos, sobre todo si te saltas un día o dos de ayuno y vuelves a llevar un estilo de vida de ayuno después. De esta forma, das una oportunidad al cuerpo de seguir el ritmo de la oleada de toxinas que salen del organismo.

El segundo truco es asegurarse de abrir las vías de desintoxicación para que las toxinas se puedan mover de forma efectiva a través de ti. El aumento de peso también puede ser una señal de que tienes las vías de desintoxicación congestionadas. Estas vías incluyen hígado, intestino, riñones, linfa y piel. Recuerda, el ayuno puede tener un efecto de desintoxicación, sobre todo cuando dura 17 horas o más. Cuando el cuerpo hace un *detox*, tiene que sacar toxinas por una de las vías mencionadas más arriba.

Hay varios trucos para abrir las vías de desintoxicación. Asegúrate de buscar también mis trucos favoritos de desintoxicación del hígado, que he destacado más abajo.

- **Cepillado en seco**
  Hacer un cepillado en seco diario de la piel con un cepillo duro especial (*dry brushing*) puede exfoliarte la piel y abrir poros que permitan que las toxinas salgan del cuerpo.

- **Sudoración**

  Sudar activa la circulación y abre los poros, lo que deja que las toxinas salgan del cuerpo. Sudar a diario puede ayudar de forma espectacular en las reacciones de *detox* del ayuno.

- **Masaje linfático**

  El sistema linfático es el que aleja las toxinas de tus órganos. Si tienes la linfa estancada, puede que tengas más reacciones de *detox* de las necesarias. Un buen masaje linfático puede ayudarte a hacer que la linfa se vuelva a mover.

- **Saltar en una cama elástica**

  Saltar arriba y abajo también puede activar el sistema linfático. Una dosis diaria de saltos en una cama elástica puede hacer que tu linfa siga fluyendo.

- **Sales de baño de Epsom**

  El agua caliente mezclada con magnesio es mágica para extraer toxinas de la piel. Puede ser especialmente útil para síntomas de *detox* como erupciones cutáneas, dolores de cabeza y dolor en las articulaciones.

El último truco es utilizar aglutinantes como zeolita o carbón activo. Las zeolitas suelen presentarse en formato líquido y el carbón activo, en cápsulas. Mi zeolita preferida es 180° Solution de CytoDetox y mi carbón activo favorito es BIND de Systemic Formulas. Recuerda, cuando estimulas la autofagia, las células poco saludables se mueren y eso hace que las toxinas ambientales y los metales pesados se liberen en el organismo. El cuerpo expulsará las toxinas a través de la piel, el intestino y los riñones. Los aglutinantes te pueden ayudar a expulsar esas toxinas.

CÓMO MEDIR EL AZÚCAR EN SANGRE Y LOS CUERPOS CETÓNICOS

Medir el azúcar en sangre y los cuerpos cetónicos depende totalmente de ti. Me parece útil para que entiendas qué hace por ti el ayuno como estilo de vida. Si decides que quieres hacer estas mediciones, el mejor momento es a primera hora de la mañana y justo antes de la primera comida. Lo aconsejable es que el azúcar en sangre esté entre 70 y 90 miligramos por decilitro (4,0–5,0 milimoles por litro) y los cuerpos cetónicos en más de 0,5 mmol/L. En la segunda lectura, el azúcar en la sangre debería bajar y los cuerpos cetónicos deberían subir. Eso es señal de que el cuerpo se mueve hacia la fuente de energía de quema de grasas.

Hay muchas formas de ver el azúcar en sangre y los cuerpos cetónicos. Hay dos tipos de herramientas de medición que me encantan y dos que no te recomiendo en absoluto. Las dos que hay que evitar son la medición de orina y la de aliento. Ambas han demostrado ser inexactas y, además, difíciles de leer. Por ejemplo, en el caso de la orina, te dice solo la carga de cuerpos cetónicos que sale del cuerpo. No te indica lo que hay fácilmente disponible para el cerebro. Hasta la fecha, los medidores de aliento han demostrado ser difíciles de utilizar y no siempre son precisos.

Las herramientas de medición que recomiendo son el medidor de cetonas y azúcar en sangre y el medidor de glucosa continuo. Ambos medidores son económicos y cómodos de utilizar. Te pinchas el dedo con una lanceta que recoge una pequeña gota de sangre. Esa gota va a un palito que se inserta en el medidor. Enseguida ves una medición de cetonas y azúcar en sangre. Si no te importa pincharte el dedo, es una herramienta bastante sencilla de utilizar. El medidor de glucosa continuo, también conocido como CGM, lleva la medición del azúcar en sangre a otro nivel. Medirá el azúcar en sangre de forma continua para que puedas conseguir una lectura de las comidas que te funcionan mejor. Esta herramienta es útil no solo para comprender cómo responde el azúcar en sangre en un estado de ayuno, sino también para ver el impacto que tiene una comida en el azúcar en sangre. Recientemente, hice tres días de ayunos de 24 horas seguidos de comidas que consistían solo en proteína. Me sorprendió ver que, después de un día entero de ayuno, una comida rica en proteínas reducía mi azúcar en sangre. Nunca lo habría adivinado si no hubiera usado el medidor de glucosa continuo. También me gusta este tipo de medidor para determinar si el hígado reduce la glucosa en mitad de la noche. Con una instantánea en cada momento del azúcar en sangre, puedes tener muchos datos sobre los alimentos y los ayunos que te funcionan mejor.

Señales de que estás en cetosis

Hay varias formas de saber si estás en cetosis. La primera es identificando cómo te sientes y la segunda, midiendo los cuerpos cetónicos. Sabes que estás en cetosis cuando no tienes hambre, tienes una claridad mental increíble y una energía fuerte y constante. Si optas por utilizar un medidor de cuerpos cetónicos, sabrás que estás en cetosis cuando el medidor indique 0,5 mmol/L o más.

ESTRATEGIAS PARA CONSEGUIR REDUCIR EL AZÚCAR EN LA SANGRE

A menudo, cuando empezamos a llevar un estilo de vida de ayuno, nos cuesta que baje el azúcar en sangre. Esto suele ocurrir cuando es la primera vez que estás entrenando al cuerpo para que queme grasa. De hecho, siempre digo a quien hace ayuno por primera vez que este es el primer paso: entrar en cetosis. Pero, ¿y si lo estás haciendo todo bien y sigues sin entrar en cetosis? Recomiendo los siguientes seis trucos. Quizás tengas que intentarlos uno por uno antes de encontrar el que sea perfecto para ti.

Truco número 1: haz un ayuno más largo

Quizás debas hacer un ayuno más largo. Hace poco, una amiga me dijo que el ayuno no le funcionaba para la pérdida de peso. Le pregunté cuántas horas de ayuno hacía y me dijo que 15 horas todos los días. Le aconsejé que intentara un ayuno de 36 horas para la quema de grasa una vez para ver cómo le iba. Efectivamente, eso funcionó.

Empezó a perder peso por primera vez en años. Un poco más de estrés hormético activó su flexibilidad metabólica y la lanzó al modo de quema de grasas. A veces, el cuerpo solo necesita jugar con estos principios un poco antes de poder hacer ese cambio a la vía de quema de grasas cetogénica. Aguanta. El cuerpo sabe qué hacer.

Truco número 2: varía los ayunos

La variación confunde a tu neurología. Cuando nos quedamos atascados en rutinas y costumbres, nuestro cuerpo ya no se ve obligado a adaptarse de formas positivas. Al principio de la pandemia, tenía programado hablar en muchos seminarios. En cuestión de semanas, todos aquellos seminarios fueron cancelados y me quedé bloqueada en casa. A pesar de que no fueran mi primera opción, enseguida me enamoré de placeres sencillos como hacer puzles y cuidar del jardín. También me producía mucha alegría observar a las familias de mi vecindario montando en bici juntos y disfrutando de su compañía mutua. Por un momento breve, aquel nuevo mundo raro en el que vivía fue extrañamente maravilloso. Sin embargo, seis meses más tarde, como muchas de vosotras, me inquietaba la vida de la cuarentena. Ya no sentía que me animara y estaba lista para hacer un cambio drástico.

Puedes tener una experiencia parecida cuando te aferras a hacer siempre los mismos ayunos. Al principio, el ayuno puede ser milagroso. Sin embargo, si no introduces ninguna variación, es posible que el cuerpo se deje de adaptar. Esto puede traducirse en que te cueste entrar en cetosis o hacer que baje el azúcar en sangre. No te quedes atrapada en la rutina de hacer solo tu ayuno preferido. Experimenta con los seis tipos de ayuno. Puede que incluso tengas que incluir unos días en los que no ayunes. Después, vuelve a hacer ayuno para conseguir que tus células sean más flexibles metabólicamente.

Truco número 3: evita TODOS los alimentos procesados

Los alimentos procesados te hacen resistente a la insulina. Eliminarlos de tu dieta puede afectar enormemente a tu capacidad para entrar en cetosis. Los aceites malos, el azúcar y las harinas refinadas y las sustancias químicas hacen que sea difícil dejar de quemar azúcar. He visto muchas veces a personas que lo hacen todo bien en el ayuno pero que no consiguen resultados porque comen alimentos procesados durante el espacio para comer. Recuerda que la dieta estadounidense estándar es lo que hace que seas resistente a la insulina y te inflames y te aleja de las divinas capacidades para la quema de grasas. Los tres mayores insultos para tu salud son los aceites, el azúcar y las sustancias químicas. Ten mucho cuidado.

Truco número 4: dale amor a tu hígado

El hígado es el órgano de tu cuerpo que trabaja más duro. Puede que necesite un poco de amor para que entres en cetosis. El hígado nota la reducción del azúcar en sangre y acciona el interruptor para pasar a las vías cetogénicas de quema de grasa. Si el hígado está congestionado y no funciona a toda marcha, quizás te cueste hacer este cambio. Asegúrate de minimizar hábitos que lo carguen, como consumir drogas y alcohol. Creo que a menudo es el órgano problemático que impide que una persona entre en cetosis. Por no hablar de todo el azúcar que el cuerpo ha almacenado durante años en el hígado. Un hígado saludable es clave para tener éxito en tu ayuno como estilo de vida. A continuación, te muestro mis trucos preferidos relacionados con este órgano.

- **Packs de aceite de ricino**
  Se trata de *packs* prefabricados que cubres con aceite de ricino orgánico y te colocas encima del hígado durante un mínimo de dos horas tres veces por semana. El aceite de ricino ayuda a dilatar el conducto biliar común que es responsable de sacar toxinas del hígado y la vesícula biliar.
- **Enemas de café**
  Estos kits, que se pueden comprar *online*, hacen que el hígado y el conducto biliar común se dilaten para que las toxinas se

muevan por esa área de forma eficiente. Una vez por semana es ideal para abrir el hígado.

- **Saunas de infrarrojos**
  Pueden inducir un efecto febril en las células, animándolas a quemar patógenos o toxinas que alteren a la célula. Las saunas diarias pueden ser clave para abrir las vías.

- **Aceites esenciales**
  Los aceites esenciales como el de mandarina, geranio y romero son fantásticos para abrir las vías de desintoxicación del hígado. Basta con unas gotas en la piel sobre el hígado después de una ducha caliente o una sauna de infrarrojos.

- **Lechugas amargas**
  Este tipo de lechugas (endivia, escarola, achicoria roja...) dan al hígado los nutrientes necesarios para funcionar de forma adecuada. Añádelas a tu dosis de verdura diaria para apoyar más al hígado.

- **Té de diente de león**
  Una taza diaria de diente de león orgánico puede nutrir a un hígado lento.

Truco número 5: favorece las glándulas suprarrenales

Cuando las glándulas suprarrenales están cansadas, regular el azúcar en sangre puede ser complicado. Si te cuesta entrar en cetosis, podría deberse a que el eje de HPA (suprarrenal pituitario hipotalámico) tenga problemas. Lo primero que hay que saber sobre la fatiga adrenal es que las glándulas suprarrenales trabajan en equipo con el cerebro. Una idea errónea es que las glándulas suprarrenales se desgastan, pero eso no es lo que sucede. Los órganos no se desgastan de forma misteriosa. La complicación que suele surgir es que la comunicación entre el cerebro y las glándulas suprarrenales se complica. Hay un par de señales que indican que dicha conexión puede estar mal. La primera es cuando estás sentada, te levantas y te mareas. Como las glándulas suprarrenales participan en la tensión arterial, esto puede indicar que han reaccionado despacio al cambio de postura. Otra señal de que las glándulas suprarrenales pueden tener dificultades es que tengas ansiedad por comer sal. Puedes hacer una prueba hormonal DUTCH y ver exactamente lo que ocurre con tus glándulas suprarrenales. La otra estrategia es potenciar las glándulas suprarrenales con suplementación.

Truco número 6: elimina las toxinas

Si los trucos anteriores no funcionan, puede ser hora de ver tu carga tóxica de toxinas de larga duración como los metales pesados. Estos metales se quedan en los tejidos durante años y pueden ralentizar el hígado, destruir mitocondrias de las células y contribuir a la resistencia a la insulina. Si no te resulta fácil entrar en cetosis, puede que sea el momento de hacer un *detox*.

CÓMO ABRIR VÍAS DE DESINTOXICACIÓN PARA MEJORAR LA PÉRDIDA DE PESO

Mantener las vías de desintoxicación abiertas cuando haces ayuno es clave para acelerar la pérdida de peso. Si engordas cuando empiezas a hacerlo, quizás pienses que debes de estar haciendo algo mal. Pero no te preocupes, hay una razón fisiológica por la que puede que engordes mientras haces ayuno. El aumento de peso es una señal de que una o más de tus vías de desintoxicación (hígado, intestino, riñones, linfa y piel) están congestionadas. Recuerda, el ayuno puede tener un efecto *detox*, sobre todo si dura 17 horas o más. Cuando el cuerpo hace un *detox*, tiene que eliminar toxinas a través de una de dichas vías. Si el cuerpo retiene peso mientras haces ayuno, es bastante probable que una de esas vías esté congestionada. Debes hacer deposiciones a diario, sudar a menudo, beber mucha agua, exfoliarte la piel con cepillado en seco o con una esponja de *luffa*, colocar *packs* de aceite de ricino encima de la zona del hígado por la noche y hacerte un masaje de drenaje linfático una vez al mes. Abrir estas vías te garantizará que el cuerpo no siga almacenando toxinas en la grasa.

CÓMO EVITAR CAMBIOS NO DESEADOS EN EL CICLO

Tanto el sangrado irregular como la falta de regla combinados con los períodos menstruales normales pueden indicar que hay un nivel bajo de progesterona. Si eres posmenopáusica y empiezas a tener sangrados irregulares sin razón, debes saber que es algo común. Muchas veces las mujeres tienen una menopausia temprana debido a estresores ambientales. Cuando estas mujeres recurren al ayuno, el daño causado por esos estresores se repara, sobre todo si se estimula la autofagia. En el caso de mujeres posmenopáusicas, este sangrado irregular nuevo normalmente no es algo de lo que preocuparse; de hecho, es algo que celebrar. El cuerpo se está curando de una forma nueva.

«¿Y si pasa mucho tiempo entre mis ciclos?». Me hacen esta pregunta a menudo, sobre todo mujeres perimenopáusicas. Haz un ciclo de ayuno; cuando llegues al día 30 del *reset* y todavía no hayas tenido el período, vuelve a empezar desde el día uno y sigue el proceso durante otros 30 días. Como mujer perimenopáusica, tus ciclos serán más aleatorios. Un par de tandas del *reset* de ayuno de 30 días a menudo te sincroniza el ciclo de nuevo. A pesar de que, en última instancia, cuando te acerques a tus años de posmenopausia los ciclos se espaciarán más y serán más cortos, si estás experimentando síntomas extremos de menopausia o estás entrando en menopausia antes de lo previsto, el *reset* de ayuno de 30 días te puede ayudar. Esto es lo que me sucedió a mí a los cuarenta y tantos años mientras me aplicaba estos principios a mí misma. Hacia los 47 años, creía que estaba entrando en menopausia, pero desde que sigo los principios del ciclo del ayuno, mi ciclo se ha vuelto más predecible y regular, y ahora tengo 52 años.

AYUNO Y SITUACIONES ESPECÍFICAS

El ayuno y la pérdida de cabello

Se trata de algo común pero evitable. El mundo moderno ha hecho que nos falten minerales. Y los necesitamos para mantener un cabello denso y que crezca. Mi primera solución para este problema es tomar un suplemento mineral. Si esto no ayuda, asegúrate de variar las duraciones de tus ayunos y de evitar ayunos de más de 17 horas. Es a las 17 horas cuando puede empezar el vertido de toxinas.

Si has seguido los dos consejos de más arriba y todavía se te cae el cabello, podrías hacerte una prueba de metales pesados. Los metales pesados como plomo, mercurio y talio se colocan en receptores minerales de las células y hacen que sea difícil que los minerales entren. El talio en concreto predomina en nuestros océanos desde la lluvia radiactiva de Fukushima. Este metal pesado está ahora en gran parte del pescado que comemos. Hemos hecho miles de pruebas de metales pesados a mujeres y hemos descubierto que las que tienen peores niveles de talio son también las que tienen una mayor pérdida de cabello.

Otro influjo tóxico que parece afectar a la caída del cabello procede de las sustancias químicas de los implantes mamarios. Si estás pensando en ponértelos, te animo a investigar el tema. Pregunta por el tipo de implantes que quiere usar el médico y averigua de qué están hechos. Si ya los llevas, es una conversación difícil, lo sé. Muchos implantes contienen metales pesados. Descubre si los tuyos los incluyen. Cuando lo sepas, puedes tomar una decisión difícil; puede que sea necesario extraértelos. Por si te ayuda, he estado en las trincheras del *detox* con muchas mujeres muy enfermas y las que se han extraído los implantes se han sentido mucho mejor después y nunca han lamentado esa decisión.

El ayuno y la fatiga

Recuerda que, con el ayuno como estilo de vida, estás reparando las mitocondrias. Eso significa que al principio te puedes sentir algo cansada. Mi primera recomendación es que te des permiso para estarlo. ¿Puedes acostarte pronto, hacer una siesta rápida de 20 minutos o simplemente sentarte y descansar unos minutos? Te estás curando y eso implica que las células necesitan energía. Si la energía baja persiste, hay que recurrir a alguna herramienta de *biohacking* que te ayude a activar las mitocondrias. Una es la terapia con luz roja. Las mitocondrias tienen receptores en el exterior de las membranas para la luz roja; esta terapia les proporciona un combustible de luz necesario y les permite proporcionarte energía. Otro *biohack* es la cámara de oxígeno hiperbárica. Las células necesitan oxígeno para funcionar normalmente, pero, a medida que envejeces, son menos eficientes para tomar el oxígeno que respiras y llevarlo hasta las células. Esta clase de cámara comprime el oxígeno para que pueda llegar a las células y alimentar las mitocondrias. Si la fatiga con el ayuno dura varias semanas, puede que sea el momento de hacer un *detox*. Las toxinas ambientales destruyen la función de las mitocondrias. Si el ayuno no da energía a ese centro neurálgico, eliminar las toxinas de las células las ayudará a funcionar mejor.

El ayuno y los medicamentos

Me preguntan mucho sobre la medicación durante el ayuno. Cada medicamento responde de forma distinta cuando ayunas y, si tomas alguno, tienes que hablar con el médico sobre tus decisiones respecto al ayuno. Concretamente, he visto que la medicación para la tiroides responde de una forma única a la ventana de ayuno. Cuanto más ayunes, puede que seas más sensible a la medicación para la tiroides; puede que tu ritmo cardíaco aumente o que sientas que tienes una crisis tiroidea. Por este motivo, te recomiendo tomar la medicación durante la ventana de ingesta o con el café con mantequilla por la

226 • AYUNAR PARA SANAR

mañana. También recomiendo encarecidamente hablar con tu médico para decirle que estás aumentando tu ayuno, pues quizás necesites más adaptaciones respecto a las dosis y el momento en el que tomar la medicación para la tiroides.

El ayuno y los suplementos

¿Puedes tomar suplementos durante la ventana de ayuno? En general, la respuesta es sí. Es cuestión de preferencias. Si te los puedes tomar con el estómago vacío, hazlo. En caso de que así te provoquen náuseas, mejor que los tomes durante la ventana de ingesta. He observado que las vitaminas B causan problemas estomacales cuando se toman en ayunas. Si te tomas un suplemento con vitaminas B y notas náuseas después, intenta tomártelo durante la ventana de ingesta.

Tengo una advertencia: no recomiendo tomar suplementos durante un ayuno de agua de tres días. Cuando intentamos crear células madre sistémicas, lo mejor es dejar que la inteligencia del cuerpo resuelva las cosas. Cuando tomas suplementos durante esos ayunos más largos, pueden alterar las reacciones de curación que se producen al hacer ayuno.

El ayuno y los antojos

Los antojos a menudo se deben a cambios y desequilibrios de los minerales del microbioma. Asegúrate de tomar un buen suplemento de minerales. Debes tener en cuenta que las bacterias intestinales controlan los antojos y el ayuno matará a las bacterias malas y ayudará a que crezcan otras buenas. Las bacterias intestinales malas gritan mientras se están muriendo y suelen desencadenar antojos de chocolate, azúcares o hidratos de carbono. Sin duda, esto es lo que sucede con el hongo denominado «cándida», que hace que tengas ansiedad por comer azúcar y carbohidratos. Mientras lo privas de comida a través del ayuno, este hongo puede aumentar tus antojos. Aguanta. Cuanto más ayunes, más desaparecerán esos antojos.

Qué hacer cuando te desvías del estilo de vida de ayuno

El principio fundamental del ayuno es que no existe el fracaso en el ayuno. Si tienes dificultades y te desvías del camino, libérate de cualquier crítica que podrías hacerte y simplemente vuelve a tu rutina. No sigas culpabilizándote hasta el día siguiente. La parte más dura de no cumplir tus objetivos de ayuno es perdonarte a ti misma. Todos los ayunos te ayudan, así que líbrate de la culpabilidad. Olvídalo y empieza de cero al día siguiente. Recuerda, cuanto más intentes ayunar, más fácil te resultará. Piensa que es como entrenar para una maratón. Cada día que aumentas un poco la distancia que corres, te estás haciendo más fuerte para el siguiente entreno. Si te propones correr doce kilómetros y solo haces la mitad, igualmente estás en ese proceso. Cada vez que «fallas» a la hora de ayunar y empiezas de nuevo, te acercas un paso más a la construcción del ayuno como estilo de vida sin esfuerzo.

El ayuno y el sueño

Dos preguntas frecuentes de los ayunadores son por qué no pueden dormir tanto como antes y por qué tienen dolores cuando duermen. Hay mujeres que observan que necesitan dormir menos cuando hacen ayuno, sobre todo con ayunos de más de 24 horas. Al principio, este síntoma puede parecer un poco irritante, pero cuando analizas lo que sucede cuando duermes y cuando ayunas, verás que ambos son estados de curación. El cuerpo se repara mientras duermes. Esta es la parte más importante del ciclo diario de 24 horas. Cuando añades el ayuno a dicho ciclo, también estás reparándote. Por eso, puede que el cuerpo decida que necesita menos sueño. Esto suele ocurrir con los ayunos más largos, como el de agua de tres días. No hay mucho que se pueda hacer con este síntoma salvo honrarlo y quizás incluso aprovecharlo: si te despiertas temprano por la mañana, intenta escribir en tu diario, meditar o leer un libro. Se tiene mucha agudeza mental cuando se ayuna.

Utiliza esas primeras horas del día para alimentar tu práctica espiritual.

El segundo síntoma relacionado con el sueño que suelo ver en las personas que hacen ayuno son los dolores nocturnos, sobre todo en el ayuno de agua de tres días. Las mujeres a menudo se quejan de dolor pélvico y lumbar. Debido a la producción de células madre que se realiza durante los ayunos más largos, el cuerpo puede estar reparando tejido cicatricial que fue dañado durante el embarazo y el parto. No solemos pensar en los efectos físicos residuales del embarazo, pero nuestros cuerpos sí, y esas células madre van a las zonas que necesitan más reparación. Hay algunos trucos que ayudan a mitigar el dolor: uno, aumentar el magnesio antes de acostarse para relajar los músculos. También te ayudará a dormir más profundamente. Dos, prueba el CBD en loción sobre las áreas con dolor o bébetelo en forma de tintura. Hay una gran evidencia científica de que el CBD puede inhibir los receptores del dolor, y es un remedio natural sin efectos secundarios.

El ayuno y el ejercicio

Hacer ejercicio en estado de ayuno durante los ayunos más cortos puede ser una herramienta útil para la pérdida de peso. El cuerpo elevará el azúcar en sangre de forma natural durante el ejercicio para cubrir las demandas físicas del ejercicio. Recuerda, los tres primeros sitios en los que el cuerpo almacenará el azúcar extra en la sangre son el hígado, los músculos y la grasa. A menudo, el cuerpo metabolizará la grasa mucho más deprisa cuando hagas deporte en ayunas. Después del ejercicio, rompe el ayuno con proteína y desarrollarás un aspecto esbelto y muscular.

En cambio, no recomiendo hacer ejercicio mientras se hace un ayuno de agua de tres días. En este tipo de ayuno, pides al cuerpo que entre en un estado de reparación enorme. Del mismo modo que no harías ejercicio cuando tienes fiebre, que es un estado de curación, recomiendo dejar de hacer ejercicio cuando haces este tipo de ayuno. Tienes que dar al cuerpo la oportunidad de entrar en un modo de reparación total.

El ayuno después de una histerectomía

Cualquier persona que, tras una operación quirúrgica, haya visto modificado o acabado su ciclo mensual abruptamente se beneficiará del *reset* de ayuno de 30 días. Después de una operación como una histerectomía, el cuerpo seguirá produciendo hormonas sexuales. Las glándulas suprarrenales son una parte del cuerpo que te ayudará con parte de esta carga hormonal. Como el *reset* de 30 días pretende ayudarte a maximizar la producción de hormonas sexuales, seguir los pasos de este *reset* te ayudará a favorecer los tejidos restantes.

El ayuno con problemas de tiroides

La tiroides necesita que los siguientes cinco órganos funcionen de forma adecuada: cerebro, tiroides, hígado, intestino y glándulas suprarrenales. Cada célula del cuerpo contiene un receptor de la hormona tiroidea, así que la otra parte clave de la ecuación de la tiroides es que es necesario que las células estén libres de toxinas e inflamación. Conocer todos los órganos que participan en tu problema de tiroides puede serte útil.

Ahí va un esquema de cómo el cuerpo produce y usa las hormonas tiroideas. El cerebro, concretamente la glándula pituitaria que está en la base del cráneo, libera TSH (hormona estimulante de la tiroides), que va hasta la tiroides y la activa para crear una hormona denominada tiroxina o T4. Esta hormona se desplaza hasta el hígado y el intestino para ser convertida en una hormona denominada triyodotironina o T3, la versión de las hormonas tiroideas que usarán tus células. La T3 se desplazará hasta una célula y entrará allí a través de un receptor para que se pueda utilizar. La parte complicada de esta última conversión, de T4 a T3, es para quienes tengáis fatiga adrenal. Cuando las glándulas suprarrenales no funcionan bien y los niveles de cortisol son elevados, en vez de producir T3, fabricarás T3 inversa, que no es una versión bioactiva de T3 nada útil para tus células.

Sabiendo todo lo anterior, veamos cómo te puede ser útil el ayuno. Sabemos que el ayuno para favorecer la autofagia repara las neuronas del cerebro, lo cual es esencial para la producción de TSH y para que el cerebro reciba una comunicación hormonal del cuerpo. También sabemos que el ayuno de 24 horas puede ayudar a curar el intestino, algo esencial para la conversión de T4 en T3. Todos los ayunos y mantener los niveles de glucosa bajos obligan al cuerpo a liberar el azúcar que se ha almacenado en el hígado, de nuevo, facilitando la conversión de T4 a T3. Todos los ayunos también reducen la inflamación celular, lo que facilita que la T3 entre en las células. ¿Ves lo útil que es el ayuno para tu función tiroidea y para el uso de las hormonas tiroideas?

Una de las ideas equivocadas que he escuchado durante años es que el ayuno reduce las hormonas tiroideas. He analizado a conciencia los estudios que lo afirman. De hecho, he grabado vídeos, he entrevistado a expertos en tiroides en mi pódcast y puede que esté ligeramente obsesionada con comprender el ayuno y la función tiroidea. Esto es lo que muestra la investigación: hay una reducción temporal de la T3 cuando ayunas, pero existe un matiz que debes conocer. Un estudio publicado en *Metabolism* mostró que los efectos eran solo temporales. En cuanto los sujetos volvían a comer, los niveles de T3 se disparaban y, en algunos casos, incluso eran más elevados que antes.[1]

El ayuno con fatiga adrenal

La clave para tener éxito ayunando si tienes fatiga adrenal es entrar en ayuno como estilo de vida de forma paulatina. Haz pequeños cambios en la ventana de ayuno, aumentándola poco a poco durante semanas, quizás meses. Recuerda, una pequeña cantidad de estrés hormético puede ayudarte a reparar las glándulas suprarrenales. Es correcto presionar un poco a esas glándulas suprarrenales, pero no demasiado.

El otro punto esencial para favorecer a las glándulas suprarrenales a través de la experiencia del ayuno es estar seguro de estabilizar el azúcar en sangre con muchos ayunos buenos y saludables. Si el azúcar en sangre está más estable, y no oscila entre picos altos y bajos extremos, será más fácil para tus glándulas suprarrenales hacer ayuno. Por último, puede haber más motivos para la fatiga adrenal aparte de que las glándulas suprarrenales no hagan su función. Si sabes que tus glándulas suprarrenales no trabajan de forma óptima, busca un médico funcional que pueda apoyarte en el proceso del ayuno.

El ayuno y el embarazo

Sin duda, no hay que hacer ayuno cuando se está embarazada, por dos razones. La primera es que debes alimentarte y nutrirte tanto a ti misma como al bebé. En este momento, tu medicina es la comida, no el ayuno. Puedes recurrir a comidas que mejoren tu microbioma intestinal y pasar ese microbioma al bebé. La segunda es que no se debe estimular ninguna reacción *detox* mientras estás embarazada. Cuando haces un *detox* mientras ayunas, las toxinas se liberan en el torrente sanguíneo y llegan al bebé. Por eso, sin duda, no es la respuesta de curación que buscas.

El ayuno y lactancia

La misma regla de *detox* se aplica en el caso de que estés dando el pecho. No es bueno que haya desintoxicación durante la lactancia porque las toxinas irán a la leche materna. A veces, los ayunos más cortos, como el intermitente durante 13 horas, pueden ser positivos, pero no ayunes más tiempo. También debes consultar con tu médico antes de tomar esta decisión.

El ayuno y la diabetes

Las personas diabéticas de tipo 1 y 2 pueden mejorar con el ayuno. Pero recomiendo trabajar con un médico si tu condición es grave. He visto milagros increíbles en el caso de personas diabéticas que empiezan a hacer ayuno, pero, de nuevo, me importa tu seguridad, así que, por favor, asegúrate de que controlas el azúcar en sangre y que lo haces bajo supervisión. Si tu médico no está familiarizado con el ayuno, facilítale la referencia del metaanálisis sobre el ayuno intermitente publicado en *The New England Journal of Medicine* (indicado en el capítulo 2). A menudo, los médicos no están al día de las últimas investigaciones sobre el ayuno. Puede ser extremadamente útil que tu médico lea ese artículo revisado por pares.

El ayuno y los trastornos de alimentación

Deja que afirme categóricamente que si tienes un trastorno de alimentación, tienes que hablar con tu médico respecto al proceso para construir un estilo de vida de ayuno. Lo crucial es que quiero que estés a salvo. Si has tenido trastornos de alimentación en el pasado, también deberás trabajar con el médico para construir un ayuno como estilo de vida que sea seguro para ti. Hay varias señales de alerta que te indicarán que el ayuno como estilo de vida te está llevando por un camino mental peligroso. La primera es que empiezas a centrarte en restringir calorías. El ayuno no implica restricción calórica. Durante la ventana de ingesta, por favor, asegúrate de comer suficientes alimentos de alta calidad. La segunda señal de alerta es que consideres que el ayuno es una excusa para empezar a saltarte comidas. En este punto, debes hablar con el médico. El ayuno es una herramienta terapéutica que puede acelerar la curación de tu cuerpo, pero debes ser estratégica sobre la duración del ayuno y las comidas que te saltas. La tercera señal es que, si empiezas a criticarte a ti misma por haber roto el ayuno demasiado pronto o si sientes que has fallado, quizás sea el momento de retroceder en cuanto al ayuno como estilo de vida. No existe el fracaso en el ayuno. Debería ser un camino de compasión que te lleve a un lugar más saludable desde el punto de vista mental, no un proceso rígido en el que te abres paso a la fuerza. Si el ayuno no puede ser una experiencia positiva, te recomiendo encarecidamente que lo dejes.

Sin duda, tendrás más preguntas a medida que hagas ayuno. Si estos trucos no te ayudan, te animo a buscar mi comunidad *online*, así como mi grupo gratuito de Facebook, The Resetter Collaborative. También he publicado cientos de vídeos sobre el ayuno en mi canal de YouTube, muchos de los cuales responden preguntas como las de más arriba. Estoy segura de que si tienes preguntas que no he contestado en este libro, ¡las encontrarás allí!

CAPÍTULO 11

Recetas

Hacer ayuno como una mujer no significa privar de sabor al paladar. Si combinas los ayunos con alimentos deliciosos conseguirás que el ayuno como estilo de vida sea más divertido y, además, lograrás integrar estos principios de curación sin esfuerzo en tu vida a largo plazo. A continuación, encontrarás unas recetas increíbles que gustarán tanto a tu paladar como a tus hormonas. Atrévete a explorar estas recetas. No tengas miedo de una receta que contenga un ingrediente que no suelas comer. Recuerda, escoger alimentos diversos solo mejora tu salud. ¡Disfrútalos!

Por favor, recuerda que la (V) indica que una receta es vegana.

RECETAS
CETOBIÓTICAS

BOL DE HUMMUS CARGADO (V)

4 raciones (1½ taza por ración)

Ingredientes

Hummus

- 4 dientes de ajo a usar en varios pasos
- 1 limón grande exprimido
- 1 lata de garbanzos de 400 g enjuagados y escurridos
- ½ cucharada pequeña de bicarbonato sódico
- ⅓ de taza de *tahini*
- Sal marina

Tempe y verduras

- 2 cucharadas grandes de aceite de oliva
- 340 g de *tempe* desmenuzado
- 1 cucharada pequeña de sal marina
- 1 cucharada pequeña de pimienta negra recién molida
- 1 cucharada pequeña de comino
- ½ cucharada pequeña de cilantro
- ½ cucharada pequeña de pimiento de cayena
- 4 tazas de espinacas o col rizada *baby*

Condimentos

- ½ taza de olivas de Castelvetrano deshuesadas y troceadas
- ½ cebolla roja picada
- 1 taza de tomates *cherry* cortados por la mitad
- ¼ de taza de semillas de calabaza tostadas
- Aceite de oliva virgen extra
- Zumaque, comino o pimentón

Preparación

Aplasta dos dientes de ajo con el lado plano del cuchillo. Colócalos en un bol pequeño y cúbrelos con el zumo de limón. Déjalo aparte para que el ajo crudo pueda empezar a suavizarse en el zumo ácido mientras cocinas los garbanzos.

Mezcla los garbanzos, la ½ cucharada pequeña de bicarbonato sódico y los dos dientes de ajo restantes en una olla grande. Cubre con agua y lleva a ebullición a fuego alto. Cuando la mezcla empiece a hervir, reduce a temperatura media y sigue hirviendo a fuego lento durante unos 25 o 30 minutos o hasta que los garbanzos estén tan tiernos que se empiece a desprender la piel.

Escurre los garbanzos y el ajo cocidos y pásalos a un robot de cocina. Añade el ajo en zumo de limón y el *tahini*. Tritura hasta que quede homogéneo, y, después, añade poco a poco agua filtrada en el robot de cocina. Pon solo la suficiente para que la textura pase de ser ligeramente granulada a tener una consistencia perfectamente aterciopelada. (No debería ser más de un par de cucharadas grandes.) Añade sal marina al gusto, y reserva para preparar el *tempe* y las verduras.

Calienta el aceite de oliva en una sartén grande a fuego medio-alto. Añade el *tempe* desmenuzado y los cinco ingredientes siguientes de la lista. Remueve y cocina unos minutos hasta que el *tempe* empiece a ponerse dorado y crujiente en los extremos, y luego añade las verduras. Cocina uno o dos minutos más hasta que las verduras estén ligeramente ablandadas.

Reparte el humus en 4 boles, usando la parte de atrás de la cuchara para crear una capa definida y homogénea. Reparte el *tempe* y las verduras en la misma proporción, ponlos en los boles y luego añade olivas, cebollas, tomates y semillas de calabaza. Acaba cada ración con un poco de aceite de oliva y espolvoreando una pizca de zumaque.

Información nutricional

Por ración

Grasas totales: 31 g
Carbohidratos netos: 24 g
Proteína: 28 g

ENSALADA DE COLES DE BRUSELAS SIN HOJAS, CON POLLO Y ADEREZO DE MISO

4 raciones (1 taza y media por ración)

Ingredientes

Pollo

- 2 pechugas de pollo deshuesadas y sin piel cortadas por la mitad
- 1 cucharada pequeña de sal marina
- 1 cucharada pequeña de pimienta negra recién molida
- 1 cucharada pequeña de ajo en polvo
- ½ cucharada pequeña de cebolla en polvo
- 2 cucharadas grandes de aceite de aguacate

Ensalada

- 4 tazas de coles de Bruselas sin hojas y cortadas
- 4 cebolletas sin raíces cortadas finas
- ¼ de taza de almendras cortadas finas
- 2 cucharadas grandes de semillas de linaza o lino integral
- 2 cucharadas grandes de semillas de sésamo tostadas

Aliño

- ¼ de taza de aceite de aguacate
- 1 cucharada grande de aceite de sésamo tostado
- 3 cucharadas grandes de vinagre de arroz
- 3 cucharadas grandes de salsa aminos de coco
- 1 cucharada grande de jengibre recién rallado

- 2 cucharadas pequeñas de pasta de *miso* blanco
- 1 diente de ajo rallado

Preparación

Sazona todos los lados del pollo con sal, pimienta, ajo en polvo y cebolla en polvo. Calienta el aceite de aguacate en una sartén grande a fuego medio-alto. Añade el pollo al aceite caliente y cocina durante cinco o seis minutos por cada lado o hasta que esté dorado y cocinado. Retíralo del fuego y resérvalo.

Mezcla todos los ingredientes de la ensalada en un bol grande.

Coloca todos los ingredientes del aliño en un bol mediano y mezcla hasta que todo quede bien integrado.

Corta el pollo en trozos pequeños y añádelo al bol de ensalada de coles de Bruselas. Vierte el aliño, mezcla y sirve.

Información nutricional

Por ración

Grasas totales: 15 g
Carbohidratos netos: 8 g
Proteína: 28 g

SHAKSHUKA CON CEBOLLAS ENCURTIDAS y AGUACATE

4 raciones (aproximadamente ½ taza por ración)

Ingredientes

- 2 cucharadas grandes de aceite de oliva
- 1 cebolla amarilla pelada y picada
- 4 dientes de ajo picados
- 1 pimiento dulce rojo sin semillas y picado
- 3 cucharadas grandes de pasta de tomate
- 2 cucharadas grandes de *harissa*

- 1 cucharada pequeña de sal marina
- 1 cucharada pequeña de pimienta negra recién molida
- 1 cucharada pequeña de comino
- 1 cucharada pequeña de pimentón
- 1 lata de 800 g de tomate triturado
- 2 tazas de col rizada *baby*
- 8 huevos
- 1 aguacate grande, deshuesado, pelado y cortado en rodajas
- 1 taza de cebolla roja encurtida
- ¼ de taza de cilantro picado

Preparación

Pon el aceite de oliva en una sartén grande a fuego medio-alto. Añade la cebolla y cocina durante unos dos minutos o hasta que empiece a ponerse transparente, después, añade el ajo y el pimiento dulce. Cocina otros dos minutos, añade la pasta de tomate, la *harissa*, la sal, la pimienta, el comino y el pimentón. Remueve y cocina hasta que la mezcla suelte el aroma.

Añade el tomate triturado y, si la salsa empieza a hervir o chisporrotear, baja el fuego. Deja que la mezcla hierva a fuego lento durante 20 minutos (se espesará ligeramente).

Agrega la col rizada y cocínala hasta que se ablande. Añade con cuidado los huevos, uno a uno, manteniendo las yemas intactas. Cubre la olla y cocina otros cinco o seis minutos o hasta que los huevos estén hechos y las yemas cocidas como te gusten.

Sirve la *shakshuka* esparciendo aguacate, cebolla encurtida y cilantro por encima.

Información nutricional

Por ración

Grasas totales: 42 g
Carbohidratos netos: 27 g
Proteína: 25 g

ENSALADA DE *KIMCHI* CON GARBANZOS CRUJIENTES (V)

4 raciones (2 tazas por ración)

Ingredientes

Garbanzos

- 2 cucharadas grandes de aceite de oliva
- 1 lata de garbanzos de 400 g enjuagados y escurridos
- ½ cucharada pequeña de sal marina
- ½ cucharada pequeña de ajo en polvo
- ½ cucharada pequeña de cebolla en polvo
- ½ cucharada pequeña de cúrcuma
- ½ cucharada pequeña de comino

Aliño

- ¼ de taza de aceite de aguacate
- 3 cucharadas grandes de vinagre de arroz
- 3 cucharadas grandes de salsa aminos de coco
- 1 diente de ajo rallado
- Sal marina
- Pimienta negra recién molida

Ensalada

- 1 taza de *kimchi* escurrido y troceado
- 1 lechuga romana cortada en trozos
- 2 tazas de espinacas *baby*
- 8 rábanos cortados en rodajas finas
- 2 cucharadas grandes de semillas de cáñamo
- 2 cucharadas grandes de semillas de sésamo

Preparación

Calienta el aceite de oliva en una sartén grande a fuego medio-alto y añade los garbanzos.

Mezcla sal, ajo en polvo, cebolla en polvo, cúrcuma y comino en un bol pequeño. Esparce la mezcla de especias encima de los garbanzos. Remueve para repartir las especias de manera uniforme y cuece hasta que los garbanzos se empiecen a poner dorados y crujientes por los bordes. Retíralos del fuego y resérvalos.

Mezcla el aceite de aguacate, el vinagre, la salsa aminos de coco y el ajo en un bol pequeño. Mezcla y sazona el aliño con sal y pimienta al gusto.

Pon los ingredientes de la ensalada juntos en un bol grande. Esparce los garbanzos crujientes por encima de la ensalada, añade el aliño, mezcla y sirve.

Información nutricional

Por ración

Grasas totales: 47 g
Colesterol: 0 mg
Carbohidratos netos: 20 g
Proteína: 27 g

TIRAS DE POLLO CON ALMENDRAS Y ENSALADA DE CHUCRUT

4 raciones (3 tiras de pollo y media taza de chucrut por ración)

Ingredientes

Ensalada de col

- 2 tazas de chucrut escurrido
- 2 tallos de apio en rodajas finas
- 1 manzana Granny Smith grande sin corazón, cortada por la mitad y en rodajas finas
- ¼ de taza de vinagre de sidra de manzana

- ¼ de taza de semillas de calabaza tostadas, semillas de cáñamo o semillas de lino o linaza
- 2 cucharadas grandes de aceite de aguacate

Pollo

- ½ taza de harina de almendras
- 3 cucharadas grandes de levadura nutricional
- 1 cucharada y media pequeña de sal marina
- 1 cucharada pequeña de pimienta negra recién molida
- 1 cucharada pequeña de pimentón
- 1 cucharada pequeña de ajo en polvo
- ½ cucharada pequeña de cebolla en polvo
- 1 huevo
- ½ taza de leche de almendras sin azúcar
- 450 g de solomillos de pollo
- 2 cucharadas grandes de aceite de aguacate

Preparación

Precalienta el horno a 200 °C.

Forra una bandeja de horno con papel de horno y resérvalo.

Vierte todos los ingredientes para la ensalada de col en un bol grande y mezcla para que se integren. Condimenta con sal al gusto si lo deseas, y después cúbrelo y ponlo en la nevera mientras cocinas el pollo.

Mezcla la harina de almendras, la levadura, la sal, la pimienta, el pimentón, el ajo en polvo y la cebolla en polvo en un bol grande y poco profundo o en un molde para pasteles.

Mezcla el huevo y la leche de almendras en un bol ancho.

Fija un espacio para enharinar. Primero, sumerge bien una tira de pollo en la mezcla con huevo. Después, con cuidado, aprieta el pollo en la capa de harina de almendras. Coloca el pollo en la bandeja cubierta con papel de horno. Repite la operación hasta dejar todas las tiras de pollo colocadas en la bandeja. Con cuidado, unta el aceite por encima de las tiras. Mete la bandeja en el horno y cocina durante 35 o 40 minutos.

Sirve las tiras de pollo con un poco de ensalada de col.

Información nutricional

Por ración

Grasas totales: 35 g
Colesterol: 148 mg
Carbohidratos netos: 13 g
Proteína: 49 g

TEMPE DE AJO-JENGIBRE Y BRÓCOLI SOBRE QUINOA (V)

4 raciones (aproximadamente 2 tazas por ración)

Ingredientes

- 6 dientes de ajo picados
- 2 cucharadas grandes de jengibre recién rallado
- 2 cucharadas grandes de aceite de sésamo tostado
- ⅓ de taza de salsa aminos de coco
- 1 limón grande exprimido y rallado
- 2 cucharadas grandes de aceite de aguacate
- 340 g de *tempe* cortado en tiras finas o desmenuzado
- 2 tazas de flores de brócoli
- Sal marina
- Pimienta recién molida
- 1 taza de quinoa, preparada según las instrucciones del paquete
- 1 taza y media de *kimchi*

Preparación

Mezcla los cinco primeros ingredientes en un bol mediano. Remueve y reserva.

Calienta el aceite en una sartén grande a fuego medio-alto. Cocina el *tempe* hasta que los bordes se empiecen a dorar y, entonces, añade el brócoli. Condimenta con sal y pimienta al gusto y cocina durante unos cuatro minutos. Reduce a fuego medio y añade la mezcla de ajo y jengibre.

Cocínalo hasta que la salsa se espese y el brócoli esté tierno al pincharlo con un tenedor. Sírvelo sobre la quinoa preparada con un poco de *kimchi*.

Información nutricional

Por ración

Grasas totales: 31 g
Colesterol: 0 mg
Carbohidratos netos: 35 g
Proteína: 40 g

ESTOFADO DE *KIMCHI* CON TOFU (V)

4 raciones (aproximadamente 1 taza y media por ración)

Ingredientes

- 2 cucharadas grandes de aceite de aguacate
- 1 cebolla amarilla picada
- 6 dientes de ajo picados
- 3 tazas de *kimchi* troceado
- 2 cucharadas grandes de pasta de chile
- 5 tazas de caldo de verduras
- 1 lata de 400 g de judías blancas o judías *cannellini* enjuagadas y escurridas
- Sal marina
- Pimienta negra recién molida
- 340 g de tofu extra firme cortado en cubos

- 4 cebolletas en rodajas finas
- ¼ de taza de cilantro troceado
- Aceite de sésamo tostado

Preparación

Calienta el aceite de aguacate en una olla grande a fuego medio-alto. Añade la cebolla y el ajo y cocínalo todo durante dos o tres minutos o hasta que la cebolla comience a ponerse translúcida.

Añade el *kimchi* y la pasta de chile. Remueve y cocina durante un minuto, vierte el caldo, añade las judías y sazona con sal y pimienta al gusto. Cuando la mezcla empiece a hervir, baja el fuego a medio-bajo, tápalo todo y deja cocer a fuego lento durante 20 minutos.

Añade el tofu a la olla, cúbrela y cocínalo otros 15 minutos. Si el estofado hierve antes de añadir el tofu, baja más el fuego.

Sirve el estofado con las cebolletas, el cilantro y unas gotas de aceite de sésamo tostado por encima.

Información nutricional

Por ración

Grasas totales: 22 g
Carbohidratos netos: 20 g
Proteína: 41 g

FRITTATA DE JAMÓN ITALIANO, ESPINACAS Y ESPÁRRAGOS

8 raciones (1 loncha por ración)

Ingredientes

- 8 huevos
- ½ taza de leche de almendras sin azúcar

- ⅓ de taza de levadura nutricional
- 1 cucharada pequeña de sal marina
- 1 cucharada pequeña de pimienta negra recién molida
- 2 cucharadas grandes de *ghee*
- 1 chalota (o ajo chalote) grande picada fina
- 3 dientes de ajo picado
- 110 g de *prosciutto* o jamón curado troceado
- 450 g de espárragos: quita los extremos duros y corta en trozos de unos 5 o 7 cm
- 3 tazas de espinacas

Preparación

Precalienta el horno a 180 °C.

Calienta una sartén grande de hierro fundido (o bien otra sartén que pueda meterse en el horno) a fuego medio-alto.

Mezcla los huevos, la leche de almendras, la levadura, la sal y la pimienta en un bol mediano. Bate a fondo y resérvalo.

Añade el *ghee* cuando la sartén esté caliente.

Espera a que el *ghee* esté fundido. Después, añade el ajo y la chalota. Cocina durante uno o dos minutos o hasta que la chalota comience a estar translúcida. Después, añade el jamón. Cocina durante otros tres o cuatro minutos. Añade los espárragos cuando el jamón comience a estar dorado y crujiente. Cocina hasta que los espárragos estén de color verde brillante. Después, añade las espinacas y cocina durante un par de minutos o hasta que las espinacas se ablanden.

Vierte la mezcla de huevos en las verduras salteadas. Cocina durante tres o cuatro minutos o solo hasta que el fondo de la *frittata* empiece a fijarse. Coloca la *frittata* en el horno y hornea durante 15 minutos o hasta que los huevos estén hechos por el centro.

Corta la *frittata* como si fuera una tarta y sírvela.

Información nutricional

Por ración

Grasas totales: 20 g
Carbohidratos netos: 8 g
Proteína: 33 g

SALCHICHAS BRATWURST CON MANZANAS Y CEBOLLAS SALTEADAS (SIRVE CON CHUCRUT)
4 raciones (1 taza y media por ración)

Ingredientes

- 2 cucharadas grandes de aceite de oliva
- 450 g de salchichas Bratwurst cortadas a rodajas
- 1 cebolla grande cortada por la mitad y a rodajas finas
- 2 manzanas Granny Smith sin corazón, peladas y cortadas a rodajas finas
- ¼ de taza de vinagre de sidra de manzana
- ¼ de taza de semillas, por ejemplo de linaza, calabaza o cáñamo, o bien una mezcla de las tres
- 1 cucharada pequeña de pimentón ahumado
- Sal marina
- Pimienta negra recién molida
- 1 taza y media de chucrut

Preparación

Calienta el aceite de oliva en una sartén grande a fuego medio-alto. Añade las salchichas Bratwurst, removiéndolas para que se doren todas por igual, y cocina unos dos minutos. Añade la cebolla.

Sigue cocinando durante cinco o seis minutos o hasta que la cebolla se ponga suave y translúcida (casi caramelizada). Añade las manzanas, el vinagre, las semillas y el pimentón, y sazona con sal y pimienta al gusto.

Cocina unos minutos más o hasta que las manzanas estén tiernas y el líquido se haya reducido más de la mitad.

Sirve con una cucharada de chucrut.

Información nutricional

Por ración

Grasas totales: 55 g
Carbohidratos netos: 20 g
Proteína: 26 g

GUISO DE LENTEJAS, COCO Y COL RIZADA (V)

4 raciones (1 taza y media por ración)

Ingredientes

- 1 taza de coco rallado sin endulzar
- 2 cucharadas grandes de aceite de aguacate
- 1 cebolla amarilla picada
- 6 dientes de ajo picado
- 2 cucharadas grandes de jengibre recién rallado
- 2 cucharadas grandes de pasta de curry rojo
- 1 taza de lentejas rojas partidas
- 5 tazas de caldo de verduras
- 1 cucharada pequeña de sal
- 1 cucharada pequeña de pimienta negra recién molida
- 1 lata de 400 g de leche de coco entera
- 4 tazas de col rizada sin tallos troceada
- ¼ de taza de semillas de tu elección (calabaza, linaza o lino, cáñamo)

Preparación

Pon una olla grande a fuego medio-alto. Cuando esté caliente, añade el coco rallado. Tuesta el coco en la olla, sin dejar de remover, hasta que empiece a ponerse dorado. Pasa el coco tostado a un bol mediano y resérvalo.

Vuelve a poner la olla en el fuego y añade el aceite de aguacate. Incorpora la cebolla y cocina dos o tres minutos o hasta que se empiece a poner translúcida. Después, añade el ajo y el jengibre. Remueve y cocina menos de un minuto. A continuación, añade la pasta de curry rojo. Sigue removiendo en el fuego hasta que la mezcla suelte el aroma.

Añade las lentejas, el caldo, la sal, la pimienta y el coco tostado reservado. Cuando la mezcla hierva, pon el fuego medio-bajo, tapa la olla y cuece a fuego lento durante unos 25 o 30 minutos, o hasta que las lentejas estén tiernas y cocidas.

Añade la leche de coco y la col rizada unos minutos antes de servir. Mantén el guiso en el fuego hasta que la col rizada se ablande. Sazónalo todo con más sal y pimienta al gusto y sirve tras ponerle semillas por encima.

Información nutricional

Por ración

Grasas totales: 40 g
Carbohidratos netos: 24 g
Proteína: 21 g

CERDO DESMENUZADO (*PULLED PORK*) EN CALDO DE HUESOS

12 raciones (1 taza por ración)

Ingredientes

- 1 cucharada pequeña de sal (o al gusto)
- ½ cucharada pequeña de pimienta (o al gusto)
- 2,7 kg de paleta de cerdo

- 8 tazas de caldo de huesos de ternera básico (consulta la página de esta receta en concreto)
- Zumo de 2 limones
- 2 cucharadas grandes de comino molido
- 3 o 4 hojas de laurel
- 2 cucharadas grandes de hierbas provenzales molidas
- ½ cucharada pequeña de pimiento de cayena
- ¼ de taza de cilantro picado
- 1 cebolla amarilla orgánica mediana sin corazón
- 1 cucharada pequeña de polvo de arrurruz

Preparación

La cocción a fuego lento se puede hacer de cuatro formas. Aquí las tienes ordenadas de más a menos rápida: olla a presión (1 hora), fogón (de 3 a 4 horas), horno (de 4 a 8 horas) o bien olla de cocción lenta (también entre 4 y 8 horas). El método de la olla de cocción lenta es el que exige más tiempo. Debería contener unos seis litros (estas instrucciones tienen en cuenta esta medida).

Esparce sal y pimienta por toda la paleta de cerdo. Calienta una sartén profunda o de freír grande a fuego medio-alto. Coloca la carne en la olla y cocínala hasta que se ponga dorada. Es un paso importante porque estas dos cosas van a hacer que el plato final quede delicioso: sellar la humedad y crear sabor. Todos los trocitos crujientes están llenos de sabor que pasará al líquido de la cocción.

Hierve el caldo de huesos de ternera básico y el zumo de limón con las especias antes de poner la mezcla en la olla de cocción lenta.

Mete los líquidos, la carne y la cebolla en la olla de cocción lenta y cocina a fuego lento durante ocho horas. Recuerda que el líquido apenas debe cubrir la carne.

Cuando acabes de cocinar, puedes reservar parte del caldo de huesos de ternera básico para mezclarlo con la carne desmenuzada, pero primero tienes que espesarla con un poco de polvo de arrurruz. Se hace mezclando un poco de líquido caliente con una cucharada pequeña de polvo de arrurruz lentamente, removiendo y añadiéndola al líquido reservado para la salsa.

Saca la carne de la olla de cocción lenta y desmenúzala usando dos tenedores. Luego añade la salsa espesada.

Información nutricional

Por ración

Grasas totales: 3 g
Carbohidratos netos: 1 g
Proteína: 25 g

BEICON, AGUACATE Y HUEVO
4 raciones (1 aguacate por ración)

Ingredientes

- 4 aguacates grandes
- 1 cucharada pequeña de sal
- ¼ de taza de vinagre de sidra de manzana crudo
- 4 huevos grandes de pato o de gallinas camperas
- 16 lonchas de beicon sin hormonas

Preparación

Parte los aguacates por la mitad y quita el hueso. Saca una pequeña cantidad de aguacate del centro para hacer sitio al huevo pochado que irá dentro. Pela con cuidado la piel del aguacate. Resérvalo.

Llena una cacerola con unos 8 o 10 cm de agua. Añade ½ cucharada pequeña de sal y el vinagre de sidra de manzana, y lleva a ebullición. Pocha los huevos durante cinco minutos.

Coloca un huevo pochado con cuidado en una mitad de un aguacate y ciérralo cubriéndolo con la otra mitad. Envuelve cada aguacate con unas cuatro lonchas de beicon.

Pon una sartén curva a fuego alto. Sella el beicon por fuera del aguacate, rotándolo poco a poco hasta que esté crujiente y dorado por todas partes. Dejar resbalar el aguacate por el borde de una sartén curva es una forma magnífica de sellar las áreas curvadas. En cuanto el beicon comience a cocerse y a ponerse crujiente, creará una cáscara que mantendrá unidos al aguacate y al huevo que hay dentro.

Sirve inmediatamente.

Consejos y trucos:

El ácido en el agua procedente del vinagre es lo que ayuda a que el huevo no se esparza mientras se pocha. El truco para sellar el aguacate envuelto en beicon es tener el fuego alto: debe estar caliente para que el beicon se haga rápido; de lo contrario, la textura blanda del aguacate que hay debajo se verá comprometida. Sirve este plato delicioso sobre una ensalada mezclando verduras, tomates cortados en rodajas, perejil troceado fresco y queso feta desmenuzado.

Información nutricional

Por ración

Grasas totales: 59 g
Carbohidratos netos: 9 g
Proteína: 117 g

PATA DE CORDERO ASADA
20 raciones (110 g por ración)

Ingredientes

- 2,20 kg de pata de cordero deshuesada
- 8 ramas de romero fresco
- Ralladura y zumo de 2 limones
- 1 cucharada grande de ajo picado

- ¼ de taza de aceite de aguacate
- 2 cucharadas pequeñas de sal
- 1 cucharada pequeña de pimienta molida
- 2 bolsas de basura de plástico transparente de 37 l

Preparación

Coloca todos los ingredientes en dos bolsas de basura de plástico transparente de 37 l (para que sean extrarresistentes). Al añadir las ramas de romero, ten especial cuidado para que no agujereen el plástico. Saca todo el aire de las bolsas y haz un nudo en la parte de arriba; así te aseguras de que se marine toda la pata de cordero.

Coloca la carne en un bol o un plato (por si gotea) y ponla en la nevera entre cuatro horas y dos días.

Cocina el cordero en la parrilla a fuego medio durante 45 minutos o hasta que esté cocinado. O empieza en la parrilla para darle color y acaba en el horno a 190 °C durante 45 minutos o hasta que esté hecho.

Información nutricional

Por ración

Grasas totales: 17 g
Carbohidratos netos: 0 g
Proteína: 21 g

EL MEJOR POLLO ASADO
4 raciones (110 g por ración)

Ingredientes

- 1 pollo entero
- 3 limones en rodajas

- 5 ramas de romero fresco
- 1 cucharada pequeña de sal marina
- ½ cucharada pequeña de pimienta molida
- Una pizca de pimentón

Preparación

Precalienta el horno a 190 °C.

Prepara una fuente de asar cubriéndola a conciencia con papel de horno y metiendo el extremo del papel por debajo.

Corta el pollo quitándole la columna. Puedes hacerlo con tijeras de cocina o con un cuchillo. Al quitarle la columna, puedes aplanar el pollo en la fuente de asar para que se cocine de una manera más uniforme y en menos tiempo, mientras se queda húmedo por dentro y crujiente por fuera.

Crea una base de rodajas de limón y ramitas de romero en la parte inferior de la fuente de asar forrada con papel de hornear.

Coloca el pollo encima de los limones y el romero. Esparce la sal, la pimienta y el pimentón.

Asa el pollo entre 45 y 55 minutos o hasta que los jugos salgan claros.

Información nutricional

Por ración

Grasas totales: 6 g
Carbohidratos netos: 0 g
Proteína: 25 g

GOFRES CETOBIÓTICOS

16 gofres (2 gofres por ración)

Ingredientes

- 3 tazas de harina de almendras peladas
- ¼ de taza de coco rallado sin endulzar
- 1 cucharada pequeña de levadura en polvo
- ¼ de cucharada pequeña de sal marina
- ½ cucharada pequeña de canela molida
- ⅔ de taza de leche de coco
- ¼ de taza de jarabe de arce
- 2 cucharadas pequeñas de extracto de vainilla
- 5 huevos de gallinas camperas, con las claras y las yemas separadas
- ⅓ de taza de mantequilla orgánica ablandada
- Para gofres de chocolate, añade ¼ de taza de cacao en polvo crudo.

Preparación

Enciende la gofrera y pon el parámetro deseado.

Mezcla todos los ingredientes secos en un bol mediano y remueve hasta que esté todo integrado de manera uniforme.

Mezcla la leche de coco, el jarabe de arce, la vainilla, las yemas de huevo y la mantequilla en un bol grande hasta lograr una crema.

En un mol mediano aparte, bate las claras de huevo hasta que queden esponjosas.

Con cuidado, vierte las claras en la mezcla de yemas del bol grande. Incorpora poco a poco los ingredientes secos en la crema de los ingredientes líquidos hasta que todo esté integrado.

Usando un cucharón de 56 g, tira un poco de la mezcla en el centro del cuadro de la gofrera. Cocina siguiendo las instrucciones de la gofrera (alrededor de cuatro minutos). Sigue cocinando hasta usar toda la mezcla del gofre.

Información nutricional

Por ración

Grasas totales: 23 g
Carbohidratos netos: 3 g
Proteína: 5 g

QUICHE DE TODO SIN BASE DE MASA

8 raciones (1 trozo de quiche por ración)

Ingredientes

- 1 taza de cebolla picada, salteada hasta que esté clara
- 3 tazas (total) de lo que tengas en la cocina, por ejemplo:
  - 1 taza de espinacas orgánicas congeladas, descongeladas, exprimidas, picadas finas
  - 1 taza de tacos de beicon cocinado
  - 1 taza picada (cubos de alrededor de 1,5 cm) de calabaza moscada
  - 1 taza picada de pimientos dulces rojos asados
- 3 tazas (total) del queso que tengas, por ejemplo:
  - 1 taza y media de queso cheddar de cabra rallado
  - 1 taza y media de queso parmesano crudo rallado
- 8 huevos grandes de gallinas camperas batidos
- ½ cucharada pequeña de sal
- ½ cucharada pequeña de pimienta
- 1 cucharada pequeña de la hierba que prefieras (mi mezcla favorita es la de hierbas provenzales)

Preparación

Precalienta el horno a 180 °C.

Engrasa ligeramente la fuente para horno de 20 centímetros con mantequilla.

Prepara los ingredientes: saltea la cebolla. Descongela, exprime y corta las espinacas. Cocina y corta el beicon. Corta a dados el pimiento dulce asado. Ralla los quesos.

Bate los huevos y añade la sal, la pimienta y las especias.

Mezcla todos los ingredientes en un bol grande.

Vierte la mezcla en la fuente de horno engrasada. Hornea durante 30 o 40 minutos o hasta que puedas meter un palillo de dientes en el medio y cuando lo saques, esté limpio.

Consejos y trucos:

Mientras mantengas las proporciones iguales en esta receta, puedes experimentar con distintos ingredientes. ¡Esta quiche nunca es aburrida!

Información nutricional

Por ración

Grasas totales: 20 g
Carbohidratos netos: 15 g
Proteína: 11 g

PASTEL DE CANGREJO SIN MIGAS

6 pasteles de cangrejo (1 pastel por ración)

Ingredientes

- ½ cabeza de coliflor cortada, cocida al vapor y deshumidificada (1 taza tras cortarla)
- 5 huevos de gallinas camperas
- 3 cucharadas grandes de salsa de ajo y aguacate (puede ser comprada)
- ¼ de taza de perejil rizado troceado fino
- ½ cucharada pequeña de sal marina
- ¼ de cucharada pequeña de pimienta molida

- ½ cucharada pequeña de pimiento de cayena
- ½ cucharada pequeña de pimentón
- 1 cucharada pequeña de eneldo fresco
- 6 cucharadas grandes de harina de coco
- 450 g de carne de cangrejo obtenida de forma responsable, cocinada
- 2 cucharadas grandes de aceite de aguacate o de coco (para sellar)
- Zumo de limón al gusto

Preparación

Corta la coliflor con una batidora potente o un robot de cocina. Cuécela al vapor durante diez minutos. Extrae el exceso de líquido con una gasa, un trapo de cocina o una bolsita de colar para hacer leche de frutos secos. Deja que se enfríe.

Mezcla los huevos, la salsa de ajo y aguacate y las especias en un bol pequeño.

Con cuidado, pon la coliflor fría y la mezcla de huevo y harina de coco en un bol mediano hasta que todo quede integrado de manera uniforme. (Es importante que la coliflor esté fría para que no se cocinen los huevos.) La coliflor y la harina de coco dan al pastel de cangrejo un aspecto bonito y crujiente.

Incorpora la carne de cangrejo con cuidado para que no se rompa demasiado. (Es fantástico encontrar trozos grandes de carne en un pastel de cangrejo.)

Enfría la mezcla en la nevera durante quince minutos y precalienta el horno a 180 °C.

Haz los pastelitos, más o menos de 2,5 cm por 7,5 cm.

Vierte el aceite en una sartén de hierro fundido (recomendado) y ponla a fuego medio-alto. Cuando la olla y el aceite estén calientes, añade los pasteles de cangrejo sin llenar demasiado la sartén (porque así se cocinarían, no se sellarían). Cocina los pasteles de cangrejo unos tres minutos hasta que queden dorados, dales la vuelta y cocínalos otros tres minutos.

Pasa los pasteles fritos a una bandeja de horno y hornéalos unos doce o quince minutos. Exprime limón al gusto encima de los pastelitos.

Consejos y trucos:

Sirve sobre verduras variadas con medio aguacate.

Información nutricional

Por ración

Grasas totales: 4 g
Carbohidratos netos: 2 g
Proteína: 10 g

NUGGETS DE POLLO SALUDABLES

48 nuggets *de pollo (6* nuggets *por ración)*

Ingredientes

- 8 pechugas de pollo sin hueso y sin piel de gallinas camperas sin hormonar
- 3 tazas de harina de quinoa
- 2 cucharadas pequeñas de ajo en polvo
- 2 cucharadas pequeñas de sal marina
- 2 cucharadas pequeñas de pimienta negra molida
- 4 huevos batidos
- 1 taza de aceite de coco

Preparación

Corta el pollo en trozos tipo *nugget* (tienen que salir unos 6 *nuggets* por cada pechuga de pollo).

Mezcla bien la harina, el ajo en polvo, la sal y la pimienta en un plato llano. Baña cada trozo de pollo por separado en los huevos batidos y cubre cada trozo ligeramente con la mezcla de harinas. Retira el exceso de harina antes de colocar los *nuggets* en un plato; sigue hasta rebozar todo el pollo.

Cubre generosamente una sartén o cacerola no reactiva con aceite de coco (mis sartenes preferidas son las de hierro colado). Debes usar suficiente aceite para que los *nuggets* no tengan trozos secos, pero no tanto como para que se queden empapados).

Saltea los *nuggets* cuatro minutos por cada lado hasta que queden dorados. Puede que tengas que hacer una pausa entre cada tanda para limpiar rápido la sartén y quitar los trocitos que hayan quedado; cuando hay trocitos, se suelen quemar si no se sacan y entonces las condiciones ya no son tan ideales para hacer *nuggets* frescos.

Sabrás que los *nuggets* están hechos cuando estén dorados y ya no estén rosas en el centro. Será al cabo de unos doce minutos en cada tanda.

Información nutricional

Por ración

Grasas totales: 29 g
Carbohidratos netos: 3 g
Proteína: 48 g

CHUCRUT DORADO Y PÚRPURA (V)
14 tazas (1 taza por ración)

Ingredientes

- 2 cabezas de repollo rojo orgánico desmenuzado
- ⅓ de taza de cúrcuma orgánica fresca rallada fina
- ⅓ de taza de jengibre orgánico fresco rallado fino
- 2 cucharadas grandes de sal marina
- 2 cucharadas grandes de vinagre de sidra de manzana

Salmuera extra

- 4 tazas de agua purificada
- 4 cucharadas pequeñas de sal marina
- 4 cucharadas pequeñas de vinagre de sidra de manzana

Preparación

Quita cuatro o cinco hojas grandes de una cabeza de repollo y resérvalas. Ralla el repollo restante.

Mezcla el repollo desmenuzado, la cúrcuma, el jengibre, la sal y el vinagre en un bol grande. (Usa un bol de acero inoxidable para que la cúrcuma no tiña cualquier otro material de amarillo brillante.) Ponte guantes para no teñirte las manos y durante unos cinco o diez minutos masajea la mezcla de repollo con las manos hasta que se descomponga y empiece a ablandarse. Deja reposar la mezcla entre 20 y 30 minutos para darle tiempo a seguir macerándose y liberando más jugos.

Masajea la mezcla otros cinco o diez minutos.

Pon la mezcla de repollo en dos tarros de 1 kg con un cucharón grande de mango largo. Mete la mezcla apretándola hasta el fondo. La idea es que quede sumergida en salmuera (los zumos naturales creados a través del proceso de maceración). Deja unos 3,5 cm de margen desde la parte superior del tarro.

Es normal que tengas que preparar salmuera extra. Se hace mezclando agua, sal marina y vinagre de sidra de manzana. Sigue añadiendo salmuera hasta que la mezcla del repollo esté sumergida.

Enrolla las hojas de repollo que has reservado y colócalas en un tarro para empujar al repollo debajo de la salmuera. Cierra la tapa del tarro dejándola algo suelta para que se pueda escapar el gas cuando se haga la fermentación. Déjalo en la encimera de la cocina entre cinco y catorce días en un lugar frío y con sombra. Durante la fermentación, el chucrut hará burbujas y se pondrá turbio. Si sale espuma o moho en la parte de arriba o por todas las hojas de repollo, sácalas y tíralas y pon otras hojas para mantener el repollo sumergido.

Prueba el chucrut todos los días. Cuando te guste el sabor, retira las hojas de repollo enrolladas y pon el chucrut en la nevera. Así ralentizas el proceso de fermentación.

Consejos y trucos:

Ponte guantes y ropa que se pueda manchar cuando hagas esta receta; el zumo de cúrcuma tiñe las manos y, en la ropa, provoca manchas que no se van. Frutas como la piña pueden acelerar el proceso de fermentación y puede que tardes menos en lograr un sabor que te guste. Al cabo de cinco o seis días, el chucrut está crujiente y deliciosamente fresco. A los diez días más o menos, el sabor es un poco más ácido y la textura es más blanda. Este chucrut es el acompañamiento perfecto de un plato para romper el ayuno.

Información nutricional

Por ración

Grasas totales: 0 g
Carbohidratos netos: 2 g
Proteína: 0 g

TORTILLAS MEXICANAS AMARILLAS DE COLIFLOR
12 tortillas mexicanas (2 tortillas por ración)

Ingredientes

- 2 cabezas de coliflor, cocidas al vapor (son aproximadamente 8 tazas de coliflor troceada)
- 1 taza de cebollas verdes troceadas (aproximadamente 2 manojos)
- 5 huevos grandes de gallinas camperas batidos
- ½ cucharada pequeña de sal marina
- ½ cucharada pequeña de pimienta negra molida fina

- ½ cucharada pequeña de cúrcuma molida
- ¾ cucharada pequeña de goma xantana

Preparación

Precalienta el horno a 180 °C.

Cuece al vapor las cabezas de coliflor hasta que estén tiernas, unos cuatro o cinco minutos. Mezcla la coliflor y las cebollas verdes en un robot de cocina o una batidora potente hasta que estén suaves (quedará de un ligero color verde por las cebollas; no te preocupes, cuando añadas la cúrcuma se pondrán amarillas). Esta mezcla debería ser fluida y de casi un litro.

Escurre la mezcla para quitar el exceso de líquido con un paño de queso o una bolsita para colar leche de frutos secos.

Mezcla la masa de coliflor, los huevos, la sal, la pimienta, la cúrcuma y la goma xantana en un bol mediano.

Vierte ¼ de taza de mezcla por cada tortilla mexicana en una bandeja de horno forrada con papel de horno o un molde para hornear de silicona antiadherente.

Hornea durante 25 minutos solo por una cara.

Deja enfriar antes de sacarla del horno.

Consejos y trucos:

Estas tortillas mexicanas se pueden hacer por adelantado y dejar en la nevera unos días; asegúrate de poner un papel de horno para separar las tortillas entre sí.

Información nutricional

Por ración

Grasas totales: 1 g
Carbohidratos netos: 22 g
Proteína: 3 g

CREMA PARA UNTAR DE GUISANTES Y MENTA FRESCA
3 tazas (24 raciones, 2 cucharadas grandes por ración)

Ingredientes

- 3 tazas de guisantes ingleses frescos
- ½ taza de almendras molidas con la consistencia de la harina
- Ralladura de 1 limón
- 2 tazas de menta fresca, bien empaquetada
- 3 cucharadas grandes de zumo de limón
- 1 pimiento *shishito*
- 50 g de queso de cabra
- ½ taza de aceite de aguacate

Preparación

Coloca todos los ingredientes en una batidora potente y mezcla a velocidad media hasta obtener la consistencia deseada.

Guarda la preparación en la nevera en un recipiente de vidrio. Esta crema untable durará entre cinco y siete días en la nevera.

Información nutricional

Por ración

Grasas totales: 0 g
Carbohidratos netos: 8 g
Proteína: 4 g

SALMÓN CON JENGIBRE Y LIMÓN MEYER
12 raciones (110 g por ración)

Ingredientes

- 1 o 2 cucharadas grandes de aceite de sésamo

- 1 filete de salmón salvaje grande (entre 1.100 y 1.300 g)
- 2 cucharadas grandes de pasta de *miso* orgánica baja en sodio
- 1 cucharada grande de salsa aminos de coco
- 4 cucharadas grandes de jengibre fresco rallado
- ½ cucharada pequeña de cúrcuma fresca rallada
- 2 cucharadas pequeñas de ajo picado
- 2 cucharadas pequeñas de miel cruda local
- Zumo de 2 limones Meyer grandes
- Ralladura de 3 limones Meyer grandes

Preparación

Precalienta el horno a 180 °C.

Prepara una fuente grande para horno (38 cm es un tamaño perfecto) añadiendo un poco de aceite de sésamo en el fondo de la bandeja antes de colocar el salmón con la parte de la piel hacia abajo. (Para evitar que se pegue la piel.)

Mezcla el resto de los ingredientes en un bol pequeño hasta hacer una salsa densa. Coloca la salsa por encima del salmón. (La parte densa y cítrica de la salsa se quedará por encima y creará una corteza durante el proceso de horneado, y los zumos caerán hasta la parte inferior de la bandeja, dando sabor y humedad al resto del pescado.)

Hornea durante unos 45 minutos o hasta que el salmón se empiece a dorar por arriba y a cocerse en la parte más gruesa del filete.

Consejos y trucos:

Si el filete es demasiado largo para la bandeja de horno, puedes cortar el final pequeño de la cola del salmón y ponerlo en el espacio vacío que haya en la bandeja; no tiene que hornearse de una pieza. Observa las áreas más finas del salmón para asegurarte de que no se horneen demasiado y se sequen; si es necesario, puedes sacar estas partes antes.

Información nutricional

Por ración

Grasas totales: 42 g
Carbohidratos netos: 1 g
Proteína: 50 g

ESTOFADO DE TERNERA PARA AUMENTAR EL COLÁGENO

24 raciones (110 g por ración)

Ingredientes

- Entre 4 y 4½ tazas de caldo de huesos de ternera (consulta la receta de caldo de huesos de ternera básico en la página correspondiente)
- 3,6 kg de ternera orgánica alimentada con pasto
- 1 cucharada grande de sal marina para sellar
- 1 cucharada grande pimienta negra molida para sellar
- 1 cebolla, pelada y cortada en 8 rodajas
- 340 gramos de pasta de tomate (solo compra marcas que la presenten en recipientes de vidrio)
- 2 tazas de zanahorias (3 o 4 zanahorias grandes, cortadas en tacos de unos 5 cm)
- 4 tallos de apio cortados en tiras de unos 5 cm de largo
- 1 cucharada grande de hierbas de Provenza molidas
- 4 o 5 dientes de ajo enteros

Preparación

El estofado se puede cocinar de cuatro formas. Estos son los métodos del más rápido al más lento: olla a presión, fogón, horno o bien olla de cocción lenta. Estas instrucciones son para una olla de cocción lenta de seis litros.

Empieza a calentar el caldo de huesos en la olla de cocción lenta. A veces, hiervo primero el caldo de huesos para ayudar a que se haga antes.

Prepárate para sellar la ternera salpimentando todas las superficies. Calienta una sartén profunda o de freír grande a fuego medio-alto y dora cada lado de la carne hasta que quede ligeramente dorada. Es un paso importante porque son dos cosas que harán que el plato final quede delicioso: sellar la humedad y crear sabor. Todos los trocitos crujientes están llenos de sabor que pasará al líquido de la cocción. Coloca la carne y todos los ingredientes restantes en la olla de cocción lenta. Estofa entre cuatro y ocho horas. (Yo prefiero ocho horas para que la carne esté el máximo de tierna posible. Además, así está lista para comer justo cuando yo acabo mi jornada laboral.)

Consejos y trucos:

Usa una olla de cocción lenta de seis litros y cocina por la mañana. La carne estofada mejora cuanto más tiempo estén los sabores mezclándose y es como tener una comida gratis en la que no he tenido que invertir tiempo. ¡Por eso esta receta alimenta a un pequeño ejército! Después de hacerla, puedes comer un poco, congelar otro poco ¡e incluso podrás regalarla!

Antes de servir, puedes sacar algo de salsa para presentarla con el estofado de ternera pasando una taza y media de la salsa a una cacerola. En un vaso pequeño, mezcla una pequeña cantidad de líquido caliente con una o dos cucharadas pequeñas de polvo de arrurruz; usa unas varillas pequeñas para mezclar. Después, incorpora esta mezcla en la salsa que reservas en la olla. Esta técnica de premezcla minimiza los grumos.

Información nutricional

Por ración

Grasas totales: 13 g
Carbohidratos netos: 0 g
Proteína: 13 g

SALMÓN AL HORNO

8 raciones (100 g por ración)

Ingredientes

- Papel de horno
- 450 g de espárragos
- 2 pimientos amarillos dulces en rodajas finas
- 1 cebolla roja en rodajas finas
- 4 tomates grandes cortados en cubitos
- 4 cucharadas grandes de alcaparras escurridas
- 8 filetes de salmón
- 2 limones exprimidos
- ¼ de taza de aceite de aguacate
- 3 limones cortados en rodajas
- 1 cucharada pequeña de sal marina
- 1 cucharada pequeña de pimienta molida
- ½ cucharada pequeña de pimiento de cayena
- ½ taza de albahaca picada fina

Preparación

Precalienta el horno a 200 °C.

Corta el papel de horno en ocho cuadrados de 40 o 45 cm de largo.

Reparte los espárragos, los pimientos dulces, la cebolla, los tomates y las alcaparras de manera uniforme entre los ocho cuadrados de papel de horno. Coloca un filete de salmón en cada cuadrado. Añade un poco de zumo de limón y de aceite de aguacate en cada trozo de salmón. Coloca una o dos rodajas de limón, sal, pimienta y una pizca de pimiento de cayena. Envuelve el salmón con el papel de horno; dobla dos veces la parte de arriba y los lados para sellarlo para que queden bolsas herméticas. Coloca las bolsas en una bandeja de horno.

Hornea el salmón durante 15 o 20 minutos; el termómetro debería registrar entre 60 °C y 62,7 °C cuando abras el papel y lo metas en el pescado. Coloca cada paquete en un plato separado y ábrelo. Esparce un poco de albahaca encima del pescado y sirve inmediatamente.

Consejos y trucos:

El papel de horno mantiene el pescado húmedo, ¡además de conservar todo el sabor! Es un plato que triunfa cuando tienes invitados para cenar. Queda elegante al servirlo en el papel de horno.

Información nutricional

Por ración

Grasas totales: 8 g
Carbohidratos netos: 1 g
Proteína: 10 g

COLIFLOR AMARILLEADA (V)
Entre 8 y 12 raciones (1 taza por ración)

Ingredientes

- 2 cabezas grandes de coliflor
- 1 cucharada y media pequeña de cúrcuma molida
- 1 cucharada pequeña de sal marina
- ½ cucharada pequeña de pimienta
- ⅓ taza de aceite de aguacate
- 1 par de guantes de plástico desechables (para la preparación)

Preparación

Precalienta el horno a 180 °C.

Quita el núcleo duro de la coliflor y rompe el resto en floretes de unos 7 cm.

Mezcla la cúrcuma, la sal y la pimienta en un bol pequeño y reserva.

Coloca la coliflor en una fuente para horno grande y rectangular. Rocía aceite de aguacate sobre la coliflor y espárcelo para que se impregne de manera uniforme. (¡Usa los guantes para que no se te tiñan las manos de amarillo!) Esparce las especias encima de la coliflor y continúa cubriéndola de manera uniforme.

Asa la coliflor en el horno durante 45 minutos, mezclando y moviéndola dos veces durante el tiempo de cocción para asegurarte de que la cocción quede uniforme.

Disfruta de la coliflor asada con bistec, pollo, salmón, gambas: ¡prácticamente con cualquier cosa!

Consejos y trucos:

Si hay sobras, ¡estarán muy ricas frías en una ensalada!

Información nutricional

Por ración

Grasas totales: 10 g
Carbohidratos netos: 3 g
Proteína: 4 g

JUDÍAS VERDES CON CHALOTAS CARAMELIZADAS

10 raciones (1 taza por ración)

Ingredientes

- 15 chalotas (o ajos chalotes)
- 1 o 2 cucharadas grandes de aceite de aguacate
- Unos 900 g de judías verdes
- 1 taza de almendras laminadas
- 2 cucharadas grandes de mantequilla orgánica

- 1 cucharada pequeña de sal
- ½ cucharada pequeña de pimienta

Preparación

Prepara las chalotas pelándolas y cortándolas finas. Ponlas en una sartén mediana con una cucharada grande de aceite de aguacate y saltea hasta que estén caramelizadas y doradas (puede que tardes unos 30 minutos. Añade más aceite si es necesario). Remueve de vez en cuando, pero no con demasiada frecuencia; las chalotas necesitan tiempo para cocinarse y si remueves demasiado a menudo, no da tiempo a que se caramelicen. Tienes que estar pendiente para que no se quemen. Una vez caramelizadas, reserva las chalotas en un bol.

Prepárate para cocinar las judías. Hierve agua suficiente para sumergirlas en una olla de 8 litros. Mientras el agua se calienta, quita las puntas de las judías. Prepara un baño de hielo para enfriarlas después de hervirlas añadiendo hielo y agua fría en un bol grande. Hierve las judías en la olla unos 3 minutos y pásalas rápido al baño de hielo para detener la cocción. Cuando las judías estén frías, retíralas del baño de hielo, escúrrelas y resérvalas.

Tuesta ligeramente las almendras laminadas en una sartén a fuego medio. El objetivo es que queden ligeramente doradas para que liberen los aceites y así consigas un sabor almendrado.

Cinco minutos antes de servir, calienta la mantequilla en una sartén grande para saltear o freír a fuego medio-alto. Añade las judías verdes, la sal y la pimienta a la mantequilla. Cuando las judías estén calientes, añade las chalotas caramelizadas y las almendras laminadas. Mezcla de manera uniforme y sirve.

Consejos y trucos:

Escalda las judías poco tiempo y resérvalas hasta justo antes de servir. Esto te ayudará a llevarlas a la mesa calientes y perfectamente cocinadas.

Información nutricional

Por ración

Grasas totales: 2 g
Carbohidratos netos: 7 g
Proteína: 2 g

CHIPS DE ZANAHORIA AL CARDAMOMO (V)

8 raciones (1 taza por ración)

Ingredientes

- 8 tazas de zanahorias (empieza con 2,7 kg de zanahorias orgánicas grandes)
- 2 cucharadas grandes de aceite de aguacate
- 3 cucharadas pequeñas de hierbas provenzales molidas
- 1 cucharada y media pequeña de chile en polvo
- 2 cucharadas grandes de cardamomo (al gusto)
- $\frac{1}{16}$ cucharada pequeña de pimiento de cayena
- 1 cucharada y media pequeña de sal
- ¼ de cucharada pequeña de pimienta

Preparación

Precalienta el horno a 190 °C.

Pela las zanahorias y empieza a preparar los chips cortándolos en longitudes uniformes. Córtalos para que los lados formen un cuadrado, eliminando los extremos redondeados. Cuando tengas columnas cuadradas de zanahoria, córtalas con la densidad que quieras que tengan los chips.

Coloca los chips de zanahoria y el aceite de aguacate en un bol grande y mezcla para cubrir de manera uniforme. Añade los ingredientes que faltan y mezcla para incorporar de manera uniforme.

Cubre dos bandejas grandes con papel de horno o moldes antiadherentes. Coloca los chips separados entre sí. Conseguirás el mejor resultado si cada chip tiene espacio alrededor para dorarse de manera uniforme.

Hornea durante 30 o 45 minutos, comprobando cada diez minutos aproximadamente para asegurarte de que se cocinan de manera uniforme.

Consejos y trucos:

Para conseguir la forma tradicional de patata frita, tendrás que empezar con muchas zanahorias, ya que al eliminar las partes redondeadas reduces el número de zanahorias acabadas. Puedes tener más patatas fritas si no te importa que no tengan la forma tradicional. Me gustan tanto estos chips de zanahoria que hago la mezcla de hierbas, sal y pimienta y la guardo en un tarro de especias para ahorrar tiempo cuando las vuelva a hacer.

Información nutricional

Por ración

Grasas totales: 14 g
Carbohidratos netos: 20 g
Proteína: 3 g

MADALENAS PICANTES DE MANZANA Y CALABACÍN

24 madalenas (1 madalena por ración)

Ingredientes

- 2 tazas de calabacín rallado
- 2 tazas de manzana verde rallada
- 6 dátiles *medjool*
- 1 taza de mantequilla de frutos secos
- 4 huevos
- ¼ de taza de aceite de coco derretido
- 3 cucharadas pequeñas de extracto de vainilla

- 1 taza de harina de almendra
- 1 cucharada pequeña de levadura en polvo
- ½ cucharada pequeña de bicarbonato sódico
- 4 cucharadas pequeñas de canela molida
- 1 cucharada pequeña de jengibre molido
- 1 cucharada pequeña de nuez moscada recién molida
- ¾ cucharada pequeña de pimienta de Jamaica
- ¾ cucharada pequeña de clavo de olor molido
- ½ cucharada pequeña de sal

Preparación

Precalienta el horno a 180 °C.

Ralla el calabacín y la manzana con la piel. Quita el exceso de líquido del calabacín.

Deshuesa los dátiles y cháfalos con un mortero. Machácalos con el mortero o tritúralos con un robot de cocina hasta conseguir una pasta.

Mezcla la mantequilla de frutos secos, los huevos y la pasta de dátiles en un bol grande. Añade el calabacín, la manzana, el aceite de coco y la vainilla y mézclalo todo bien.

Coloca los ingredientes que sobran en un bol aparte y mezcla.

Incorpora la mezcla seca en los ingredientes húmedos y bate hasta que quede homogéneo.

Pon un poco de aceite en moldes de silicona para hacer madalenas. Si no son de silicona, pon papel en el molde. Añade ¼ de taza de la mezcla en cada molde individual.

Hornea las madalenas entre 15 y 20 minutos o hasta que puedas sacar un palillo de dientes limpio del centro.

Información nutricional

Por ración

Grasas totales: 2 g
Carbohidratos netos: 20 g
Proteína: 3 g

BIZCOCHO DE COCO Y ALMENDRAS

2 bizcochos (15 trozos por bizcocho, 2 trozos por ración)

Ingredientes

- 2 tazas de harina de almendra
- 1 taza y media de harina de coco
- ⅔ de taza de semillas de cáñamo
- ½ taza de semillas de lino molidas
- ½ taza de cáscaras de psilio integral
- 2 cucharadas grandes de levadura en polvo
- 2 cucharadas pequeñas de semilla molida de anís (opcional. También puedes poner una especia de tu elección)
- 2 cucharadas pequeñas de sal
- 12 huevos a temperatura ambiente
- 1 taza de queso *cheddar* crudo rallado
- ⅔ taza de aceite de coco, derretido
- 1 taza y media de kéfir de leche cruda

Preparación

Precalienta el horno a 180 °C.

Mezcla todos los ingredientes secos en un bol grande. Remueve bien para incorporar las semillas de manera uniforme.

Bate los huevos en un bol grande y añade los demás ingredientes húmedos hasta que se forme una mezcla suave.

Incorpora poco a poco los ingredientes secos en los húmedos. (El aceite de coco puede que tenga grumos, pero durante el horneado desaparecerán). Mezcla a fondo. Vierte la mezcla en dos moldes engrasados y coloca el papel de horno. Hornea durante 45 o 50 minutos o hasta que puedas sacar un palillo de dientes limpio del centro.

Retira la mezcla del horno, saca los bizcochos de los moldes y deja que se enfríen en una rejilla para que se seque la corteza; el bizcocho quedará húmedo si se enfría en el molde.

Deja que los bizcochos se enfríen del todo antes de cortarlos. Luego córtalos y tuéstalos directamente o ponlos en el congelador.

Información nutricional

Por ración

Grasas totales: 10 g
Carbohidratos netos: 31 g
Proteína: 3 g

ALIÑO MÁGICO PARA ENSALADA DE MINDY (V)

7 raciones (unos 55 g por ración)

Ingredientes

- ¼ de taza de vinagre de vino tinto
- ⅔ de taza de zumo de limón Meyer
- Ralladura de limones Meyer
- 1 cucharada grande de miel cruda
- ¾ de taza de aceite de oliva
- 1 cucharada y media pequeña de sal marina
- 1 cucharada y media pequeña de pimienta molida
- ¼ de cucharada pequeña de pimiento de cayena

Preparación

Mezcla todos los ingredientes. Guarda la preparación en la nevera. Agita antes de servir.

Consejos y trucos:

¡Este aliño de ensalada sabe a verano todo el año! Añade albahaca o perejil picado fino por encima de la ensalada antes de aliñarla.

Información nutricional

Por ración

Grasas totales: 4 g
Carbohidratos netos: 1 g
Proteína: 0 g

CHIPS DE COL RIZADA (KALE) (V)

6 raciones (10 chips por ración)

Ingredientes

- 220 g de hojas de col rizada (col *kale*)
- 2 cucharadas grandes de aceite de aguacate
- Sal marina al gusto
- Añade otras especias, por ejemplo pimiento de cayena o canela, para darle más sabor si lo deseas.

Preparación

Precalienta el horno a 100 °C.

Quita los tallos duros de la col rizada. Limpia y seca las hojas, rómpelas en trozos pequeños y ponlos en un bol grande.

Rocía el aceite de aguacate en la col rizada y masajéalo para que cubra las hojas.

Pon un papel protector en una bandeja de horno y esparce las hojas de manera uniforme. Mete la preparación en el horno. Cuando lleve cinco minutos, usa una espátula para separar las hojas de col rizada que estén juntas.

Continúa horneando la col rizada unos doce minutos o hasta que las hojas estén crujientes.

Retíralas del horno y pon un poquito de sal.

Información nutricional

Por ración

Grasas totales: 12 g
Carbohidratos netos: 2 g
Proteína: 1 g

RECETAS DE AYUNO HORMONAL

SALMÓN CON CORTEZA DE SEMILLAS DE LINAZA CON CALABAZA ASADA Y ENSALADA DE BRÓCOLI

4 raciones (unos 55 g de salmón con ½ taza de ensalada por ración)

Ingredientes

Ensalada

- 1 calabaza moscada pequeña sin semillas, pelada y cortada en cubos
- 4 tazas de flores de brócoli
- ⅓ de taza de aceite de oliva repartida en varios pasos
- Sal marina
- Pimienta recién molida
- 2 limones grandes, exprimidos y rallados
- 2 cucharadas grandes de champán o vinagre de vino blanco
- 2 cucharadas pequeñas de mostaza de Dijón
- 1 manojo de col rizada toscana lavada, sin tallos y troceada
- 1 lata de 400 g de judías blancas o judías *cannellini* enjuagadas y escurridas
- 2 manzanas Gala medianas sin corazón y cortadas en rodajas finas
- 1 chalota pequeña cortada por la mitad y en rodajas finas
- ¼ de taza de semillas de calabaza tostadas

Salmón

- 220 g de filetes de salmón salvaje con piel, secado con palmaditas suaves
- 1 cucharada pequeña de aceite de oliva
- 1 cucharada pequeña de mostaza de Dijón
- 1 diente de ajo rallado

- 2 cucharadas pequeñas de semillas de lina :a o lino molidas
- 2 ramitas de tomillo picadas y sin hojas
- ½ cucharada pequeña de sal marina
- ¼ de cucharada pequeña de pimienta negra recién molida

Preparación

Precalienta el horno a 200 °C.

Forra una bandeja de horno grande que tenga bordes con papel de horno y esparce la calabaza y el brócoli. Rocía dos o tres cucharadas grandes de aceite de oliva por encima de las verduras. Sazona con sal y pimienta y coloca en el horno.

Asa 20 o 25 minutos o hasta que las verduras estén tiernas al tocarlas con el tenedor. Retíralas del horno y deja que se enfríen.

Forra una bandeja de horno pequeña que tenga bordes con papel de horno y coloca el salmón con el lado de la piel abajo.

Mezcla una cucharada pequeña de aceite de oliva, mostaza y ajo en un bol pequeño. Bátelo y unta la mezcla con un pincel para esparcirla de manera uniforme en la parte de arriba y los lados de los files de salmón.

Mezcla las semillas de linaza, el tomillo, la sal y la pimienta en un bol pequeño separado. Con cuidado, mete la mezcla en el pescado glaseado con mostaza.

Pasa el salmón al horno y hornea unos diez minutos o hasta que el pescado esté bien cocinado y se desmenuce fácilmente con un tenedor.

Mientras se hace el salmón, acaba de preparar la ensalada.

Echa el zumo de limón y la ralladura, el vinagre, la mostaza y el aceite de oliva que queda en un bol pequeño. Mezcla y añade sal y pimienta al gusto.

Mezcla la col rizada, las judías, la manzana, la chalota y las semillas de calabaza en un bol grande. Añade las verduras asadas ligeramente frías. Rocía la vinagreta de limón por encima y mézclalo todo.

Sirve el salmón con una gran cantidad de ensalada.

Información nutricional

Por ración

Grasas totales: 27 g
Carbohidratos netos: 34 g
Proteína: 54 g

ESTOFADO DE CALABAZA Y GARBANZOS AL CURRY (V)

4 raciones (1 taza por ración)

Ingredientes

- 2 cucharadas grandes de aceite de oliva
- 1 cebolla grande picada
- 8 dientes de ajo picados
- 1 chile Fresno o jalapeño sin semillas y troceado fino
- 2 cucharadas grandes de jengibre recién rallado
- Una lata de 400 g de puré de calabaza
- 2 cucharadas pequeñas de cúrcuma molida
- 1 cucharada y media de sal marina
- 1 cucharada pequeña de comino
- 1 cucharada pequeña de cilantro
- 1 cucharada pequeña de pimienta negra recién molida
- 1 lata de unos 800 g de tomate triturado
- 2 o 3 tazas de caldo de verduras
- 280 g de patatas Fingerling cortadas en cuatro trozos
- 1 lata de garbanzos de 400 g enjuagados y escurridos
- 2 tazas de guisantes congelados
- Una lata de 400 g de leche de coco entera
- 4 tazas de espinacas
- 1 taza y media de quinoa, preparada según las instrucciones del envase
- ¼ de taza de yogur de leche de coco
- 1 lima cortada en gajos

Preparación

Calienta el aceite de oliva en una olla grande a fuego medio. Añade la cebolla y cocina dos o tres minutos o hasta que la cebolla empiece a ponerse translúcida. Añade el ajo, la pimienta y el jengibre y remueve para que se integren. Cocina alrededor de dos minutos más, removiendo con cuidado.

Añade el puré de calabaza, la cúrcuma, la sal, el comino, el cilantro y la pimienta. Cocina de tres a cinco minutos o hasta que la mezcla suelte el aroma. Añade los tomates y dos tazas de caldo. Remuévelo todo, sacando los trozos del fondo de la olla. Después, añade las patatas y los garbanzos. Remueve de nuevo, y si las patatas y las judías no están completamente sumergidas en el líquido, añade más caldo poco a poco hasta cubrirlas.

Deja que hierva suavemente y, después, baja el fuego. Cubre la olla y cuece a fuego lento durante 25 o 30 minutos o hasta que las patatas estén tiernas al pincharlas con el tenedor.

Una vez que las patatas estén tiernas, quita la tapa y añade los guisantes, la leche de coco y las espinacas. Remueve con cuidado en el fuego hasta que las espinacas se ablanden. Prueba el estofado y añade la sal y la pimienta que necesite.

Sirve el estofado sobre una cucharada de quinoa cocinada. Adorna con un poco de yogur y un gajo de lima para exprimir.

Información nutricional

Por ración

Grasas totales: 16 g
Carbohidratos netos: 44 g
Proteína: 23 g

POLLO AL HORNO CON SÉSAMO Y JENGIBRE Y BONIATO CON ENSALADA DE HINOJO Y REMOLACHA EN ESCABECHE

4 raciones (½ taza de pollo sobre 1 taza y media de ensalada por ración)

Ingredientes

Pollo y boniato

- 1 cucharada grande de aceite de sésamo tostado
- 2 cucharadas grandes de aceite de aguacate
- ¼ de taza de salsa aminos de coco
- 2 cucharadas grandes de jengibre recién rallado
- 1 cucharada pequeña de salsa de pescado (opcional)
- 4 dientes de ajo picados
- 1 cucharada y media pequeña de sal marina
- 1 cucharada pequeña de pimienta negra recién molida
- 1 pechuga de pollo de unos 220 g cortada en cubos
- 1 boniato grande (o 2 medianos) pelados y cortados en cubos
- 1 cebolla grande cortada en gajos de casi 4 cm de grosor
- 1 cucharada grande de semillas de sésamo

Ensalada

- ¼ de taza de aceite de oliva
- 3 cucharadas grandes de vinagre de sidra de manzana
- 1 chalota pequeña picada
- Sal marina
- Pimienta negra recién molida
- 3 tazas de rúcula
- 2 tazas de col rizada *baby*
- 3 bulbos pequeños de hinojo recortado y cortado en rodajas finas
- 2 tazas de rodajas de remolacha en escabeche cortadas en trozos pequeños

- 2 tazas de la mezcla de brócoli y ensalada de col
- 2 manzanas Granny Smith pequeñas sin corazón y cortadas en rodajas finas
- 2 cucharadas grandes de almendras cortadas finas

Preparación

Precalienta el horno a 200 °C.

Forra una bandeja de horno que tenga bordes con papel de horno.

En un bol grande, mezcla los ocho primeros ingredientes para preparar el pollo y mezcla bien.

Añade el pollo cortado en cubos, el boniato y la cebolla en el bol con la mezcla de sésamo y jengibre y cubre el pollo de manera uniforme.

Esparce el pollo y las verduras de forma homogénea en la bandeja. Reserva el escabeche que haya quedado en el bol. Coloca la bandeja en el horno y asa durante quince minutos. Sácala del horno un momento, pinta el pollo y las verduras con un pincel para untar extendiendo el escabeche y añade unas semillas de sésamo de manera uniforme. Vuelve a meter la bandeja en el horno y cocina otros 20 o 25 minutos o hasta que las patatas estén tiernas al pincharlas con el tenedor.

Mientras esperas a que el pollo y las verduras se acaben de cocinar, prepara la ensalada.

Mezcla el aceite de oliva, el vinagre y la chalota en un bol pequeño. Sazona con sal y pimienta al gusto. Mezcla los ingredientes restantes en una bandeja de servir grande. Cuando vayas a servir la comida, mezcla la ensalada con la vinagreta. Sirve la ensalada con el pollo asado y los boniatos.

Información nutricional

Por ración

Grasas totales: 22 g

Carbohidratos netos: 56 g
Proteína: 20 g

BONIATOS RELLENOS DE CHIPOTLE DE JUDÍAS NEGRAS Y ENSALADA DE COL CON CILANTRO Y LIMA (V)

4 raciones (1 boniato sobre ¾ de taza de ensalada de col por ración)

Ingredientes

Boniatos

- 4 boniatos grandes, lavados y agujereados con cuchillo o tenedor
- 2 cucharadas grandes de aceite de oliva
- 1 cebolla roja picada
- 110 g de *tempe* desmenuzado
- 6 dientes de ajo picados
- 1 chile chipotle en salsa de adobo troceado fino
- 1 lata de 400 g de tomates picados
- 1 lata de 400 g de judías negras enjuagadas y escurridas
- 1 taza de quinoa enjuagada
- 2 cucharadas pequeñas de sal marina
- 1 cucharada pequeña de pimienta negra recién molida
- 1 cucharada pequeña de comino
- 1 cucharada pequeña de chile en polvo
- ½ cucharada pequeña de pimentón
- ¼ de cucharada pequeña de pimiento de cayena

Ensalada de col

- 2 limas grandes exprimidas
- 4 cucharadas grandes de yogur natural de leche de coco
- 1 cucharada grande de aceite de aguacate
- 2 tazas de col desmenuzada (verde o roja)

- ½ cebolla blanca cortada en rodajas finas
- 1 manojo pequeño de cilantro, cortado y troceado
- 1 aguacate, deshuesado y cortado en cubos
- Sal marina
- Pimienta negra recién molida
- 2 cucharadas grandes de semillas de lino molidas
- 2 cucharadas grandes de semillas de calabaza tostadas

Preparación

Precalienta el horno a 220 °C.

Forra una bandeja de horno con papel de horno o de aluminio y coloca los boniatos preparados. Hornea unos 50 minutos o hasta que los boniatos estén tiernos al pincharlos con el tenedor en la parte más densa.

Después de meter los boniatos en el horno, prepara la ensalada de col.

Mezcla el zumo de lima, el yogur y el aceite en un bol pequeño. Bate hasta que todo quede bien integrado y resérvalo.

Mezcla la col, la cebolla, el cilantro y el aguacate en un bol mediano o grande. Rocía la salsa de coco y lima por encima y mezcla para que se integre todo. Añade sal y pimienta al gusto y mezcla de nuevo. Cubre el bol con un plástico y colócalo en la nevera para que los sabores se integren mientras acabas de cocinar.

Calienta dos cucharadas grandes de aceite de oliva en una sartén grande a fuego medio-alto. Añade la cebolla y cocina hasta que empiece a ponerse transparente, unos dos o tres minutos.

Añade el *tempe* desmenuzado y cocina hasta que empiece a dorarse. Cuando ya se esté poniendo marrón, añade el ajo picado y cocina otro minuto. Después, añade los ingredientes restantes (desde el chipotle hasta el pimiento de cayena).

Añade una taza y media de agua para que la quinoa tenga líquido suficiente para cocinarse. Cuando la mezcla empiece a hervir suavemente, baja el fuego y deja un fuego medio-bajo, moviéndolo de vez en cuando. Cubre y cocina durante quince o veinte minutos o hasta que los boniatos estén listos para sacarlos del horno y la quinoa se haya empezado a abrir y curvar. Si la mezcla de quinoa y judías empieza a hervir antes de que las patatas estén hechas, reduce el calor al mínimo para que se siga haciendo a fuego lento. Prueba y ajusta poniendo sal y pimienta al gusto.

Cuando los boniatos estén listos, córtalos por el centro para liberar el vapor, con cuidado de no cortar la piel del fondo. Aprieta los lados con suavidad para ahuecar el centro.

Saca la ensalada de col de la nevera y añade las semillas de linaza y las de calabaza.

Sirve los boniatos con una cucharada generosa de la mezcla de quinoa y judías y de la ensalada de col con cilantro por encima.

Información nutricional

Por ración

Grasas totales: 18 g
Carbohidratos netos: 43 g
Proteína: 24 g

GAMBAS AL AJILLO, ENSALADA TEMPLADA DE DIENTE DE LEÓN Y CALABAZA CON BEICON Y VINAGRE BALSÁMICO

4 raciones (½ taza de gambas con ½ taza por persona de calabaza espagueti y calabaza bellota por ración)

Ingredientes

Calabazas

- 1 calabaza espagueti grande cortada por la mitad a lo largo y sin semillas
- Aceite de oliva o de aguacate

- 1 calabaza bellota grande cortada por la mitad a lo largo y sin semillas
- Sal marina
- Pimienta negra recién molida

Gambas

- 2 cucharadas grandes de *ghee*
- Unos 220 g de gambas salvajes peladas y desvenadas
- 6 dientes de ajo picados
- 1 cucharada pequeña de sal marina
- 1 cucharada pequeña de pimienta negra recién molida
- ½ cucharada pequeña de hojuelas de pimiento rojo
- 2 limones exprimidos y rallados
- 1 taza de caldo de pollo
- 6 tazas de espinacas
- 1 manojo pequeño de perejil cortado y troceado

Ensalada

- ¼ de taza de aceite de oliva virgen extra
- 3 cucharadas grandes de vinagre balsámico
- 1 cucharada grande de jarabe de arce puro
- Sal marina
- Pimienta negra recién molida
- 2 lonchas gruesas de beicon troceadas
- 1 chalota mediana picada fina
- 4 tazas de hojas de diente de león u otra verdura verde y amarga (rúcula, col rizada, achicoria roja)
- 1 taza de bulgur o quinoa, para su preparación sigue las instrucciones del paquete
- ¼ de taza de semillas de granada
- 2 cucharadas grandes de semillas de calabaza o girasol tostadas

Preparación

Precalienta el horno a 200 °C.

Forra una bandeja de horno grande con papel de horno.

Engrasa ligeramente la carne de la calabaza espagueti con aceite, sazona ligeramente con sal y pimienta y coloca en la bandeja del horno con el lado de la carne hacia abajo. Usa un tenedor o un cuchillo para agujerear la parte de arriba de cada mitad. Coloca en el horno durante diez minutos.

Mientras la calabaza espagueti se empieza a cocinar, acaba de preparar la calabaza bellota. Si no te gusta la textura de la piel, retírala ahora; de lo contrario, déjala como está. Corta cada mitad en rodajas de unos 2,5 cm. Igual que has hecho con la calabaza espagueti, engrasa ligeramente ambos lados de cada rodaja con aceite y añade un poco de sal y pimienta.

Después de esos diez minutos de horneado de la calabaza espagueti, saca la bandeja y añade la calabaza bellota. Vuelve a meter la bandeja con ambas calabazas en el horno.

Al cabo de otros diez o quince minutos, da la vuelta a las rodajas de calabaza bellota con una espátula, y después sigue cocinándola otros diez o quince minutos, hasta que ambas calabazas estén tiernas. Cuando ya estén hechas, retíralas del horno, da la vuelta a la calabaza espagueti (que quede con la carne hacia arriba) para que pueda soltar más vapor y resérvala.

Empieza a cocer las gambas (mientras esperas a que se acaben de hacer las calabazas o después de que reposen; las dos opciones funcionan).

Calienta el *ghee* en una sartén grande a fuego medio-alto. Cuando ya esté derretido, añade las gambas y el ajo y sazona con sal, pimienta y hojuelas de pimiento rojo. Cocina, moviendo de vez en cuando, hasta que las gambas se pongan rosas y opacas.

Añade el zumo y la ralladura de limón al caldo. En cuanto el líquido empiece a hervir, ponlo a fuego lento. Cuece a fuego lento hasta que el líquido se haya reducido a la mitad y añade las espinacas.

Cuando las espinacas se encojan y se ablanden, apaga el fuego y coloca con cuidado la carne cocinada de la calabaza espagueti en la mezcla. Esta carne tendría que deshacerse y quedar como si fueran fideos. Mézclalo todo. Pruébalo y añade la sal que sea necesaria.

Ahora, acaba la ensalada.

Mezcla el aceite, el vinagre y el jarabe de arce en un bol pequeño. Sazona con sal y pimienta al gusto y resérvalo.

Calienta una sartén grande a fuego medio-alto. Añade los trozos de beicon a la olla, removiendo de vez en cuando para ayudar a que todos los trozos queden igual de hechos. Cuando casi toda la grasa esté hecha y el beicon empiece a estar crujiente, añade la chalota. Cocina uno o dos minutos o hasta que la chalota se ponga translúcida.

Apaga el fuego y añade las hojas de diente de león. Cuando las verduras estén un poco cocidas, pasa el contenido de la sartén a un bol grande. Añade el bulgur preparado, la calabaza bellota asada, las semillas de granada y las pipas de girasol. Mézclalo todo y añade la vinagreta balsámica.

Sirve las gambas con perejil troceado por encima y una ración generosa de ensalada para acompañar.

Información nutricional

Por ración

Grasas totales: 25 g
Carbohidratos netos: 33 g
Proteína: 47 g

COSTILLAS DE CERDO BAÑADAS EN GHEE, HINOJO SALTEADO Y PUERROS CON COL RIZADA Y PATATAS ASADAS

4 raciones (1 costilla de cerdo y ½ taza de verduras por ración)

Ingredientes

Patatas

- 450 g de patatas Fingerling o *baby* lavadas y cortadas por la mitad
- 2 nabos medianos lavados y cortados en cubos (aproximadamente del mismo tamaño que las patatas cortadas por la mitad)
- 3 cucharadas grandes de *ghee* derretido
- 2 dientes de ajo rallado
- 2 ramitas de romero sin hojas y picadas
- 1 cucharada y media pequeña de sal marina
- 1 cucharada pequeña de pimienta negra recién molida

Hinojo, puerros y col rizada

- 3 cucharadas grandes de aceite de aguacate
- 2 puerros lavados, con las raíces y la parte superior verde oscura recortadas, y las partes blancas y verde claro en rodajas
- 1 limón cortado en rodajas finas y sin semillas
- 3 bulbos grandes de hinojo recortados y en rodajas finas
- 1 cucharada pequeña de sal marina
- 1 cucharada pequeña de pimienta negra recién molida
- ½ a 1 cucharada pequeña de hojuelas de pimiento rojo (½ cucharada pequeña para un nivel de picante suave, 1 cucharada pequeña si quieres más potencia)
- 4 tazas de col rizada
- 1 lata de 400 g de judías blancas o judías *cannellini*, enjuagadas y escurridas

Costilla de cerdo

- 4 costillas de cerdo gruesas y con hueso (entre 220 y 280 g), secadas con palmaditas suaves
- Sal marina
- Pimienta negra recién molida

- 2 ramitas de tomillo fresco sin hojas y picadas
- 1 cucharada grande de *ghee* repartida en varios pasos
- 3/4 taza de caldo de pollo

Preparación

Precalienta el horno a 200 °C.

Forra una bandeja de horno que tenga bordes con papel de horno.

En un bol grande, mezcla las patatas y los nabos con la mitad del *ghee*, el ajo, el romero, la sal y la pimienta. Cuando todo esté saturado y sazonado de manera homogénea, esparce la mezcla de patata y nabo de manera uniforme en la bandeja de horno. Métela en el horno y cocina durante 25 o 30 minutos o hasta que las verduras estén tiernas al pincharlas con el tenedor.

Mientras las patatas se están asando, prepara las verduras que quedan.

Calienta el aceite de aguacate en una sartén grande a fuego medio-alto. Añade los puerros y cocina durante tres o cuatro minutos o hasta que se empiecen a poner tiernos. Añade las rodajas de limón y sigue cocinando otro par de minutos. Cuando los puerros estén translúcidos y los limones se estén empezando a dorar por los extremos, añade el hinojo y sazona con sal, pimienta y hojuelas de pimiento rojo.

Cocina hasta que el hinojo se empiece a encoger y a poner tierno. Después, añade la col rizada y las judías. Continúa cociendo otros tres o cuatro minutos o hasta que la col rizada se ablande y las judías estén bien calientes. Pruébalo, añade más sal si es necesario y retíralo del fuego.

Calienta una segunda sartén a fuego medio-alto. Mientras tanto, sazona las costillas de cerdo con sal, pimienta y tomillo picado.

Cuando la sartén esté caliente, del *ghee* que te quede, añade la mitad. Después de que se derrita, añade las costillas de cerdo. Sella durante cinco minutos sin tocarlas, dales la vuelta y sella otros cinco minutos.

Después de que el segundo lado de las costillas se acabe de sellar, añade todo el *ghee* que te quede a la sartén. Usando unas pinzas y una cuchara o un pincel para untar que resista al calor, da la vuelta a las costillas de cerdo y cubre con el *ghee* y los jugos de cocción de la sartén. Sigue dando la vuelta y rociando las costillas durante unos cinco minutos, retíralas de la sartén y reserva el resto durante como mínimo diez minutos.

Vierte el caldo de pollo en la sartén todavía caliente para desglasar mientras haces subir el fondo batiéndolo (los trocitos que han quedado del cerdo en la parte de abajo). Cuando el caldo empiece a hervir, pon el fuego medio-bajo y hierve con cuidado hasta que el líquido se reduzca más de la mitad. Prueba la reducción y añade más sal si es necesario.

Corta las costillas en lonchas y sirve con una buena ración de patatas, verduras salteadas y una cucharada de salsa reducida por encima.

Información nutricional

Por ración

Grasas totales: 17 g
Carbohidratos netos: 55 g
Proteína: 26 g

TORTITAS DE GARBANZO CON GARBANZOS Y VERDURAS SALTEADAS Y ALIÑO DE TAHINI AL LIMÓN (V)

4 raciones (2 tortitas por ración)

Ingredientes

Tortitas

- 4 tazas de harina de garbanzos (de tipo *besan*)

- ⅓ de taza de levadura nutricional
- 2 cucharadas pequeñas de sal marina
- 1 cucharada pequeña de pimienta negra recién molida
- 1 cucharada pequeña de cúrcuma molida
- 1 cucharada pequeña de comino
- ½ cucharada pequeña de cilantro
- ½ cucharada pequeña de pimiento de cayena
- 2 tazas y media de agua
- Aceite de aguacate

Aliño de tahini

- ⅓ de taza de *tahini*
- 1 limón grande exprimido y rallado
- 1 diente de ajo rallado
- Sal marina
- Pimienta negra recién molida

Judías y verduras

- 3 cucharadas grandes de aceite de aguacate, a usar en varios pasos
- 1 lata de garbanzos de 400 g enjuagados y escurridos
- ½ cucharada pequeña de sal marina
- ½ cucharada pequeña de pimienta negra recién molida
- ½ cucharada pequeña de pimentón
- ½ cucharada pequeña de comino
- ¼ de cucharada pequeña de hojuelas de pimiento rojo trituradas
- 3 dientes de ajo rallado
- 6 tazas de col rizada triturada

Condimentos

- 1 taza de cebolla roja encurtida
- 2 cucharadas grandes de semillas de sésamo tostado
- 2 cucharadas grandes de semillas de calabaza tostadas
- 2 cucharadas grandes de semillas de linaza o lino integral

Preparación

Mezcla todos los ingredientes para las tortitas, excepto el aceite, en un bol grande. Remueve hasta que la mezcla esté suave y sin grumos y resérvala.

Mezcla todos los ingredientes para la salsa de *tahini* en un bol pequeño. Una vez integrada, vierte agua poco a poco mientras bates hasta que el aliño tenga la consistencia que te guste (puedes hacerla más densa o más líquida, según lo que prefieras). Sazona con sal y pimienta al gusto y resérvalo.

Calienta una cucharada y media grande del aceite de aguacate en una sartén grande a fuego medio-alto. Añade los garbanzos, la sal, la pimienta negra, el pimentón, el comino y la pimienta roja. Cocina, removiéndolo todo de vez en cuando, hasta que los garbanzos se empiecen a poner dorados y crujientes. Sácalos de la sartén y resérvalos.

Pon la cucharada y media grande de aceite de aguacate que queda en la sartén que has usado para los garbanzos y vuelve al fuego medio-alto. Añade el ajo y la col rizada y sazona ligeramente con sal y pimienta. Cuando la col rizada esté cocinada, retírala del fuego y resérvala.

Calienta una sartén antiadherente pequeña o mediana a fuego medio. Añade el aceite justo para engrasar el fondo (menos de una cucharada grande).

Bate rápido la mezcla de las tortitas que habías reservado y saca un poco para casi cubrir el fondo de la sartén (más o menos media taza). Cocina la tortita hasta que empiece a haber burbujas, de uno a dos minutos, da la vuelta con cuidado con una espátula y cocina otros dos minutos o hasta que esté bien cocinada y ligeramente dorada. Retira la tortita de la sartén y resérvala. Repite este proceso hasta usar toda la mezcla.

Sirve las tortitas con la col rizada y los garbanzos crujientes por encima, añade el aliño de pasta de semillas de sésamo y decora con cebolla encurtida, semillas de sésamo, semillas de calabaza y semillas de linaza.

Información nutricional

Por ración

Grasas totales: 24,5 g
Carbohidratos netos: 69 g
Proteína: 33 g

GUISO DE COL RIZADA Y JUDÍAS BLANCAS (V)

4 raciones (1 taza y media por ración)

Ingredientes

- 2 cucharadas grandes de aceite de aguacate
- 1 cebolla grande picada
- 4 dientes de ajo picados
- 2 tallos de apio troceados
- 2 zanahorias medianas, peladas y troceadas
- 2 ramitas de tomillo fresco sin hojas y picadas
- 3 ramitas de orégano fresco sin hojas y picadas
- 1 cucharada y media pequeña de sal marina
- 1 cucharada pequeña de pimienta negra recién molida
- 1 cucharada pequeña de hojuelas de pimiento rojo trituradas
- 5 tazas de caldo de verduras
- 2 latas de 400 g de judías blancas o judías *cannellini* enjuagadas y escurridas
- 6 tazas troceadas de col rizada
- 1 limón grande cortado en gajos

Preparación

Calienta el aceite en una olla grande a fuego medio-alto. Añade la cebolla y cocina unos dos minutos o hasta que empiece a ponerse transparente. Añade los ocho ingredientes siguientes de la lista (desde el ajo hasta las hojuelas de pimiento rojo). Cocina, removiéndolo todo de vez en cuando, alrededor de tres minutos más. Vierte el caldo y las judías. Remueve y cocina a fuego medio-alto hasta que la mezcla empiece a hervir.

Ponlo a fuego lento, pruébalo y añade la sal que sea necesaria, tápalo todo y cuece a fuego lento durante unos 20 o 25 minutos para que los sabores penetren en las judías.

Añade la col rizada a la sopa durante los últimos 5 minutos de la cocción, moviéndolo todo bien para que se integren los sabores.

Sirve el guiso con un gajo de limón para exprimirlo por encima.

Información nutricional

Por ración

Grasas totales: 10 g
Carbohidratos netos: 48 g
Proteína: 25 g

BISTECS A LAS HIERBAS CON PURÉ DE PATATAS Y VERDURAS ASADAS

4 raciones (56 gramos de bistec y ½ taza verduras por ración)

Ingredientes

Bistec

- Unos 280 g de bistec con hueso y corte Ribeye
- Sal marina
- 2 cucharadas pequeñas de aceite de aguacate
- Pimienta negra recién molida
- 1 cucharada grande de *ghee*
- 1 diente de ajo aplastado
- 1 ramita de tomillo fresco
- 1 ramita de orégano fresco

Verduras asadas

- ¼ de taza aceite de aguacate
- 4 tazas de floretes de brócoli
- 4 tazas de floretes de coliflor
- 4 tazas de coles de Bruselas, sin hojas y cortadas por la mitad
- 1 cucharada y media pequeña de sal marina
- 1 cucharada pequeña de ajo en polvo
- 1 cucharada pequeña de pimienta negra recién molida

Puré de patatas

- 450 g de patatas Yukon Gold peladas y cortadas en cubos
- Sal marina
- 3 cucharadas grandes de *ghee*
- ½ cucharada pequeña de pimienta blanca molida (opcional)
- Pimienta negra recién molida

Preparación

Precalienta el horno a 200 °C.

Forra una bandeja grande de horno con papel de horno.

Saca el bistec de la nevera y sazónalo bien con un poco de sal. Déjalo reposar hasta que esté a temperatura ambiente.

Mezcla todos los ingredientes para las verduras asadas en un bol grande. Mezcla hasta que quede uniforme, sazona las verduras y satúralas con aceite. Pásalas a la bandeja de horno preparada y hornéalas 25 o 30 minutos o hasta que las verduras estén tiernas al tocarlas con el tenedor.

Mete las patatas en una olla grande y cúbrelas con agua. Echa sal al agua hasta que tenga sabor a mar. Lleva a ebullición a fuego alto y cocina hasta que las patatas estén tiernas al pincharlas con el tenedor. Después, retíralas del fuego y escúrrelas.

Pasa las patatas por el pasapurés y vuelve a meterlas en la olla tibia en la que las han cocinado. Añade el *ghee*, la pimienta blanca, si usas, y la pimienta negra al gusto. Aplasta hasta que tenga la

consistencia deseada. Las patatas ya deberían estar bien condimen-
tadas por haberlas cocido en agua sazonada, pero pruébalas para
estar segura y añade más sal si es necesario.

Cuando las patatas estén hechas y las verduras casi acabadas de
asar, será el momento de hacer el bistec.

Calienta el aceite en una sartén mediana de hierro fundido a
fuego alto y acaba de sazonar el bistec con un poco de pimienta.

Cuando la sartén esté caliente y el aceite brille, añade el bistec.
Sella la carne sin moverla hasta que se empiece a formar una corteza bonita en el fondo, unos cuatro o cinco minutos. Da la vuelta al
bistec y añade el *ghee*, el ajo y las hierbas.

Con una cuchara o un pincel resistente al calor, ve untando el
bistec con el *ghee* de ajo y hierbas mientras se acaba de cocinar, otros
cuatro o cinco minutos para que esté poco hecho o hasta que consigas la cocción deseada.

Después de hacer el bistec, retíralo del fuego y deja que repose
diez minutos, corta en lonchas y sirve con el jugo que haya quedado
en la tabla de cortar, junto a una buena ración de patatas y verduras
asadas.

Información nutricional

Por ración

Grasas totales: 29 g
Carbohidratos netos: 27 g
Proteína: 48 g

FILETES DE COLIFLOR CON CORTEZA DE SEMILLAS, RÚCULA Y CHIPS DE BONIATO Y GARBANZOS BAÑADOS CON CHIMICHURRI (V)

4 raciones (1 loncha de coliflor, ½ taza de judías y ½ taza de chips por ración)

Ingredientes

Chimichurri y judías

- 2 dientes de ajo aplastados
- 1 chalota pequeña pelada y cortada en trozos grandes
- ½ cucharada pequeña de hojuelas de pimiento rojo trituradas
- 3 tazas de rúcula
- 1 taza de perejil
- ½ taza de aceite de oliva
- ⅓ de taza de vinagre de vino tinto
- Sal marina al gusto
- Pimienta negra recién molida al gusto
- 1 lata de garbanzos de 400 g escurridos (reserva el líquido de la lata) y enjuagados

Chips

- 450 g de boniatos pelados y cortados como palitos relativamente uniformes de unos seis milímetros de grosor
- 2 cucharadas grandes de aceite de aguacate
- 2 cucharadas pequeñas de jarabe de arce puro
- 1 cucharada pequeña de harina de maíz
- 1 cucharada pequeña de sal marina
- 1 cucharada pequeña de pimentón
- ¼ de cucharada pequeña de pimiento de cayena
- Pimienta negra recién molida al gusto

Coliflor

- ⅓ de taza de levadura nutricional
- ¼ de taza de semillas de cáñamo
- ¼ de taza de semillas de calabaza
- ¼ de taza de semillas de lino molidas
- 1 cucharada grande de semillas de chía
- 2 cucharadas pequeñas de sal marina (usa solo 1 cucharada pequeña si algunas de las semillas están presaladas)

- 1 cucharada pequeña de pimienta negra recién molida
- 1 cucharada pequeña de ajo en polvo
- 1 cucharada pequeña de cebolla en polvo
- Líquido que has reservado de la lata de garbanzos (*aquafaba*)
- 1 cabeza grande de coliflor (o 2 medianas) sin hojas, con el tallo recortado y cortada en cuatro «filetes» de unos 3,5 o 3,8 cm de grosor
- 2 cucharadas grandes de aceite de aguacate

Preparación

Precalienta el horno a 220 °C.

Forra dos bandejas de horno con bordes con papel de horno.

Primero, prepara los garbanzos al chimichurri.

Mezcla los cinco primeros ingredientes en un robot de cocina hasta que el ajo y las chalotas estén picados y las verduras estén finamente troceadas. Añade el aceite de oliva y el vinagre, pulsando algunas veces más hasta que la salsa quede homogénea. Sazona con sal y pimienta al gusto.

Mete los garbanzos y la salsa chimichurri en un bol grande y mezcla hasta que los garbanzos queden totalmente cubiertos. Reserva para que los sabores se puedan fundir mientras acabas el resto de la comida. Los garbanzos pueden quedarse a temperatura ambiente o puedes ponerlas en la nevera si prefieres que estén fríos.

Ahora, prepara los chips.

Mezcla los boniatos cortados con el aceite y el jarabe en un bol grande hasta que todos los chips estén bien cubiertos. Mezcla la harina de maíz, la sal, el pimentón, el pimiento de cayena y la pimienta negra en un bol pequeño. Esparce la harina de maíz por encima de los chips. Mezcla de nuevo para repartirlo de manera uniforme; frota los chips con harina de maíz si ves que hay franjas blancas visibles.

Esparce los chips en una capa uniforme en una de las bandejas de hornear. Mételos en el horno durante diez o quince minutos. Después, usa una espátula para dar la vuelta a los chips y hornea otros diez o quince minutos o hasta que empiecen a estar crujientes y dorados por los bordes.

Mientras se hacen los chips, prepara la coliflor.

Mezcla los nueve primeros ingredientes en un robot de cocina limpio y pulsa hasta que las semillas formen una textura gruesa y arenosa. Pasa la mezcla a una bandeja de horno pequeña (o un molde para pastel) y espárcela en una capa uniforme.

Coloca la *aquafaba* (el líquido de los garbanzos que habías reservado) en un bol grande y poco profundo (o en un molde para pasteles) y crea una pequeña línea de montaje en la encimera. Primero, el bol con *aquafaba*, después, la mezcla de semillas y, por último, la segunda bandeja de horno forrada con papel.

Después, enharina la coliflor. Coge un bistec de coliflor con cuidado y mételo en la *aquafaba*. Dale la vuelta en el líquido, asegurándote de que todos los lados estén igual de saturados. Pasa el bistec a la mezcla de semillas, girándolo y presionando ligeramente con las manos para cubrirlo bien y, luego, colócalo en la bandeja de horno. Repite este proceso hasta que todos los bistecs estén hechos.

Unta los bistecs de aceite con cuidado usando un pincel y colócalos en el horno. Cocínalos quince minutos. Después, usa una espátula para darles la vuelta y cocínalos otros diez o quince minutos o hasta que la coliflor esté tierna y la corteza se esté dorando.

Si los chips han perdido la mayor parte del calor, los puedes poner un momento en el horno para que se calienten durante los dos últimos minutos hasta que se acabe de hacer la coliflor.

Sirve los bistecs de coliflor con una cucharada de garbanzos al chimichurri por encima y una ración de chips de boniato.

Información nutricional

Por ración

Grasas totales: 40 g
Carbohidratos netos: 64 g
Proteína: 24 g

TABULÉ DE QUINOA

12 raciones (6 tazas, ½ taza por ración)

Ingredientes

- ½ taza de quinoa
- 3 cucharadas grandes de zumo de limón
- 2 cucharadas grandes de vinagre de sidra de manzana
- 1 cucharada grande de aceite de oliva
- ½ cucharada pequeña de sal marina
- ½ cucharada pequeña de pimienta molida
- 1 cucharada pequeña de hierbas provenzales molidas
- 1 taza de espinacas troceadas
- 1 taza de tomates *cherry* cortados en cuatro partes
- 1 taza de queso feta desmenuzado
- 1 taza de pimiento dulce rojo picado

Preparación

Cocina la quinoa siguiendo las instrucciones del paquete. Remuévela para que no se apelmace y deja que se enfríe en un bol grande.

Mientras la quinoa se está haciendo, es el momento perfecto para preparar el aliño de la ensalada con zumo de limón, vinagre de sidra de manzana, aceite de oliva, sal marina, pimienta y hierbas. Mézclalo todo de manera uniforme y resérvalo.

Prepara los otros ingredientes de la ensalada: corta las espinacas y los tomates, desmenuza el queso feta y corta el pimiento dulce en cubos.

Cuando la quinoa ya se haya enfriado, remuévela con un tenedor otra vez para que no se apelmace. Añade todos los demás ingredientes y mezcla para que se integren. Después, incorpora con cuidado el aliño.

Sirve a temperatura ambiente o pon en la nevera unas horas o toda la noche.

Consejos y trucos:

Recuerda no saltarte el paso de enjuagar la quinoa antes de cocinarla porque esto hace que los granos se separen y evita que se formen grumos. Esta receta sabe aún mejor al día siguiente, así que, si planeas tener invitados a comer y tienes que preparar algo por adelantado, ¡esta ensalada es una opción fantástica!

Información nutricional

Por ración

Grasas totales: 8 g
Carbohidratos netos: 5 g
Proteína: 2 g

ARROZ NEGRO A LA NARANJA

14 raciones (7 tazas, ½ taza por ración)

Ingredientes

- 2 tazas de arroz negro o de mezclas salvajes
- 1 ¾ de taza de caldo de huesos
- 4 cucharadas grandes de mantequilla
- 1 taza de cebolletas en rodajas finas (solo las partes blanca y verde claro)
- 1 taza de almendras crudas en láminas
- Ralladura de 2 naranjas medianas
- 6 cucharadas grandes de zumo de naranja recién exprimido
- 1 cucharada pequeña de pimienta molida fina
- Sal marina al gusto

Preparación

Cocina el arroz salvaje según las instrucciones del paquete. (Normalmente, son dos tazas de líquido por cada taza de arroz, junto a la mantequilla, cociéndose a fuego lento durante aproximadamente 45 minutos después de que la mezcla se lleve a hervir rápido.) Ve comprobando cómo va el arroz para asegurarte de que el caldo se absorba de manera uniforme.

Mientras se está haciendo el arroz, prepara y mide los demás ingredientes (ralladura, zumo, almendras y cebolletas en rodajas) y resérvalo.

Cuando el arroz esté listo, mezcla el resto de ingredientes y sírvelo.

Información nutricional

Por ración

Grasas totales: 4 g
Carbohidratos netos: 30 g
Proteína: 8 g

PASTELITOS DE BONIATO (*HASH BROWNS*)

12 raciones (3 tazas, ¼ de taza por ración)

Ingredientes

- 3 tazas de boniato triturado
- 1 cuchara grande de sal (al gusto)
- 1 cucharada grande de pimienta (al gusto)
- 1 cucharada pequeña de nuez moscada
- 1 cucharada pequeña de pimienta de Jamaica
- Mantequilla orgánica

Preparación

Tritura el boniato con un rallador o un robot de cocina. (Para ahorrar tiempo, puedes tener el boniato rallado con antelación; se mantiene bien unos días en la nevera.)

Mezcla la sal, la pimienta, la nuez moscada y la pimienta de Jamaica en un bol mediano hasta que todo quede integrado de manera uniforme.

Funde la mantequilla en una sartén a fuego medio. Haz montoncitos circulares de ¼ de taza de boniato triturado en la olla. Cocínalos unos cuatro o cinco minutos por cada lado hasta que estén hechos. El objetivo es que queden tiernos por dentro y ligeramente crujientes por fuera.

Información nutricional

Por ración

Grasas totales: 7 g
Carbohidratos netos: 26 g
Proteína: 3 g

CREMA DE CALABAZA MOSCADA ASADA

6 raciones (1 taza por ración)

Ingredientes

- 4 tazas de calabaza moscada cortada en cubos y asada
- ½ cebolla cortada en cuartos y asada
- ½ taza de castañas peladas y partidas por la mitad
- 2 dientes de ajo aplastados
- 3 cucharadas grandes de aceite de avellanas
- 2 tazas y media de caldo de huesos
- 1 cucharada grande de vinagre de sidra de manzana crudo
- ¼ de cucharada pequeña de jengibre molido
- ¼ de cucharada pequeña de hierbas provenzales molidas
- ⅛ de cucharada pequeña de canela
- ¼ de cucharada pequeña de sal
- ⅛ de cucharada pequeña de pimienta
- Una pizca de pimiento de cayena

Aderezo opcional

- 1 cucharada grande de *crème fraîche* añadida encima de cada
ración
- 1 cucharada grande de tomillo fresco picado fino y esparcido en
cada ración

Preparación

Precalienta el horno a 180 °C.

Saca las semillas de la calabaza moscada, pélala, córtala en cubos y colócala en una fuente de horno para asar o en un molde de hornear de vidrio. Corta la mitad de la cebolla en cuatro partes y métela en la fuente con la calabaza moscada. Añade las mitades de castaña y los dientes de ajo aplastados. Mézclalo todo con el aceite de avellanas y añade el vinagre de sidra de manzana, el jengibre, las hierbas proenzales, la canela, la pimienta negra y el pimiento de cayena. Asa durante 45 minutos o hasta que las verduras estén tiernas y ligeramente doradas.

Mientras las verduras se están asando, mide el resto de los ingredientes.

Cuando las verduras estén listas, deja que se enfríen ligeramente para que sean un poco más fáciles de manejar.

Cuando ya estén frías, pásalas a un robot de cocina o a una batidora potente. Añade el caldo de huesos poco a poco y mezcla. Continúa añadiendo caldo de huesos hasta que la crema tenga la consistencia deseada.

Transfiere la crema a una olla grande y lleva a ebullición. Sirve con aderezos si quieres.

Consejos y trucos:

No uses una fuente de horno o un molde de vidrio demasiado grande, es mejor mantener las verduras juntas para que se cocinen de manera uniforme y los trozos más pequeños no se hagan demasiado o se quemen. Ten cuidado cuando mezcles comidas calientes en una batidora o un robot de cocina; abre la tapa poco a poco para evitar una explosión.

Información nutricional

Por ración

Grasas totales: 5 g
Carbohidratos netos: 13 g
Proteína: 2 g

PASTEL DE QUINOA Y CACAO

8 raciones (1 trozo por ración, 8 trozos por pastel)

Ingredientes

- ⅔ de taza de quinoa
- ⅓ de taza de leche de almendras
- 1⅓ de taza de salsa de manzanas
- ¾ de taza de aceite de coco
- 2 cucharadas pequeñas de extracto de vainilla
- ¼ de taza de miel
- 2 huevos
- ⅓ de taza de azúcar de coco
- 1 taza de cacao en polvo crudo
- 1 cucharada y media pequeña de levadura en polvo
- ½ cucharada pequeña de bicarbonato sódico
- ½ cucharada pequeña de sal marina

Preparación

Cocina la quinoa siguiendo las instrucciones del paquete. (Normalmente, las instrucciones indican que hay que enjuagar los granos de quinoa, hervirlos con 1⅓ de taza de agua, reducir el calor, cocer a fuego lento durante diez minutos, dejarlos reposar otros diez minutos y dejar enfriar quince minutos.)

Mientras la quinoa se está haciendo, mide el resto de los ingredientes y prepara una bandeja de horno de vidrio de unos 50 cm² con papel de horno engrasado con aceite de coco. Reserva.

Una vez que la quinoa esté lo bastante fría para manejarla, precalienta el horno a 180 °C.

En un robot de cocina o una batidora potente, pulsa para mezclar en tres etapas: primero, mezcla la leche de almendras, la salsa de manzanas, el aceite de coco, el extracto de vainilla y la miel. Después, añade la quinoa, los huevos y el azúcar de coco. Por último, incorpora el cacao en polvo, la levadura en polvo, el bicarbonato sódico y la sal.

Transfiere a la fuente para el horno y hornea durante una hora y media o hasta que puedas sacar un palillo de dientes limpio del centro del pastel.

Consejos y trucos:

¡Este es el pastel sin gluten más jugoso que vas a comer en tu vida! El producto final te hace pensar que hay pudin en el pastel. No batas la mezcla demasiado; la quinoa del pastel final horneado aporta una textura única y ligeramente crujiente, y ayuda a que el pastel conserve la humedad.

Información nutricional

Por ración

Grasas totales: 1 g
Carbohidratos netos: 25 g
Proteína: 3 g

RECETAS PARA ROMPER EL AYUNO

SMOOTHIE DE ARÁNDANOS AZULES Y AGUACATE (V)

4 raciones (340 gramos por ración)

Ingredientes

- 4 tazas de leche de almendras sin endulzar
- 2 aguacates deshuesados y sin piel
- 4 tazas de espinacas *baby*
- 2 tazas de arándanos azules congelados
- 1 taza de plátano congelado
- ¼ de taza de semillas de linaza

Preparación

Mezcla todos los ingredientes en una batidora grande. Bate la mezcla hasta que no tenga grumos. Sírvelo.

Consejos y trucos:

Si la batidora es demasiado pequeña para hacer las cuatro raciones, haz los *smoothies* en dos tandas.

Información nutricional

Por ración

Grasas totales: 32 g
Carbohidratos netos: 20 g
Proteína: 9 g

BOMBAS DE GRASA DE CHOCOLATE Y CHÍA (V)

4 raciones (2 bombas de grasa por ración)

Ingredientes

- ⅔ de taza de almendras
- ¼ de taza de mantequilla de almendra
- 1 cucharada grande de aceite de coco
- 1 dátil deshuesado
- 1 cucharada pequeña de extracto de vainilla puro
- ¼ de taza de coco rallado sin azúcar
- 2 cucharadas grandes de semillas de calabaza
- 2 cucharadas grandes de semillas de chía
- 1 cucharada grande de cacao en polvo
- 2 cucharadas pequeñas de pepitas de cacao
- ½ cucharada pequeña de sal marina

Preparación

Mezcla todos los ingredientes en un robot de cocina. Bátelo todo hasta que los frutos secos y las semillas prácticamente se hayan descompuesto y los ingredientes se hayan integrado. Deja el robot hasta que la mezcla esté casi lisa, liberando los aceites naturales y uniéndose fácilmente.

Haz ocho bolas con la mezcla de bombas de grasa. Transfiere las bombas a la nevera para que se endurezcan como mínimo 30 minutos antes de comértelas.

Guárdalas en un recipiente hermético o en una bolsa con cremallera en la nevera (o en el congelador para conservarlas más a largo plazo).

Información nutricional

Por ración

Grasas totales: 29 g
Carbohidratos netos: 7 g
Proteína: 8,1 g

AGUACATE Y SALMÓN AHUMADO CON ADEREZO PPP TIPO «EVERYTHING BAGEL»

4 raciones (medio aguacate y 85 gramos de salmón por ración)

Ingredientes

- 2 aguacates grandes, deshuesados y sin piel
- 340 gramos de salmón salvaje ahumado
- 1 limón pequeño, cortado en 4 gajos
- 4 cucharadas grandes de aderezo PPP tipo «Everything Bagel» (receta más abajo)

Preparación

Divide el aguacate y el salmón entre los cuatro platos (medio aguacate y 85 gramos de salmón por plato). Exprime un gajo de limón encima de cada ración de aguacate, esparce una cucharada grande del aderezo encima del aguacate y el salmón y sirve.

Aderezo PPP «Everything Bagel»

Aproximadamente ½ taza

Ingredientes

- 2 cucharadas grandes de semillas de sésamo tostadas
- 1 cucharada grande de ajo picado y seco
- 1 cucharada grande de cebolla picada y seca
- 1 cucharada grande de semillas de linaza o lino
- 1 cucharada grande de semillas de cáñamo
- 2 cucharadas pequeñas de semillas de chía
- 2 cucharadas pequeñas de escamas de sal marina (1 cucharada pequeña si usas sal marina molida fina normal)

Preparación

Mezcla todos los ingredientes y guárdalos en un bote pequeño y hermético en la despensa.

Agita o remueve rápido la mezcla antes de usarla para que todos sus deliciosos componentes se repartan de manera uniforme.

Información nutricional

Por ración

Grasas totales: 0 g
Carbohidratos totales: 1 g
Proteína: 0 g

HUEVOS FRITOS CON *KIMCHI*

4 raciones (2 huevos por ración)

Ingredientes

- 3 cucharadas grandes de aceite de aguacate
- 8 huevos
- Sal marina
- 2 tazas de *kimchi* troceado
- Salsa Sriracha (opcional)

Preparación

Calienta el aceite en una sartén antiadherente grande a fuego medio. Cuando el aceite comience a brillar, rompe cada huevo dentro de la sartén. Sazona cada huevo con una pizca de sal.

Cuando las claras se empiecen a hacer, añade *kimchi* uniformemente, intentando que no caiga sobre las yemas para que no se rompan.

Cocínalo hasta que las claras estén firmes alrededor del *kimchi* y las yemas estén hechas hasta el punto que te guste, unos tres o cuatro minutos para la yema líquida. Adorna con la salsa Sriracha si te gusta.

Información nutricional

Por ración

Grasas totales: 10 g
Carbohidratos netos: 3 g
Proteína: 11 g

BOMBAS DE GRASA DE COCO Y FRUTOS SECOS (V)

4 raciones (2 bombas de grasa por ración)

Ingredientes

- ⅓ de taza de nueces pecanas
- ⅓ de taza de avellanas
- ¼ de taza de mantequilla de almendra
- 1 cucharada grande de aceite de coco
- 1 dátil deshuesado
- 1 cucharada pequeña de extracto puro de vainilla
- 1 cucharada grande de semillas de linaza o lino
- 1 cucharada grande de semillas de cáñamo
- 1 cucharada grande de semillas de chía
- ½ cucharada pequeña de canela
- ½ cucharada pequeña de cardamomo
- ½ cucharada pequeña de sal
- ½ taza de coco rallado sin azúcar

Preparación

Mezcla todos los ingredientes, excepto el coco rallado, en un robot de cocina hasta que todos los frutos secos y las semillas casi se hayan descompuesto y los ingredientes se empiecen a unir. Deja el robot encendido hasta que la mezcla esté casi lisa, liberando sus aceites naturales e integrándose fácilmente.

Esparce el coco rallado en una capa uniforme en una placa grande. Forma ocho bolas con la mezcla de bomba de grasa. Pasa cada bola por el coco rallado y después ponlas en la nevera para que se endurezcan como mínimo 30 minutos antes de comerlas.

Guarda en un recipiente hermético o en una bolsa con cremallera en la nevera (o en el congelador para una conservación más a largo plazo).

Información nutricional

Por ración

Grasas totales: 32 g
Carbohidratos netos: 6 g
Proteína: 6 g

MEDALLÓN DE HAMBURGUESA CON GUACAMOLE
4 raciones (1 hamburguesa por ración)

Ingredientes

Hamburguesas

- 450 g de ternera picada
- 2 cucharadas grandes de aceite de aguacate, repartidas en varios pasos
- 1 cucharada grande de salsa aminos de coco
- 1 huevo ligeramente batido
- ¼ de taza de harina de almendras
- 1 cebolla pequeña troceada fina
- 3 dientes de ajo rallados
- 1 cucharada pequeña de sal marina
- 1 cucharada pequeña de pimienta negra recién molida

Guacamole

- ½ cebolla roja pequeña cortada en trozos grandes
- 1 jalapeño pequeño sin semillas y cortado en trozos grandes
- 1 tomate tradicional mediano o madurado en la planta, cortado en trozos grandes
- ½ taza de cilantro
- 2 aguacates deshuesados y sin piel
- 1 lima cortada en gajos
- Sal marina al gusto

Preparación

Mezcla todos los ingredientes para las hamburguesas en un bol grande (reserva solo una de las cucharadas grandes de aceite).

Con las manos limpias, mezcla a conciencia todos los ingredientes para las hamburguesas. Después, reserva para que los sabores se mezclen mientras preparas el guacamole.

Mete la cebolla, el jalapeño, el tomate y el cilantro en un robot de cocina y mezcla hasta que esté bastante picado. Pasa la mezcla a un bol grande con el aguacate. Machaca el aguacate y la cebolla usando un tenedor hasta que tenga la consistencia que prefieras: gruesa, fina o en un punto medio.

Añade el zumo de un par de gajos de lima, sazona con sal al gusto, reserva y fríe las hamburguesas.

Calienta la cucharada grande de aceite reservada en una sartén grande de hierro fundido a fuego medio-alto. Mientras se calienta la sartén, haz los cuatro medallones. Cuando el aceite empiece a brillar, coloca las hamburguesas en la sartén. Cocina unos cuatro o cinco minutos por cada lado o hasta que te guste.

Sirve las hamburguesas con una cucharada generosa de guacamole por encima y un gajo de lima.

Información nutricional

Por ración

Grasas totales: 26 g
Carbohidratos netos: 7 g
Proteína: 39 g

PUDIN DE CHÍA Y VAINILLA CON BAYAS Y CHOCOLATE (V)

4 raciones (½ taza por ración)

Ingredientes

Pudin

- 2 tazas de leche de coco entera
- 2 cucharadas pequeñas de extracto o pasta de vainilla
- ¼ de taza de semillas de chía
- Una pizca de sal

Condimentos

- 2 tazas de bayas frescas de tu elección
- 110 g de chocolate negro vegano del 70 por ciento

Preparación

Mezcla todos los ingredientes para el pudin de chía en un bol mediano. Pasa la mezcla a un recipiente con una tapa que cierre bien y ponlo en la nevera. Durante los primeros 30 minutos, remueve el pudin cada 10 minutos para que las semillas se distribuyan de manera uniforme mientras se asienta.

Deja que el pudin cuaje en la nevera al menos durante dos horas o toda la noche.

Añade las bayas que te gusten encima del pudin y sírvelo. Para darle un toque final, puedes rallar chocolate negro sobre cada porción.

Información nutricional

Por ración

Grasas totales: 12 g
Carbohidratos netos: 14 g
Proteína: 4 g

AGUACATE RELLENO DE ENSALADA DE ATÚN

4 raciones (medio aguacate por ración)

Ingredientes

- 2 latas de atún en aceite de unos 110 g cada lata
- ¼ de taza de mayonesa *keto*
- 1 limón, exprimido y rallado
- 1 chalota mediana, troceada fina
- 2 cucharadas grandes de eneldo troceado fino
- Sal marina al gusto
- Pimienta negra recién molida
- 2 aguacates grandes deshuesados y cortados por la mitad, con piel
- 2 tazas de verduras fermentadas que te gusten, por ejemplo pepinillos encurtidos, *kimchi* o curtido de col.

Preparación

Mezcla los cinco primeros ingredientes en un bol para mezclar mediano. Usa un tenedor para desmenuzar el atún e incorporarlo del todo a los demás ingredientes. Sazona con sal y pimienta al gusto. Divide la ensalada de atún de manera uniforme entre las cuatro mitades de aguacate. Sirve cada aguacate relleno con ½ de taza de verduras fermentadas como acompañamiento.

Información nutricional

Por ración

Grasas totales: 23 g
Carbohidratos netos: 3 g
Proteína: 6 g

SMOOTHIE DE KÉFIR, MENTA Y FRESAS (V)

4 raciones (340 gramos por ración)

Ingredientes

- 4 tazas de kéfir crudo
- 2 tazas de fresas congeladas
- 1 taza de plátano congelado
- Entre 8 y 10 hojas de menta fresca
- 2 cucharadas grandes de semillas de cáñamo
- 2 cucharadas grandes de semillas de chía

Preparación

Mezcla todos los ingredientes en una batidora grande hasta que el *smoothie* no tenga grumos y sírvelo.

Si tu batidora es demasiado pequeña para que quepan las cuatro raciones, simplemente hazlo dos veces.

Información nutricional

Por ración

Grasas totales: 6 g
Carbohidratos netos: 24 g
Proteína: 12 g

ESPINACAS A LA SIDRA Y AJO CON HUEVOS PASADOS POR AGUA

4 raciones (1 taza de por ración)

Ingredientes

- 8 huevos
- 2 cucharadas grandes de *ghee*
- 6 dientes de ajo picado
- 8 tazas de espinacas
- 2 cucharadas grandes de vinagre de sidra de manzana
- Sal marina al gusto
- Pimienta negra recién molida al gusto

Preparación

Pon agua a hervir en una olla grande a fuego alto. Después, reduce el fuego a la mitad para que hierva a fuego lento.

Con cuidado, pon los huevos en el agua usando un cucharón perforado y cocina unos siete o siete minutos y medio. Mientras los huevos están en la olla, llena un bol grande con hielo y agua fría.

Transfiere inmediatamente los huevos cocidos al baño de hielo para impedir que se sigan cocinando mientras preparas las espinacas.

Calienta el *ghee* en una sartén grande a fuego medio-alto. Cuando el aceite empiece a brillar, añade el ajo y cocina 30 segundos. A continuación, añade las espinacas y el vinagre. Cocina y remueve hasta que las espinacas se hayan cocinado del todo y la humedad que liberan las hojas se haya reducido a la mitad. Apaga el fuego y sazona las espinacas con sal y pimienta al gusto.

Pela los huevos, córtalos por la mitad y sazónalos ligeramente con una pizca de sal.

Divide las espinacas entre los cuatro bols y pon dos huevos en cada uno (cuatro mitades).

Información nutricional

Por ración

Grasas totales: 15 g
Carbohidratos netos: 3 g
Proteína: 13 g

HUMMUS AL CURRY Y AL COCO ESPECIADO (V)

28 raciones (3 tazas y media, 2 cucharadas grandes por ración)

Ingredientes

- 6 tazas de garbanzos escurridos
- 2 dientes de ajo
- 2 cucharadas grandes de mantequilla de coco orgánica
- 2 cucharadas grandes de pasta de semillas de sésamo
- ¼ de taza de zumo de lima
- 4 cucharadas grandes de agua
- 1 cucharada pequeña de ajo en polvo
- 8 cucharadas pequeñas de curry amarillo en polvo
- ½ cucharada pequeña de cúrcuma molida
- 4 cucharadas pequeñas de miel
- ⅓ taza de aceite de oliva
- Sal marina y pimienta al gusto
- 2 cucharadas grandes de coco rallado sin endulzar
- ½ taza de jalapeño picado fino

Preparación

Mezcla todo excepto el coco rallado y el jalapeño en una batidora potente. Si la mezcla es demasiado densa, añade más agua y/o aceite de oliva.

Después de lograr la consistencia deseada, añade el coco rallado y el jalapeño picado.

Consejos y trucos:

Este humus es dulce y especiado, lo que le da un gran toque. Sirve como salsa para galletas saladas con semillas y verduras crudas como jícama, pimiento dulce y zanahorias.

Información nutricional

Por ración

Grasas totales: 3 g
Carbohidratos netos: 3 g
Proteína: 1 g

PUDIN DE CHÍA AL CACAO Y AL COCO (V)

13 raciones (aproximadamente 4 tazas y media, ⅓ de taza por ración)

Ingredientes

- 3 tazas de leche de coco
- ⅔ tazas de semillas de chía
- ½ taza de cacao crudo en polvo
- 1 cucharada pequeña de extracto de vainilla
- ½ cucharada pequeña de sal marina
- 1 cucharada pequeña de canela molida (opcional)
- ⅓ de taza de jarabe de arce (opcional)

Preparación

Mezcla todos los ingredientes, incluyendo la canela y el jarabe de arce (si es que te gustan) en un bol grande y remueve vigorosamente.

Enfría en la nevera como mínimo tres horas o durante toda la noche. El objetivo es que la mezcla tenga consistencia de pudin y esté bien fría.

Las sobras se pueden conservar en la nevera dos o tres días, aunque este pudin está mejor cuando está recién hecho.

Sirve bien frío.

Sugerencia de presentación:

Añade yogur de coco, almendras crudas, frambuesas, arándanos azules, hojuelas de coco ralladas y hojas de menta cortadas finas.

Información nutricional

Por ración

Grasas totales: 9 g
Carbohidratos netos: 6 g
Proteínas: 3 g

CREMA DE CALABAZA CON ESPECIAS (V)

20 raciones (2 tazas y media, 2 cucharadas grandes por ración)

Ingredientes

- 1 taza de semillas de calabaza crudas
- 1 taza de harina de almendra
- ¾ de taza de puré de calabaza
- ½ taza de aceite de calabaza (usa menos para una consistencia más densa)
- 1 cucharada grande de zumo de limón
- 2 cucharadas pequeñas de canela
- 1 cucharada pequeña de cardamomo
- 2 cucharadas grandes y una cucharada pequeña de miel
- ½ cucharada pequeña de clavo de olor
- Nuez moscada recién molida
- 1 taza de manzana verde rallada

Preparación

Coloca las semillas de calabaza en una batidora potente y bate hasta que queden finamente molidas.

Añade los demás ingredientes y mezcla hasta lograr la consistencia deseada.

Transfiere esta crema untable a un recipiente de vidrio; aguantará en la nevera entre cinco y siete días.

Consejos y trucos:

Si la crema untable queda demasiado densa, añade una pequeña cantidad de la leche de almendras. Si queda demasiado líquida, añade más harina de almendra.

Información nutricional

Por ración

Grasas totales: 25 g
Carbohidratos netos: 3 g
Proteína: 2 g

CALDO DE HUESOS DE TERNERA BÁSICO
6 u 8 raciones (aproximadamente 1 taza por ración)

Ingredientes

• Alrededor de 1 kg de huesos de ternera orgánica
• 2 tubérculos de cúrcuma orgánica cortados en trozos grandes
• 3 dientes de ajo orgánico pelados
• 1 cebolla mediana cortada en cubos grandes
• 2 cucharadas grandes de vinagre de sidra de manzana

Preparación

Lava los huesos y colócalos en el fondo de una olla de cocción lenta. Añade la cúrcuma, los dientes de ajo entero y las cebollas.

Añade agua suficiente hasta llenar la olla de cocción lenta. Después, pon el vinagre de sidra de manzana.

Pon a fuego medio durante la primera hora. Ve mirando por si aparece espuma al principio de la cocción. Retírala cuando veas que se forma.

Al cabo de una hora, baja el fuego y deja que se haga el caldo durante 48 horas antes de bebértelo.

Consejos y trucos:

La calidad de los huesos es uno de los aspectos más importantes de este caldo maravilloso. Si usas pollo, para hacer este caldo necesitas los huesos de dos o tres pollos. También es recomendable usar patas de pollo porque crean una sopa más gelatinosa y curativa.

Información nutricional

Por ración

Grasas totales: 14 g
Carbohidratos netos: 0 g
Proteína: 18 g

Epílogo

Te voy a contar un pequeño secreto. Nunca me propuse ser experta en ayuno. De hecho, en mis primeros años como estudiante universitaria, quería ser periodista. Pero un día fui a una clase de anatomía y ahí nació mi obsesión con el cuerpo humano. Cuanto más aprendía, más asombrada me quedaba de lo bien diseñada que está esta casa preciosa que nos lleva a todas partes cada día.

Muchos médicos te dirán que aprenden mucho de sus pacientes. Sin duda, también es mi caso. Mi pasión durante los últimos 26 años ha sido impulsada por las personas a las que presto un servicio y su deseo de usar su estilo de vida como herramienta de curación. Recuerdo que, al principio de mi carrera, una mujer llamada Lani acudió a mi consulta. A los 40 años había ido al ginecólogo para hacerse una mamografía rutinaria y había salido con un diagnóstico de cáncer de pecho metastático. Le dieron tres meses de vida. Con persistencia y muchísima tenacidad, convirtió ese pronóstico de tres meses en once años, en gran parte gracias a su cambio de estilo de vida. Me siento muy honrada de haber recorrido íntimamente ese camino de curación con ella y de haber sido testigo en primera persona de la influencia espectacular que tienen los hábitos de salud para desafiar a un pronóstico mortal. Meses antes de fallecer, Lani me preguntó qué sabía sobre los efectos curativos del ayuno. En aquel momento, yo no sabía nada sobre ese tema. Fue su curiosidad por aprender sobre esta herramienta de curación lo que encendió la chispa de mi fascinación por investigar el ayuno durante una década. ¡Desearía tanto que estuviera viva para enseñarle lo que he descubierto!

Lani adoraba ayudar a los demás. Cuando vio que los cambios en su estilo de vida afectaban a su diagnóstico de cáncer, informó a todos los miembros de su comunidad. Quería desesperadamente que los demás supieran qué provoca que un cuerpo caiga presa del cáncer. En sus últimos meses, mientras estaba en el centro de cuidados paliativos, pregunté a Lani cuál era la mejor forma para que yo hiciera llegar su mensaje. Me respondió lo siguiente: «Mindy, una persona nunca llevará una vida sana hasta que esté dispuesta a hacer el trabajo para lograrlo». El día en que murió, empezó mi misión para enseñar al mundo a hacer ese trabajo.

A medida que crecía mi convicción por la utilidad del ayuno, más me dejaba oír. Las redes sociales se convirtieron en el medio con el que ampliaba mi mensaje de ayuno para que llegara a todo el mundo. Cuanto más educaba yo a las masas, más historias de curación llegaban. Cada semana aparecen miles de testimonios de ayuno en mis redes sociales. Estas historias me han calado hondo y siguen demostrando que el ayuno es una herramienta que puede utilizar cualquier persona, en cualquier sitio, para la curación. No importa cuánto dinero o tiempo tengas disponible, el ayuno te funcionará.

En marzo de 2020, al principio de la pandemia, igual que muchas de vosotras, me quedé en *shock*. Al poco tiempo, me asombró que todo el mundo estuviera empezando a prestar atención a su salud. El mundo estaba listo para hacer el trabajo. Mientras exploraba los estudios emergentes que revelaban las comorbilidades que provocaban que las personas fueran víctimas de este nuevo virus, quedó extremadamente claro que una salud metabólica mala era la raíz de un cuerpo inmunocomprometido. El ayuno como herramienta gratuita para la salud metabólica se convirtió en mi credo. Si todos nos esforzáramos en llevar a la práctica la idea de que un sistema inmunitario saludable y funcional empieza con una gran salud metabólica, podríamos lograr cierto control sobre la salud en un mundo que parece fuera de control. Sin embargo, mientras escribo este texto, llevamos ya casi dos años de pandemia y hay muy pocas noticias de primera plana o directrices de nuestros líderes sobre la responsabilidad que tenemos a la hora de limpiar nuestro propio perfil metabólico. Esto me entristece profundamente, porque podemos asumir mucha responsabilidad personal en este momento.

Tenemos muchos ejemplos históricos de avances que han aparecido después de tiempos convulsos. De la pandemia de gripe de 1918 surgieron los felices años 20. De la tristeza de una pandemia mortal de dos años mezclada con el fin de la guerra surgió un tiempo de celebración y comunidad. Las personas reevaluaron lo que era importante para ellas. El aislamiento se transformó en conexión social. Uno de los temas simbólicos de esa época fue «la nueva mujer», una versión de mujer menos femenina y más indisciplinada de lo que el mundo había visto hasta entonces. Ahora estamos listos para que emerja otra mujer nueva. Esta vez va a ser una «mujer empoderada», una mujer con fe en su salud en lugar de miedo. Una mujer a la que no den un enfoque uniformizado respecto a su vida. Una mujer que consiga el apoyo de otras mujeres a su alrededor para apoyarse mutuamente. Es nuestra oportunidad de crear un camino nuevo. Pero va a suponer que dejes de sentirte culpable por dietas fracasadas. No puedes entrar en este estado de empoderamiento si todavía te avergüenzas de haber tomado malas decisiones respecto a tu estilo de vida. No puedes llevar el odio al cuerpo en el siguiente capítulo de tu viaje de salud. Y te convendrá dejar de compararte con otras mujeres mientras ves sus *reels* destacados en las redes sociales. Ha llegado el momento de que las mujeres nos apoyemos las unas a las otras, creemos comunidades que nos animen mutuamente y veamos que es en la colaboración, y no en la competición, donde más brillamos.

Hacer ayuno como una mujer será una parte integral de esta nueva emergencia para las mujeres. A medida que más mujeres usen los principios que he presentado en este libro, verás un mundo en el que las mujeres se unen con salud y amor las unas con las otras. Sé que el ayuno puede cambiar la salud metabólica de las mujeres de una forma espectacular sin que tengan que gastar ni un céntimo. Sueño con un momento en que las comunidades de mujeres hagan ayuno juntas no solo para mejorar su salud, sino para lograr una conexión espiritual y emocional mutua. Ha llegado nuestro momento. No tenemos que jugar según las viejas reglas. Podemos crear algo nuevo que el mundo no haya visto nunca. Enorgullécete de este nuevo lugar de empoderamiento en el que crecerás. Apoya a otras mujeres para que hagan lo mismo. Juntas podremos hacerlo. Con amor. Con compasión mutua. Y con salud. Me encanta estar en este viaje con todas vosotras. ¡Muchísimas gracias a todas!

Términos de ayuno más utilizados

En este libro, puede que haya muchas palabras nuevas para ti. Al principio pueden resultar confusas, pero, a medida que aprendas a hacer ayuno como una mujer verás que los ayunadores de todo el mundo hacen referencia a estas palabras con frecuencia, así que es bueno que te familiarices con ellas.

Adaptado a las grasas: Sistema de energía al que recurre el cuerpo en ausencia de comida, sobre todo de hidratos de carbono. Los cuerpos cetónicos son una señal de que el cuerpo está operando desde un lugar adaptado a las grasas.

Apoptosis: Muerte de células que se produce como fase normal y controlada del crecimiento o desarrollo de un organismo.

Autofagia: Mecanismo natural y regulado de la célula que elimina componentes innecesarios o disfuncionales. Permite la degradación y el reciclado ordenado de los componentes celulares. Activado por una reducción en el influjo de nutrientes en la célula, este proceso de autorreparación a menudo empieza cuando las células notan un descenso de nutrientes. Esto puede suceder después de 17 horas de ayuno y alcanzará el punto máximo a las 72 horas de ayuno.

Ayuno de agua: Ayuno que implica beber solamente agua. La mayoría de estos ayunos son de tres días o más.

Ayuno intermitente: No comer durante un lapso de entre 13 y 15 horas.

Azúcar almacenado: Cantidad de glucosa almacenada en tejidos como el hígado, la grasa, el cerebro y los ojos. No existe una medición real del azúcar almacenado.

Azúcar en sangre: Cantidad de glucosa que está circulando en la sangre. Un valor saludable de azúcar en sangre debe estar entre 70 y 90 mg/dL (miligramos por decilitro) cuando nos encontramos en estado de ayuno.

Cetosis: Proceso que se da cuando el cuerpo no tiene suficientes hidratos de carbono para quemar y obtener energía y, en su lugar, quema la grasa y crea cuerpos cetónicos que se pueden usar como combustible.

Cuerpos cetónicos: Señal de que el hígado está quemando energía a partir de grasa y no de azúcar. Un rango saludable de cuerpos cetónicos normalmente está entre 0,5–6,0 mmol/L (milimoles por litro).

Flexibilidad metabólica: Término empleado para indicar la capacidad del cuerpo de ir alternando entre la quema de azúcar y la quema de grasas.

Mitocondria: Rodeada por una membrana bilípida, es la parte del interior de la célula que nos proporciona energía, denominada ATP, y produce glutatión para la desintoxicación.

mTOR: Mecanismo de señales celulares que se activa cuando aumentan los aminoácidos y la insulina dentro de la célula.

Normalmente, sucede a partir de una entrada de proteína. Después de estimularse, la vía mTOR promoverá el crecimiento celular.

OMAD («One Meal A Day»): Término común utilizado por ayunadores para indicar que solo comen una vez al día.

Quema de grasas: Sistema de energía que quema combustible de tu grasa.

Quemador de azúcar: Sistema de energía que quema combustible a partir de lo que comes.

Resistencia a la insulina: Estado en el que el cuerpo de una persona tiene un nivel más bajo de respuesta a la insulina, cosa que afecta a la capacidad de la glucosa para entrar en las células.

Romper un ayuno: Expresión común que hace referencia a una comida o bebida que eleva tu nivel de azúcar en sangre. Esto hace que abandones el estado de curación y te hace salir del ayuno.

Síntesis de proteína: Proceso natural del que depende el cuerpo para realizar funciones diarias, crear enzimas y construir un apoyo estructural. Para que este proceso tenga lugar, se necesitan los aminoácidos esenciales de la dieta.

Romper un ayuno: Expresión común que hace referencia a una comida o bebida que eleva tu nivel de azúcar en sangre. Esto hace que abandones el estado de curación y te hace salir del ayuno.

Ventana de ingesta: Dentro de las 24 horas del día, período en el que comes. Normalmente, la ventana de ingesta está marcada por un aumento del azúcar en sangre.

Listas de alimentos

Comer conscientemente alimentos que favorecen tu salud hormonal puede resultar complicado al principio. Culturalmente nos han condicionado a elegir los alimentos en función de lo que le gusta a las papilas gustativas. Para ayudar a que te concentres en nutrir el cuerpo con la mejor comida posible, he descompuesto la lista siguiente en alimentos que apoyan a tus hormonas, microbioma o hígado, así como los que te ayudan a construir músculo.

Debes tener en cuenta algunas cuestiones mientras lees esta lista. La primera es que es un punto de partida para ayudarte a entender los alimentos a los que puedes recurrir para favorecer distintos aspectos de tu salud. A medida que aprendes a adoptar un estilo de vida de ayuno único para ti, puede que encuentres alimentos nuevos que pertenecen a una de estas categorías que no he incluido en la lista. No pasa nada. El objetivo de la lista es que puedas ponerte en marcha. Segundo, verás que hay alimentos que aparecen en varias categorías. Lo único que significa es que tienen un superpoder hormonal. Las verduras crucíferas como las coles de Bruselas y el brócoli son fantásticas para la salud del estrógeno, la progesterona, el intestino y el hígado. No dudes en comer estas verduras durante todo el mes. Tercero, como los pesticidas son un disruptor endocrino conocido que puede causar estragos hormonales, intenta comer alimentos orgánicos que no sean OMG (organismos modificados genéticamente) y sin antibióticos siempre que sea posible.

Por último, quiero hacer hincapié en que cada lista de alimentos tiene una función en los dos planes de dieta que señalé en el *reset* de ayuno de 30 días. Junto a cada lista, apunto en qué plan se integra el alimento. Para recordarte las macros de cada plan de comida, te las he señalado más abajo.

Diviértete experimentando con todas estas delicias. Asegúrate de intentar hacer también las recetas incluidas en este libro, que dan vida a muchos de estos alimentos. ¡Que seas muy feliz alimentando a tus hormonas!

PLAN DE ALIMENTACIÓN CETOBIÓTICA

- 50 gramos de hidratos de carbono netos
- 75 gramos de proteína
- >60 por ciento de la comida procedente de grasas buenas

PLAN DE ALIMENTACIÓN DE FESTÍN HORMONAL

- 100-150 gramos de hidratos de carbono netos
- 50 gramos de proteína
- Las grasas buenas que se deseen

ALIMENTOS QUE CONSTRUYEN ESTRÓGENO

Estos alimentos funcionan bien para los días cetobióticos. Es aconsejable que te centres en estos alimentos durante tus dos fases de potencia (los días 1-10 y 16-19 de tu ciclo).

Semillas y frutos secos

- Nueces de Brasil
- Almendras
- Anacardos
- Cacahuetes salados y tostados
- Piñones
- Semillas de calabaza
- Semillas de girasol
- Nueces
- Semillas de sésamo

Legumbres

- Guisantes
- Garbanzos
- Habas de soja o *edamame*
- Garrofones
- Algarrobos
- Judías rojas
- Judías mungo
- Judías pintas
- Judías de ojo negro
- Lentejas

Fruta y verduras

- Repollo
- Espinacas
- Col
- Cebolla
- Ajo
- Calabacín
- Brócoli
- Coliflor
- Fresas
- Arándanos azules
- Arándanos rojos

ALIMENTOS QUE CONSTRUYEN PROGESTERONA

Estos alimentos son perfectos para el plan de alimentación de festín hormonal. Lo ideal es centrarse en estas comidas durante las fases de manifestación y nutrición (días 11-15 y 20-30 respectivamente). Si tu objetivo es perder peso, asegúrate de comer alrededor de 100 gramos de carbohidratos netos en esos días.

Tubérculos

- Patatas blancas
- Patatas rojas
- Boniato
- Ñame
- Remolacha
- Nabos

- Hinojo
- Calabaza
- Calabaza moscada
- Calabaza bellota
- Calabaza Honeynut
- Calabaza espagueti

Verduras crucíferas

- Coles de Bruselas
- Coliflor

- Brócoli

Frutas tropicales

- Plátanos
- Mangos

- Papaya

Frutas cítricas

- Naranjas
- Pomelos

- Limones
- Limas

Semillas

- Girasol
- Linaza

- Sésamo

Legumbres

- Garbanzos
- Judías rojas

- Judías negras

Los tres alimentos con P (probióticos, prebióticos y polifenoles) y los alimentos amargos son fantásticos a lo largo del ciclo, pero son especialmente importantes durante la fase de manifestación (días 11–15 del ciclo).

ALIMENTOS RICOS EN PROBIÓTICOS

- Chucrut
- *Kimchi*
- Pepinillos
- Yogur
- Kéfir

ALIMENTOS CON POLIFENOLES

- Brócoli
- Chalotas o ajo chalote
- Coles de Bruselas
- Perejil
- Corazones de alcachofa
- Olivas
- Vino tinto
- Chocolate negro

ALIMENTOS PREBIÓTICOS

- Raíz de achicoria
- Raíz de diente de león
- Raíz de konjac
- Raíz de bardana
- Cebollas
- Tupinambos
- Ajo
- Puerros
- Espárragos
- Judías rojas
- Garbanzos
- Guisantes partidos
- Anacardos
- Pistachos
- Hummus

ALIMENTOS AMARGOS QUE FAVORECEN LA SALUD DEL HÍGADO

- Rúcula
- Café
- Eneldo
- Hojas de diente de león
- Tupinambos
- Coles de Bruselas
- Berenjena
- Azafrán
- Col rizada
- Semillas de sésamo
- Cúrcuma
- Jengibre
- Cítricos como limones, limas y pomelo
- Hierbabuena
- Té verde

GRASAS BUENAS Y SALUDABLES

Las grasas buenas son importantes a lo largo del ciclo menstrual, así que no dudes en comerlas durante todo el mes. Verás que son especialmente útiles en los días cetobióticos porque puede ser que tengas hambre debido al menor aporte de carbohidratos. Recuerda, las grasas buenas matan el hambre, así que busca estas delicias cuando tu cerebro quiera más comida.

- Aceite de oliva
- Aceite de aguacate
- Aceite de coco
- Aceite TCM
- Aceite de sésamo
- Aceite de linaza o lino
- Aceite de comino negro
- Aceite de cilantro
- Aguacates
- Olivas
- Coco
- Mantequillas de frutos secos crudos
- Leche orgánica
- Mantequilla orgánica

ALIMENTOS QUE CONSTRUYEN MÚSCULO

Integrar estas proteínas en tu dieta durante todo el mes te ayudará a construir músculo. Recuerda que, a medida que envejeces, los sensores de nutrientes de aminoácidos de los músculos se hacen menos eficientes. Si quieres construir más músculo, asegúrate de consumir como mínimo 25 gramos de proteína en una comida para activar esos sensores.

- Quinoa
- Huevos
- Pavo
- Pollo
- Queso *cottage*
- Setas
- Pescado

- Marisco
- Carne roja, por ejemplo cordero y ternera
- Cerdo
- Semillas de chía
- Tofu

Protocolos de ayuno útiles para problemas específicos

A lo largo de los años, mis pacientes han usado muchos tipos de ayuno como estilo de vida con gran éxito. Más abajo encontrarás mis protocolos de ayuno de eficacia probada. Si te enfrentas a alguno de los problemas de salud que menciono, te recomiendo encarecidamente que hagas el *reset* de ayuno de 30 días primero para conseguir una experiencia básica de cómo es hacer ayuno como una mujer. Después, puedes elegir entre los protocolos que señalo. Independientemente del protocolo que quieras, lo mejor es que hables con el médico para que participe en este viaje de ayuno que emprendes.

INFERTILIDAD

Hay muchas razones por las que una mujer puede ser infértil. De hecho, hoy en día, una de cada ocho mujeres lo es. Esta estadística por sí sola es desalentadora y debería darte una idea de la raíz de la infertilidad. Todas las mujeres vivimos en el mismo mundo moderno, tenemos hábitos similares (por ejemplo, comer durante todo el día comida procesada, rápida y para llevar que está llena de toxinas; sin prestar atención a cuánto dormimos ni al estrés que tenemos; moviéndonos menos de lo que dictaba nuestro diseño original y haciendo caso omiso a nuestros objetivos hormonales).

Esto hace que muchas mujeres acaben con un problema: la resistencia a la insulina.

Para que las hormonas sexuales funcionen con normalidad, tienes que ser sensible a la insulina. Mientras sigas en un estado de resistencia a la insulina, tendrás problemas con las hormonas sexuales. Sé que repito esto sin parar, pero es un punto crucial que quiero que entiendas. Veo a mujeres gastar miles de dólares en tratamientos de fecundación *in vitro* sin dar el primer paso, que es gratis: modificar su estilo de vida. Nada solucionará la resistencia a la insulina como llevar un estilo de vida de ayuno.

Este protocolo de ayuno se creó por una necesidad. Varias pacientes mías tenían problemas de fertilidad, así que yo quería crear un estilo de vida de ayuno que las ayudara a equilibrar la insulina y amplificar las hormonas sexuales. Sabía que un par de meses de ayunos y alimentos variados les serían útiles. Este tipo de variaciones les funcionaron tan bien para la infertilidad que se han convertido en mi referencia para las mujeres que buscan soluciones de estilo de vida para resolver sus problemas de fertilidad.

Protocolo de ayuno de dos meses para la infertilidad

Mes 1

Días 1–3: 15 horas de ayuno intermitente (cetobiótico)

Días 4–10: 17 horas de ayuno para favorecer la autofagia (cetobiótico)

Días 11–15: 13 horas de ayuno intermitente (festín hormonal)

Días 16–19: 13 horas de ayuno intermitente (cetobiótico)

Día 20–sangrado (hasta día 28): no se hace ayuno (festín hormonal)

Mes 2

Días 1–5: 17 horas de ayuno para favorecer la autofagia (cetobiótico)

Día 6: 24 horas de ayuno para reiniciar el intestino
(cetobiótico)
Días 7–10: 17 horas de ayuno para favorecer la autofagia
(cetobiótico)
Días 11–15: 13 horas de ayuno intermitente (festín hormonal)
Día 16–sangrado: no se hace ayuno (festín hormonal)

ENFERMEDADES AUTOINMUNITARIAS: ARTITRIS REUMATOIDE, LUPUS, ENFERMEDAD DE HASHIMOTO, SÍNDROME DE OVARIO POLIQUÍSTICO

Cuando existe una enfermedad autoinmunitaria, quiero que pienses en dos aspectos de tu salud: el intestino y la carga tóxica. Estos dos elementos son la razón principal por la que no te encuentras bien. Lo mejor es que podemos mejorar ambos desequilibrios con un estilo de vida de ayuno. Como sabemos que las toxinas y los desequilibrios intestinales están en la raíz de todas las enfermedades autoinmunitarias, hay dos ayunos que te ayudarán enormemente: el *reset* del intestino (24 horas) y la autofagia (17 horas). Esto no significa que hagas estos ayunos durante todo el mes, pero seguro que querrás combinarlos en tu régimen de ayuno mensual. Aquí tienes un ejemplo de protocolo de ayuno mensual que puede ayudar con enfermedades autoinmunitarias. Si los ayunos más largos te parecen muy duros, asegúrate de hacer el *reset* de ayuno de 30 días durante un par de meses antes de embarcarte en este protocolo avanzado para enfermedades autoinmunitarias.

Protocolo de ayuno para enfermedades autoinmunitarias

Días 1–5: 17 horas de ayuno para favorecer la autofagia
(cetobiótico)
Días 6–7: 24 horas de ayuno para reiniciar el intestino
(cetobiótico)

Días 8–10: 17 horas de ayuno para favorecer la autofagia
• (cetobiótico)

Días 11–15: 15 horas de ayuno intermitente (festín hormonal)

Días 16–17: 24 horas de ayuno para reiniciar el intestino (cetobiótico)

Días 18–19: 17 horas de ayuno para favorecer la autofagia (cetobiótico)

Día 20–sangrado: 13 horas de ayuno intermitente (festín hormonal)

ENFERMEDADES TIROIDEAS

Cuando quieres construir un estilo de vida de ayuno que ayude a tus problemas tiroideos, debes tener en cuenta todos los órganos que tendrán que estar sanos para que tu tiroides funcione de forma adecuada. En el caso de las glándulas endocrinas, como la tiroides, hay varios órganos que ayudan en la producción, el metabolismo y el uso de las hormonas necesarias para permitir que esa glándula haga su trabajo. En el caso de la tiroides, son el cerebro, el hígado y el intestino los órganos que deben funcionar bien.

Cuando yo digo «cerebro», tú dices «autofagia». Con todas las enfermedades tiroideas, lo ideal es usar la herramienta de la autofagia lo máximo posible. Como sabes, el ayuno para favorecer la autofagia se hace mejor durante las fases de potencia. Cuando favoreces el hígado, es aconsejable incorporar alimentos de festín hormonal con muchas verduras crucíferas y verduras amargas.

Protocolo de ayuno para enfermedades tiroideas

Días 1–5: 15 horas de ayuno intermitente (cetobiótico)

Días 6–8: 17 horas de ayuno para favorecer la autofagia (cetobiótico)

Días 9–10: 24 horas de ayuno para reiniciar el intestino (cetobiótico)

Días 11–15: 15 horas de ayuno intermitente (festín hormonal)

Días 16–19: 17 horas de ayuno para favorecer la autofagia (cetobiótico)

Día 20–sangrado: 13 horas de ayuno intermitente (festín hormonal)

FATIGA CRÓNICA

Como muchas de las enfermedades que he mencionado anteriormente, puede haber múltiples causas de la fatiga crónica, pero las tres causas más comunes son el agotamiento de las mitocondrias celulares, la fatiga adrenal y el virus de Epstein-Barr. Mi fatiga crónica se debía a la última. Saber la causa de tu fatiga crónica puede ser extremadamente útil, pero si no estás segura de su origen, no te preocupes. Seguir el protocolo que te presento más abajo te ayudará.

Las mitocondrias son la parte de las células que te da energía. Se agotan por varias razones, pero las principales son el exceso de toxinas, comer los aceites equivocados y consumir una dieta alta en carbohidratos refinados. ¿Te resulta familiar? Sí, es la dieta estándar en Estados Unidos. Si siempre estás cansada y todo el día necesitas comida, es bastante probable que tengas las mitocondrias agotadas y la buena noticia es que las mitocondrias se curan con cuerpos cetónicos, así que el protocolo de más abajo te ayudará enormemente.

Si sabes que tus glándulas suprarrenales están agotadas, te animo a mirar el protocolo para fatiga adrenal. Por último, si te has hecho la prueba del virus de Epstein-Barr y sabes que tienes una cantidad elevada, el principio clave del ayuno que debes conocer es que una forma de detener la replicación vírica es que las células operen con vías de energía quemando grasas la mayor parte del tiempo. Cuando haces los ayunos más largos, una dieta baja en hidratos de carbono será la mejor. Verás que en este protocolo abundan los elementos bajos en hidratos de carbono.

Protocolo de ayunos para fatiga crónica

Días 1–3: 13 horas de ayuno intermitente (cetobiótico)

Días 4–6: 15 horas de ayuno intermitente (cetobiótico)

Día 7: 17 horas de ayuno para favorecer la autofagia (cetobiótico)

Días 8–9: 15 horas de ayuno intermitente (cetobiótico)

Días 10–15: 13 horas de ayuno intermitente (alimentos de festín hormonal)

Días 16–19: 15 horas de ayuno intermitente (cetobiótico)

Día 20–sangrado: no se hace ayuno (festín hormonal)

DIABETES DE TIPO 2

Lo primero que quiero señalar es que, si tienes diabetes y estás construyendo un estilo de vida de ayuno, debes asegurarte de incluir a tu médico en esta conversación. Tengo un vídeo fantástico en YouTube que se titula «¿Por qué tu médico debería recomendarte hacer ayuno intermitente?» donde encontrarás el enlace a uno de los mayores metaanálisis realizados sobre el ayuno, publicado en el *New England Journal of Medicine*. Queremos que tu médico esté en tu equipo de ayuno para que mejores tu salud.

Probablemente sepas que la causa principal de la diabetes de tipo 2 es la resistencia a la insulina, lo que hace que construir un estilo de vida de ayuno sea bastante sencillo. A pesar de que la flexibilidad metabólica siempre sea el objetivo, querrás pasar más tiempo quemando grasa. Eso significa que controlar tu azúcar en sangre y tus niveles de insulina es clave. También observarás que no he incluido un día para construcción de hormonas en el protocolo de ayuno. La razón es que debes alejarte de los días de festín con más carbohidratos. A medida que se estabilice tu azúcar en la sangre, puedes salir del día de carga de proteínas y entrar en uno de construcción de hormonas, pero asegúrate de que tus lecturas de azúcar en sangre sean fantásticas durante varios meses seguidos antes de hacerlo. De nuevo, es crucial que incluyas a tu médico en esta conversación.

Protocolo de ayuno para diabetes de tipo 2

Días 1–5: 13 horas de ayuno intermitente (cetobiótico)

Días 6–10: 15 horas de ayuno intermitente (cetobiótico)

Días 11–15: 13 horas de ayuno intermitente (festín hormonal)

Día 16: 17 horas de ayuno para favorecer la autofagia (cetobiótico)

Días 17–19: 13 horas de ayuno intermitente (cetobiótico)

Día 20–sangrado: no se hace ayuno (festín hormonal)

SALUD CEREBRAL: PÉRDIDA DE MEMORIA, DEPRESIÓN, ANSIEDAD

Cuando tienes lagunas mentales, tengas o no predisposición al Alzheimer, olvidas palabras, te cuesta concentrarte o empiezas a perder recuerdos, el ayuno como estilo de vida te puede ayudar. Si no has oído que el Alzheimer es la diabetes del cerebro, quiero hacer hincapié en ello. La razón por la que es tan importante es que la resistencia a la insulina es la base de muchas enfermedades que asolan a la humanidad hoy en día. Por eso, antes que nada, todos tenemos que aprender a gestionar mejor la insulina y eso es precisamente lo que hace el ayuno.

La otra cara del problema de la memoria implica a las toxinas, concretamente a los metales pesados. Los metales pesados bloquean los receptores de los extremos de las neuronas, ralentizando la transmisión de información en las neuronas cerebrales, lo que te provoca lagunas de información. Los metales pesados están por todas partes. En la tierra, el aire, el agua, la comida, los productos de belleza, los productos de limpieza e incluso en el pescado que comemos. Cuando miro la epidemia de casos de Alzheimer que tenemos y oigo historias de personas de cincuenta y sesenta y tantos años que tienen esta enfermedad, estoy cada vez más convencida de que un estilo de vida de ayuno les sería enormemente útil.

Sabiendo que las toxinas y la mala gestión del azúcar en sangre y la insulina están en la raíz de tantos problemas de memoria, ahora podemos recurrir a nuestros principios de ayuno. De nuevo, con la insulina sin gestionar, quiero asegurarme de que estás en modo quema de grasas lo máximo posible mientras usas los principios de la autofagia para limpiar las neuronas disfuncionales del cerebro. También tienes que tener en cuenta que los cuerpos cetónicos son la curación del cerebro, así que lo ideal es crear una gran cantidad de estos cuerpos para acelerar y recuperar la curación que se debe dar en el cerebro.

Si estás experimentando trastornos del estado de ánimo como depresión o ansiedad, asegúrate de que cuando los cuerpos cetónicos aumenten, también lo hagan los neurotransmisores como el GABA, la serotonina y la dopamina. A menudo, cuanto más tiempo ayunes, más cuerpos cetónicos producirá el cuerpo. Verás que he incluido un ayuno largo de dopamina de 48 horas en este protocolo. También debes tener en cuenta que los minerales son clave para los trastornos del estado de ánimo como la depresión, así que es crucial que aumentes la suplementación de minerales.

A continuación, tienes un buen protocolo para la salud mental:

Protocolo de ayuno para la pérdida de memoria

Días 1–5: 17 horas de ayuno para favorecer la autofagia

Días 6–7: 48 horas de ayuno de dopamina

Días 8–10: 15 horas de ayuno intermitente

Días 11–15: 13 horas de ayuno intermitente

Días 16–19: 17 horas de ayuno para favorecer la autofagia

Día 20–sangrado: 13 horas de ayuno intermitente

FATIGA ADRENAL

Si tienes fatiga adrenal, recuerda que tienes que adentrarte en el ayuno poco a poco. Hago algunas modificaciones sobre el tiempo de los ayunos de este protocolo, así que presta atención a las horas que indico junto a cada ayuno. El otro elemento clave para construir un estilo de vida de ayuno para quienes tienen fatiga adrenal es asegurarse de aumentar las grasas buenas. Es imprescindible estabilizar el azúcar en sangre para facilitar el ayuno. Lo peor que puede hacer alguien que tiene fatiga adrenal cuando hace ayuno es comer una dieta alta en carbohidratos y baja en grasa, porque eso hará que el ayuno sea increíblemente difícil, si no imposible.

El otro punto clave es volver al ayuno poco a poco. El protocolo que te doy más abajo podría tener que hacerse en un período de seis meses, facilitando que el cuerpo entre en un estado de quema de grasas. Recuerda, en tu caso, queremos que el aumento del estrés sea hormético. Es decir, no debes de estar demasiado estresada. Por eso, te alejo de algunos estilos de comida y ayunos que he mencionado en capítulos anteriores, así que presta atención a las adaptaciones especiales que debes hacer.

Protocolo de ayuno para la fatiga adrenal

Días 1–10: 10 horas de ayuno intermitente (pre-*reset*)

Días 11–15: no se hace ayuno (festín hormonal)

Días 16–19: 13 horas de ayuno intermitente (pre-*reset*)

Días 20–28: no se hace ayuno (comidas de festín hormonal)

SISTEMA INMUNITARIO

Si necesitas un *reset* serio del sistema inmunitario, tendrás que recurrir a un ayuno de agua de tres días. Es el mejor tipo de ayuno para una reparación del sistema inmunitario. Es imprescindible señalar que si optas por hacer un ayuno de agua de tres días, debes tomar dos precauciones. La primera es asegurarte de tener un monitor de azúcar en la sangre y cuerpos cetónicos. Tienes que saber estas mediciones para asegurarte de que las pautas sean seguras. La segunda es hacer el ayuno de agua de tres días durante una de tus fases de potencia. Si dudas respecto a si tienes un nivel bajo de progesterona, yo optaría por la primera ventana de fase de potencia para no arriesgarme a reducir más la progesterona.

El otro ayuno que me gusta para nuestro sistema inmunitario es el que favorece la autofagia. Este tipo de ayuno ayuda a hacer que las células sean más eficientes. Un elemento clave de dicha eficiencia es que podemos matar patógenos del interior de la célula, lo que incluye a virus, bacterias y hongos. Si tienes resfriados con más frecuencia que de costumbre, te preocupan los virus pandémicos o simplemente quieres evitar el resfriado común, asegúrate de incluir más ayuno para favorecer la autofagia en tu ciclo.

Protocolo de ayuno para hacer un reset del sistema inmunitario

Días 1–5: 17 horas de ayuno para favorecer la autofagia (cetobiótico)

Días 6–9: 72 horas de ayuno de agua de tres días

Día 10: romper el ayuno de agua con el proceso de cuatro pasos

Días 11–15: 17 horas de ayuno para favorecer la autofagia (cetobiótico)

Días 16–18: 24 horas de ayuno para reiniciar el intestino (cetobiótico)

Día 19–sangrado: 15 horas de ayuno intermitente (festín hormonal)

Notas

Introducción

1. Ho, Frederick K. *et al.* (2021), «Changes over 15 Years in the Contribution of Adiposity and Smoking to Deaths in England and Scotland», *BMC Public Health* 21, n.º 1 (11 de febrero de 2021), https://doi.org/10.1186/s12889-021-10167-3

2. Lancet Diabetes & Endocrinology (2021), «Metabolic Health: A Priority for the Post-pandemic Era», *Lancet Diabetes & Endocrinology* 9, n.º 4 (1 de abril de 2021), p. 189, https://doi.org/10.1016/s2213-8587(21)00058-9

Capítulo 1: No es culpa tuya

1. National Center for Health Statistics (Centro Nacional de Estadísticas de Salud) (2021), Salud, Estados Unidos, 2019: Tabla 26. Hyattsville, MD (2021). https://www.cdc.gov/nchs/data/hus/2019/026-508.pdf

Capítulo 2: El poder curativo del ayuno

1. Joffe, Barry y Paul Zimmet (1998), «The Thrifty Genotype in Type 2 Diabetes: An Unfinished Symphony Moving to Its Finale?», *Endocrine* 9, n.º 2 (octubre de 1998), pp. 139–141, https://doi.org/10.1385/endo:9:2:139

2. Grammaticos, Philip C. y Aristidis Diamantis (2008), «Useful Known and Unknown Views of the Father of Modern Medicine, Hippocrates and His Teacher Democritus», *Hellenic Journal of Nuclear Medicine* 11, n.º 1 (enero-abril de 2008), pp. 2–4, https://pubmed.ncbi.nlm.nih.gov/18392218/

3. de Cabo, Rafael y Mark P. Mattson (2019), «Effects of Intermittent Fasting on Health, Aging, and Disease», *New England Journal of Medicine* 381, n.º 26 (26 de diciembre de 2019), pp. 2.541–2.551, https://doi.org/10.1056/nejmra1905136

4. Universidad de Illinois en Chicago (2018), «Daily Fasting Works for Weight Loss, Finds Report on 16:8 Diet», ScienceDaily (18 de junio de 2018), http://www.sciencedaily.com/releases/2018/06/180618113038.htm

5. Wilkinson, Michael J. *et al.* (2020), «Ten-Hour Time-Restricted Eating Reduces Weight, Blood Pressure, and Atherogenic Lipids in Patients with Metabolic Syndrome», *Cell Metabolism* 31, n.º 1 (7 de enero de 2020), pp. 92–104, https://doi.org/10.1016/j.cmet.2019.11.004

6. Green, Douglas R., Lorenzo Galluzzi y Guido Kroemer, «Mitochondria and the Autophagy–Inflammation–Cell Death Axis in Organismal Aging», *Science* 333, n.º 6.046 (26 de agosto de 2011), pp. 1.109–1.112, https://doi.org/10.1126/science.1201940

7. Manichanh, Chaysavanh *et al.* (2010), «Reshaping the Gut Microbiome with Bacterial Transplantation and Antibiotic Intake», *Genome Research* 20, n.º 10 (octubre de 2010), 1.411–1.419, https://doi.org/10.1101/gr.107987.110

8. Dutton, Heidi *et al.* (2017), «Antibiotic Exposure and Risk of Weight Gain and Obesity: Protocol for a Systematic Review», *Systematic Reviews* 6, n.º 169 (2017), https://doi.org/10.1186/s13643-017-0565-9

9. Turnbaugh, Peter J. *et al.* (2009), «A Core Gut Microbiome in Obese and Lean Twins», *Nature* 457, n.º 7.228 (22 de enero de 2009), pp. 480–484, https://doi.org/10.1038/nature07540

10. Fetissov, Serguëi O. (2017), «Role of the Gut Microbiota in Host Appetite Control: Bacterial Growth to Animal Feeding Behaviour», *Nature Reviews Endocrinology* 13, n.º 1 (enero de 2017), pp. 11–25, https://doi.org/10.1038/nrendo.2016.150

11. Li, Guolin *et al.*, «Intermittent Fasting Promotes White Adipose Browning and Decreases Obesity by Shaping the Gut Microbiota», *Cell Metabolism* 26, n.º 4 (3 de octubre de 2017): 672–685, https://doi.org/10.1016/j.cmet.2017.08.019

12. Angoorani, Pooneh *et al.* (2017), «Gut Microbiota Modulation as a Possible Mediating Mechanism for Fasting-Induced Alleviation of Metabolic Complications: A Systematic Review», *Nutrition & Metabolism* 18, n.º 105 (2021), https://doi.org/10.1186/s12986-021-00635-3

13. Trafton, Anne (2019), «Biologists Find a Way to Boost Intestinal Stem Cell Populations», MIT News, M.I.T. (Instituto de Tecnología de Massachusetts) (28 de marzo de 2019), https://news.mit.edu/2019/reverse-aging-intestinal-stem-cell-0328

14. Alirezaei, Mehrdad *et al.* (2010), «Short-Term Fasting Induces Profound Neuronal Autophagy», *Autophagy* 6, n.º 6 (16 de agosto de 2010), pp. 702–710, https://doi .org/10.4161/auto.6.6.12376

15. Trafton, «Biologists Find a Way to Boost Intestinal Stem Cell Populations».

16. Cell Press (2019), «Clinical Trial Shows Alternate-Day Fasting a Safe Alternative to Caloric Restriction», ScienceDaily (27 de agosto de 2019), www.sciencedaily.com/releases/2019/08/190827111051.htm

17. DOE/Brookhaven National Laboratory (2007), «Food Restriction Increases Dopamine Receptors—Linked to Pleasure—in Rats», ScienceDaily (29 de octubre de 2007), http://www.sciencedaily.com/releases/2007/10/071025091036.htm

18. Wu, Suzanne (2014), «Fasting Triggers Stem Cell Regeneration of Damaged, Old Immune System», USC News (Chia Wei-Cheng *et*

al., «Prolonged Fasting Reduces IGF-1/PKA to Promote Hematopoietic-Stem-Cell-Based Regeneration and Reverse Immunosuppression», *Cell Stem Cell* 14, n.º 6 [5 de junio de 2014]), https://news.usc.edu/63669/fasting-triggers-stem-cell-regeneration-of-damaged-old-immune-system/

Capítulo 3: La flexibilidad metabólica: la clave que falta en la pérdida de peso

1. Seyfried, Thomas N. (2015), «Cancer as a Mitochondrial Metabolic Disease», *Frontiers in Cell and Developmental Biology* 3 (7 de julio de 2015), p. 43, https://doi.org/10.3389/fcell.2015.00043

2. Kouda, Katsuyasu y Masayuki Iki (2010), «Beneficial Effects of Mild Stress (Hormetic Effects): Dietary Restriction and Health», *Journal of Physiological Anthropology* 29, n.º 4 (2010), pp. 127–132, https://doi.org/10.2114/jpa2.29.127

3. Tareen, Samar H.K. *et al.* (2020), «Stratifying Cellular Metabolism during Weight Loss: An Interplay of Metabolism, Metabolic Flexibility and Inflammation», *Scientific Reports* 10, n.º 1.651 (2020), https://doi.org/10.1038/s41598-020-58358-z

Capítulo 4: El ayuno desde la perspectiva de la mujer

1. Graham, Bronwyn M. y Mohammed R. Milad (2013), «Blockade of Estrogen by Hormonal Contraceptives Impairs Fear Extinction in Female Rats and Women», *Biological Psychiatry* 73, n.º 4 (15 de febrero de 2013), pp. 371–378, https://doi.org/10.1016/j.biopsych.2012.09.018

Capítulo 5: Construye un estilo de vida de ayuno único para ti

1. Greenfield, Sheldon, Sherrie H. Kaplan y John E. Ware (1985),

«Expanding Patient Involvement in Care», *Annals of Internal Medicine* 102, n.º 4 (abril de 1985), pp. 520–528, https://doi.org/10.7326/0003-4819-102-4-520

2. Nikles, C. Jane, Alexandra M. Clavarino y Chris B. Del Mar (2005), «Using *N*-of-1 Trials as a Clinical Tool to Improve Prescribing», *British Journal of General Practice* 55, n.º 512 (marzo de 2005), pp. 175–180, https://bjgp.org/content/55/512/175

Capítulo 6: Alimentos que apoyan a tus hormonas

1. Faustman, Cameron *et al.* (2021), «Ten Years Post-GAO Assessment, FDA Remains Uninformed of Potentially Harmful GRAS Substances in Foods», *Critical Reviews in Food Science and Nutrition* 61, n.º 8 (2021), pp. 1.260–1.268, https://doi.org/10.1080/10408398.2020.1756217

2. Andrews, David, «Synthetic Ingredients in Natural Flavors and Natural Flavors in Artificial Flavors», EWG (Environmental Working Group), https://www.ewg.org/foodscores/content/natural-vs-artificial-flavors/

3. Niaz, Kamal, Elizabeta Zaplatic y Jonathan Spoor (2018), «Extensive Use of Monosodium Glutamate: A Threat to Public Health?» *EXCLI Journal* 17 (19 de marzo de 2018), pp. 273–278, https://doi.org/10.17179/excli2018-1092

4. «Acrylamide and Cancer Risk», National Cancer Institute, accedido el 26 de abril de 2022, https://www.cancer.gov/about-cancer/causes-prevention/risk/diet/acrylamide-fact-sheet

5. National Institutes of Health (Institutos Nacionales de Salud), «Women's Cholesterol Levels Vary with Phase of Menstrual Cycle» (10 de agosto de 2010), https://www.nih.gov/news-events/news-releases/womens-cholesterol-levels-vary-phase-menstrual-cycle

6. Nechuta, Sarah J. *et al.* (2012), «Soy Food Intake after Diagnosis of Breast Cancer and Survival: An In-Depth Analysis of Combined Evidence from Cohort Studies of US and Chinese Women»,

American Journal of Clinical Nutrition 96, n.º 1 (julio de 2012), pp. 123–132, https://doi.org/10.3945/ajcn.112.035972

7. Volpi, Elena *et al.* (2013), «Is the Optimal Level of Protein Intake for Older Adults Greater than the Recommended Dietary Allowance?» *Journals of Gerontology Series A: Biological Sciences and Medical Sciences* 68, n.º 6 (junio de 2013), pp. 677–681, https://doi.org/10.1093/gerona/gls229

8. Yang, Seo-Jin *et al.* (2019), «Antioxidant and Immune-Enhancing Effects of Probiotic *Lactobacillus plantarum* 200655 Isolated from Kimchi», *Food Science and Biotechnology* 28, n.º 2 (abril de 2019), pp. 491–499, https://doi.org/10.1007/s10068-018-0473-3

9. García-Burgos, María *et al.* (2020), «New Perspectives in Fermented Dairy Products and Their Health Relevance», *Journal of Functional Foods* 72 (septiembre de 2020), p. 104.059, https://doi.org/10.1016/j.jff.2020.104059

10. Opara, Elizabeth I. y Magali Chohan (2014), «Culinary Herbs and Spices: Their Bioactive Properties, the Contribution of Polyphenols and the Challenges in Deducing Their True Health Benefits», *International Journal of Molecular Sciences* 15, n.º 10 (22 de octubre de 2014), pp. 19.183–19.202, https://doi.org/10.3390/ijms151019183

11. Ali, Shakir *et al.* (2014), «Eugenol-Rich Fraction of *Syzygium aromaticum* (Clove) Reverses Biochemical and Histopathological Changes in Liver Cirrhosis and Inhibits Hepatic Cell Proliferation», *Journal of Cancer Prevention* 19, n.º 4 (diciembre de 2014), pp. 288–300, https://doi.org/10.15430/jcp.2014.19.4.288

12. Alcock, Joe, Carlo C. Maley y C. Athena Aktipis (2014), «Is Eating Behavior Manipulated by the Gastrointestinal Microbiota? Evolutionary Pressures and Potential Mechanisms», *BioEssays* 36, n.º 10 (octubre de 2014), pp. 940–949, https://doi.org/10.1002/bies.201400071

Capítulo 9: Cómo romper un ayuno

1. Schoenfeld, Brad Jon y Alan Albert Aragon (2018), «How Much Protein Can the Body Use in a Single Meal for Muscle-Building? Implications for Daily Protein Distribution», *Journal of the International Society of Sports Nutrition* 15 (27 de febrero de 2018), pp. 10, https://doi.org/10.1186/s12970-018-0215-1

2. Krisko, Tibor I. *et al.* (2020), «Dissociation of Adaptive Thermogenesis from Glucose Homeostasis in Microbiome-Deficient Mice», *Cell Metabolism* 31, n.º 3 (3 de marzo de 2020), pp. 592–604, https://doi.org/10.1016/j.cmet.2020.01.012

3. Peeke, Pamela M. *et al.* (2021), «Effect of Time Restricted Eating on Body Weight and Fasting Glucose in Participants with Obesity: Results of a Randomized, Controlled, Virtual Clinical Trial», *Nutrition & Diabetes* 11, n.º 1 (15 de enero de 2021), p. 6, https://doi.org/10.1038/s41387-021-00149-0

Capítulo 10: Trucos para hacer ayuno sin esfuerzo

1. Azizi, Fereidoun (1978), «Effect of Dietary Composition on Fasting-Induced Changes in Serum Thyroid Hormones and Thyrotropin», *Metabolism* 27, n.º 8 (1 de agosto de 1978): pp. 935–942, https://doi.org/10.1016/0026-0495(78)90137-3

Bibliografía

Alcock, Joe, Carlo C. Maley y C. Athena Aktipis (2014), «Is Eating
Behavior Manipulated by the Gastrointestinal Microbiota?
Evolutionary Pressures and Potential Mechanisms», *BioEssays* 36,
n.º 10 (octubre de 2014), 940–949.
https://doi.org/10.1002/bies.201400071

Ali, Shakir, Ram Prasad, Amena Mahmood, Indusmita Routray,
Tijjani Salihu Shinkafi, Kazim Sahin y Omer Kucuk (2014),
«Eugenol-Rich Fraction of *Syzygium aromaticum* (Clove) Reverses
Biochemical and Histopathological Changes in Liver Cirrhosis and
Inhibits Hepatic Cell Proliferation», *Journal of Cancer Prevention*
19, n.º 4 (diciembre de 2014), 288–300.
https://doi.org/10.15430/jcp.2014.19.4.288

Alirezaei, Mehrdad, Christopher C. Kemball, Claudia T. Flynn,
Malcolm R. Wood, J. Lindsay Whitton y William B. Kiosses
(2010), «Short-Term Fasting Induces Profound Neuronal
Autophagy», *Autophagy* 6, n.º 6 (16 de agosto de 2010), pp.
702–710. https://doi.org/10.4161/auto.6.6.12376

Andrews, David, «Synthetic Ingredients in Natural Flavors and Natural
Flavors in Artificial Flavors» (2014), EWG. Environmental
Working Group, accedido el 26 de abril de 2022,
https://www.ewg.org/foodscores/content/natural-vs-artificial-flavors/

Angoorani, Pooneh, Hanieh-Sadat Ejtahed, Shirin Hasani-Ranjbar,
Seyed Davar Siadat, Ahmad Reza Soroush y Bagher Larijani
(2021), «Gut Microbiota Modulation as a Possible Mediating
Mechanism for Fasting-Induced Alleviation of Metabolic

Complications: A Systematic Review», *Nutrition & Metabolism* 18, n.º 105 (2021). https://doi.org/10.1186/s12986-021-00635-3

Azizi, Fereidoun (1978, «Effect of Dietary Composition on Fasting-Induced Changes in Serum Thyroid Hormones and Thyrotropin», *Metabolism* 27, n.º 8 (1 de agosto de 1978), pp. 935–942. https://doi.org/10.1016/0026-0495(78)90137-3

Cell Press (2019), «Clinical Trial Shows Alternate-Day Fasting a Safe Alternative to Caloric Restriction», ScienceDaily (27 de agosto de 2019). https://www.sciencedaily.com/releases/2019/08/190827111051.htm

de Cabo, Rafael y Mark P. Mattson (2019), «Effects of Intermittent Fasting on Health, Aging, and Disease», *New England Journal of Medicine* 381, n.º 26 (26 de diciembre de 2019), pp. 2.541–2.551. <https://doi.org/10.1056/nejmra1905136>.

DOE/Brookhaven National Laboratory (2007), «Food Restriction Increases Dopamine Receptors—Linked to Pleasure—in Rats», ScienceDaily (29 de octubre de 2007). https://www.sciencedaily.com/releases/2007/10/071025091036.htm

Dutton, Heidi, Mary-Anne Doyle, C. Arianne Buchan, Shuhiba Mohammad, Kristi B. Adamo, Risa Shorr y Dean A. Fergusson(2017), «Antibiotic Exposure and Risk of Weight Gain and Obesity: Protocol for a Systematic Review», *Systematic Reviews* 6, n.º 169 (2017). https://doi.org/10.1186/s13643-017-0565-9

Faustman, Cameron, Daniel Aaron, Nicole Negowetti y Emily Broad Leib (2021), «Ten Years Post-GAO Assessment, FDA Remains Uninformed of Potentially Harmful GRAS Substances in Foods», *Critical Reviews in Food Science and Nutrition* 61, n.º 8 (2021), pp. 1.260–1.268. https://doi.org/10.1080/10408398.2020.1756217

Fetissov, Serguëi O. (2017), «Role of the Gut Microbiota in Host Appetite Control: Bacterial Growth to Animal Feeding Behaviour», *Nature Reviews Endocrinology* 13, n.º 1 (enero de 2017), pp. 11–25. https://doi.org/10.1038/nrendo.2016.150

García-Burgos, María, Jorge Moreno-Fernández, María J.M. Alférez, Javier Díaz-Castro e Inmaculada López-Aliaga (2020), «New Perspectives in Fermented Dairy Products and Their Health Relevance», *Journal of Functional Foods* 72 (septiembre de 2020), p. 104.059. https://doi.org/10.1016/j.jff.2020.104059

Graham, Bronwyn M. y Mohammed R. Milad (2013), «Blockade of Estrogen by Hormonal Contraceptives Impairs Fear Extinction in Female Rats and Women», *Biological Psychiatry* 73, n.º 4 (15 de febrero de 2013), pp. 371–378. https://doi.org/10.1016/j.biopsych.2012.09.018

Grammaticos, Philip C. y Aristidis Diamantis (2008), «Useful Known and Unknown Views of the Father of Modern Medicine, Hippocrates and His Teacher Democritus», *Hellenic Journal of Nuclear Medicine* 11, n.º 1 (enero-abril de 2008), pp. 2–4. https://pubmed.ncbi.nlm.nih.gov/18392218/

Green, Douglas R., Lorenzo Galluzzi y Guido Kroemer (2011), «Mitochondria and the Autophagy–Inflammation–Cell Death Axis in Organismal Aging», *Science* 333, n.º 6046 (26 de agosto de 2011), pp. 1109–1112. https://doi.org/10.1126/science.1201940

Greenfield, Sheldon, Sherrie H. Kaplan y John E. Ware (1985), «Expanding Patient Involvement in Care», *Annals of Internal Medicine* 102, n.º 4 (1 de abril de 1985), pp. 520–528. https://doi.org/10.7326/0003-4819-102-4-520

Ho, Frederick K., Carlos Celis-Morales, Fanny Petermann-Rocha, Solange Liliana Parra-Soto, James Lewsey, Daniel Mackay y Jill P. Pell (2021), «Changes over 15 Years in the Contribution of Adiposity and Smoking to Deaths in England and Scotland», *BMC Public Health* 21, n.º 1 (11 de febrero de 2021). https://doi.org/10.1186/s12889-021-10167-3

Joffe, Barry y Paul Zimmet (1998), «The Thrifty Genotype in Type 2 Diabetes: An Unfinished Symphony Moving to Its Finale?», *Endocrine* 9, n.º 2 (octubre de 1998), pp. 139–141. https://doi.org/10.1385/endo:9:2:139

Kouda, Katsuyasu y Masayuki Iki (2010), «Beneficial Effects of Mild Stress (Hormetic Effects): Dietary Restriction and Health», *Journal of Physiological Anthropology* 29, n.º 4 (2010), pp. 127–132. https://doi.org/10.2114/jpa2.29.127

Krisko, Tibor I., Hayley T. Nicholls, Curtis J. Bare, Corey D. Holman, Gregory G. Putzel, Robert S. Jansen, Natalie Sun, Kyu Y. Rhee, Alexander S. Banks y David E. Cohen (2020), «Dissociation of Adaptive Thermogenesis from Glucose Homeostasis in Microbiome-Deficient Mice», *Cell Metabolism* 31, n.º 3 (3 de marzo de 2020), pp. 592–604. https://doi.org/10.1016/j.cmet.2020.01.012

Lancet Diabetes & Endocrinology (2021), «Metabolic Health: A Priority for the Post-pandemic Era», *Lancet Diabetes & Endocrinology* 9, n.º 4 (1 de abril de 2021), p. 189. https://doi.org/10.1016/s2213-8587(21)00058-9

Li, Guolin, Cen Xie, Siyu Lu, Robert G. Nichols, Yuan Tian, Licen Li, Daxeshkumar Patel, *et al.* (2017), «Intermittent Fasting Promotes White Adipose Browning and Decreases Obesity by Shaping the Gut Microbiota», *Cell Metabolism* 26, n.º 4 (3 de octubre de 2017), pp. 672–685. https://doi.org/10.1016/j.cmet.2017.08.019

Manichanh, Chaysavanh, Jens Reeder, Prudence Gibert, Encarna Varela, Marta Llopis, Maria Antolin, Roderic Guigo, Rob Knight y Francisco Guarner (2010), «Reshaping the Gut Microbiome with Bacterial Transplantation and Antibiotic Intake», *Genome Research* 20, n.º 10 (octubre de 2010), pp. 1.411–1.419. https://doi.org/10.1101/gr.107987.110

National Cancer Institute, «Acrylamide and Cancer Risk», National Cancer Institute, accedido el 26 de abril de 2022. https://www.cancer.gov/about-cancer/causes-prevention/risk/diet/acrylamide-fact-sheet

National Institutes of Health (Institutos Nacionales de Salud) (2010), «Women's Cholesterol Levels Vary with Phase of Menstrual

Cycle», U.S. Department of Health and Human Services (10 de agosto de 2010), https://www.nih.gov/news-events/news-releases/womens-cholesterol-levels-vary-phase-menstrual-cycle

Nechuta, Sarah J., Bette J. Caan, Wendy Y. Chen, Wei Lu, Zhi Chen, Marilyn L. Kwan, Shirley W. Flatt, *et al.* (2012), «Soy Food Intake after Diagnosis of Breast Cancer and Survival: An In-Depth Analysis of Combined Evidence from Cohort Studies of US and Chinese Women», *American Journal of Clinical Nutrition* 96, n.º 1 (julio de 2012), pp. 123–132. https://doi.org/10.3945/ajcn.112.035972

Niaz, Kamal, Elizabeta Zaplatic y Jonathan Spoor (2018), «Extensive Use of Monosodium Glutamate: A Threat to Public Health?», *EXCLI Journal* 17 (19 de marzo de 2018), pp. 273–278. https://doi.org/10.17179/excli2018-1092

Nikles, C. Jane, Alexandra M. Clavarino y Chris B. Del Mar (2005), «Using *N*-of-1 Trials as a Clinical Tool to Improve Prescribing», *British Journal of General Practice* 55, n.º 512 (marzo de 2005), pp. 175–80. https://bjgp.org/content/55/512/175

Opara, Elizabeth I. y Magali Chohan (2014), «Culinary Herbs and Spices: Their Bioactive Properties, the Contribution of Polyphenols and the Challenges in Deducing Their True Health Benefits», *International Journal of Molecular Sciences* 15, n.º 10 (22 de octubre de 2014), pp. 19.183–19.202. https://doi.org/10.3390/ijms151019183

Peeke, Pamela M., Frank L. Greenway, Sonja K. Billes, Dachuan Zhang y Ken Fujioka (2021), «Effect of Time Restricted Eating on Body Weight and Fasting Glucose in Participants with Obesity: Results of a Randomized, Controlled, Virtual Clinical Trial», *Nutrition & Diabetes* 11, n.º 1 (15 de enero de 2021), p. 6. https://doi.org/10.1038/s41387-021-00149-0

Schoenfeld, Brad Jon y Alan Albert Aragon (2018), «How Much Protein Can the Body Use in a Single Meal for Muscle-Building? Implications for Daily Protein Distribution», *Journal of the*

International Society of Sports Nutrition 15, n.º 1 (2018), p. 10. https://doi.org/10.1186/s12970-018-0215-1

Seyfried, Thomas N. (2015), «Cancer as a Mitochondrial Metabolic Disease», *Frontiers in Cell and Developmental Biology* 3 (7 de julio de 2015), p. 43. https://doi.org/10.3389/fcell.2015.00043

Tareen, Samar H.K., Martina Kutmon, Theo M. de Kok, Edwin C. Mariman, Marleen A. van Baak, Chris T. Evelo, Michiel E. Adriaens e Ilja C. W. Arts (2020), «Stratifying Cellular Metabolism during Weight Loss: An Interplay of Metabolism, Metabolic Flexibility and Inflammation», *Scientific Reports* 10, n.º 1.651 (2020). https://doi.org/10.1038/s41598-020-58358-z

Trafton, Anne (2019), «Biologists Find a Way to Boost Intestinal Stem Cell Populations», MIT News, M.I.T. (Instituto de Tecnología de Massachusetts) (28 de marzo de 2019), . https://news.mit.edu/2019/reverse-aging-intestinal-stem-cell-0328

Turnbaugh, Peter J., Micah Hamady, Tanya Yatsunenko, Brandi L. Cantarel, Alexis Duncan, Ruth E. Ley, Mitchell L. Sogin, *et al.* (2009), «A Core Gut Microbiome in Obese and Lean Twins», *Nature* 457, n.º 7228 (22 de enero de 2009), pp. 480–484. https://doi.org/10.1038/nature07540

Universidad de Illinois en Chicago (2018), «Daily Fasting Works for Weight Loss, Finds Report on 16:8 Diet», ScienceDaily (18 de junio de 2018). https://www.sciencedaily.com/releases/2018/06/180618113038.htm

Volpi, Elena, Wayne W. Campbell, Johanna T. Dwyer, Mary Ann Johnson, Gordon L. Jensen, John E. Morley y Robert R. Wolfe (2013), «Is the Optimal Level of Protein Intake for Older Adults Greater than the Recommended Dietary Allowance?», *Journals of Gerontology Series A: Biological Sciences and Medical Sciences* 68, n.º 6 (junio de 2013), pp. 677–681. https://doi.org/10.1093/gerona/gls229

Wilkinson, Michael J., Emily N. C. Manoogian, Adena Zadourian, Hannah Lo, Savannah Fakhouri, Azarin Shoghi, Xinran Wang *et al.* (2020), «Ten-Hour Time-Restricted Eating Reduces Weight, Blood Pressure y Atherogenic Lipids in Patients with Metabolic Syndrome», *Cell Metabolism* 31, n.º 1 (7 de enero de 2020), pp. 92–104. https://doi.org/10.1016/j.cmet.2019.11.004

Wu, Suzanne (2014), «Fasting Triggers Stem Cell Regeneration of Damaged, Old Immune System», USC News, *Cell Stem Cell* 14, n.º 6 (5 de junio de 2014), https://news.usc.edu/63669/fasting-triggers-stem-cell-regeneration-of-damaged-old-immune-system.

Yang, Seo-Jin, Ji-Eun Lee, Sung-Min Lim, Yu-Jin Kim, Na-Kyoung Lee y Hyun-Dong Paik (2019), «Antioxidant and Immune-Enhancing Effects of Probiotic *Lactobacillus plantarum* 200655 Isolated from Kimchi», *Food Science and Biotechnology* 28, n.º 2 (abril de 2019), pp. 491–499. https://doi.org/10.1007/s10068-018-0473-3

Índice de recetas

Nota: Los títulos de recetas marcados con (V) indican que son veganas. Los números de página entre paréntesis señalan referencias intermitentes.

Agradecimientos

Escribir un libro no es un viaje en solitario. Una idea surge en la mente del autor a partir de miles de conversaciones, una noble unión de experiencias vitales, horas de investigación en bucle y un deseo profundo de arrojar luz sobre los retos a los que se enfrenta el mundo actual.

Mientras estoy sentada reflexionando sobre las personas a las que agradecer su participación en esta obra, soy consciente de que este libro realmente es una colaboración entre personas, ideas y sueños que se han unido para entregarte las palabras que viven en estas páginas.

Primero, gracias a todas las mujeres poderosas cuya energía ha influido en mi pensamiento sobre las hormonas y el ayuno. Cuando empecé a enseñar al mundo las maravillas del ayuno, no teníamos muchas respuestas sobre el ayuno para las mujeres. Muchas de vosotras llegasteis a mis redes sociales buscando esas respuestas. A los millones de mujeres que han visto mis vídeos, me han hecho preguntas, dejado comentarios y me han contado los escollos que se encontraban en su camino de ayuno, os doy las gracias. Demasiadas de vosotras os sentís perdidas y al límite de vuestra salud. Muchísimas gracias por agradecer profundamente cada vídeo en el que os pedía que hicierais comentarios o preguntas o contarais vuestras dificultades. Gracias por hacerlo. Abristeis vuestro corazón, expresasteis vuestras frustraciones y reconocisteis vuestros ruegos desesperados por encontrar una vía de salud nueva que fuera única para vosotras. Cuando os pedí que apoyarais a la comunidad, compartierais vuestras victorias con el ayuno, inspirarais a otras personas para que hicieran ayuno u ofrecierais palabras de ánimo, vosotras respondisteis. Mi equipo y yo hemos leído cada mensaje, hemos respondido a cada uno de vuestros comentarios y hemos oído cada grito que habéis dejado en mis redes sociales. Por favor, tenéis que saber que, de todo corazón, os aplaudo. Este libro es para vosotras.

Cuando empezó la pandemia, tuve la suerte de estar en un grupo intelectual de autores con Marianne Williamson. Nos reuníamos cada dos semanas por Zoom, a menudo durante horas, mientras ella compartía su sabiduría. Marianne, cambiaste mi forma de ver la responsabilidad de un autor. Sin duda, eres una maestra de este oficio y me siento muy afortunada de haber recibido esa visión única de tu magia con la escritura.

Este libro se hizo realidad el día en que conocí a mi agente literaria, Stephanie Tade. Stephanie, yo tenía una misión en el corazón y tú la viste. Gracias por ver mi misión tan claramente. Gracias por tu paciencia, sabiduría y orientación a lo largo de este proceso. Kathy Huck, eres una editora extraordinaria y siempre te estaré agradecida. Tu sabiduría me hizo mejor escritora y siempre valoraré tus trucos para coger mis ideas ridículamente entusiastas y aligerarlas hasta convertirlas en frases elegantes. Al equipo de Hay House, sobre todo a Melody Guy, gracias por ver lo que necesitaban las mujeres en un libro sobre ayuno. Me siento tan apoyada y afortunada al formar parte de la familia de Hay House. Es un honor estar en este viaje con vosotros.

Recorrer el camino de la salud con una persona es una experiencia muy íntima. Se necesita mucha confianza, sinceridad y vulnerabilidad. A las mujeres a las que he atendido personalmente estos años, gracias por invitarme a vuestros mundos. Sé que la curación a menudo puede parecer un viaje turbulento sin un camino claro. Gracias por confiar en mí. Ha sido un verdadero honor ser testigo de cómo recuperabais vuestra vida.

Mientras estaba haciendo investigación y escribiendo este libro, entraron en mi mundo otras personas extraordinarias. Jesse, no pensaba que el ayuno me pudiera emocionar todavía más... hasta que te conocí. Gracias por la chispa de la idea del Día Internacional del Ayuno, tu apoyo incesante a mi misión de ayuno, tu entusiasmo por el empoderamiento de las mujeres y por ser un modelo de vida de una persona feliz. Kat, muchas gracias por haber visto mi pasión para servir a la humanidad tan al principio de nuestra conexión. Tu espíritu y compromiso contagiosos con los millones de personas que te siguen me fascinaron. Me encantó que uniéramos nuestras misiones. LeAnn, nunca he conocido a una persona más entregada a su trayecto de salud que tú. Tu voluntad para «hacer todas las cosas» me ha motivado a investigar más, buscando soluciones no solo para ti, sino para todas las mujeres. Ha sido un honor andar junto a ti en tu camino de curación. Me has llegado al alma, has logrado que continuara investigando y me has enseñado el poder de expresar las emociones.

A mi increíble equipo, que son quienes están en las trincheras haciendo el trabajo necesario para dar respuesta a las necesidades de nuestra comunidad. Gracias de todo corazón. Me siento increíblemente honrada de llevar la salud a todo el mundo junto a vosotros. Jessica, Lynda, Debbie, Rachel, Paige, Eliza, Myta, Christiane, Andrea, Denise, Dana, Marisol e Isaac, gracias por el trabajo que hacéis para convertir en realidad mi loco deseo de cambiar la atención sanitaria para las mujeres.

Un agradecimiento enorme a todos los compañeros y mentores increíbles que han moldeado la forma en la que veo el cuerpo humano y su enorme capacidad de autocuración. Os estoy eternamente agradecida por todas las neuronas bebé que hicisteis que me crecieran en el cerebro al compartir vuestras perspectivas, investigaciones y filosofías conmigo. Una mención especial a la doctora Carrie Jones, que aceptó hacer una lluvia de ideas sobre el ciclo del ayuno conmigo cuando aún estaba en la etapa inicial.

Por último, a mi familia. Lo sois todo para mí. En serio, la vida tiene sentido cuando estoy con vosotros. Bodhi y Pax, la profundidad con la que os presentáis en la vida me emociona tanto que nunca podré expresarlo con palabras. El mayor honor que he tenido en la vida es ser vuestra madre. A mi dulce maridito, Sequoia, que me escucha más que cualquier otro ser humano del planeta. No podría haber escrito este libro sin ti. Gracias por ser mi muso.